Organisation du corps humain

Esthétique
Cosmétique
Parfumerie

CAP - BP - Bac Pro - BTS

Collection *Les cahiers de l'étudiant* – Cahier n°1

Chez le même auteur

Esthétique Cosmétique Parfumerie CAP – Biologie. Dermatologie Cosmétologie Appareils Instruments (Pôles 1, 2 et 3) par G. Peyrefitte, M.-C. Martini, 2019, 416 pages

Esthétique Cosmétique Parfumerie Bac Pro - BP – Biologie Dermatologie Cosmétologie par G. Peyrefitte, M.-C. Martini, 2017, 410 pages

Esthétique Cosmétologie Parfumerie BTS – 2e édition – Biologie Dermatologie Cosmétologie par G. Peyrefitte, M.-C. Martini, 2018, 512 pages

Mise en page • Représentations graphiques

wwfe.
COMMUNICATION 360°

Les cahiers de l'étudiant – Cahier n°1

Organisation du corps humain

Esthétique
Cosmétique
Parfumerie

CAP - BP - Bac Pro - BTS

Gérard Peyrefitte
Docteur en médecine, enseignant en biologie et dermatologie

Marie-Claude Martini
Docteur ès sciences pharmaceutique
Anciennement professeure de dermopharmacie et cosmétologie
Université Claude-Bernard Lyon 1

Avec la collaboration de :

Bernard Rolly
Docteur en phytochimie, enseignant en biologie

Elie Debreuve
DEA en biologie,
enseignant en biologie

Chantal Tchouatcha
Docteur en biochimie,
enseignante en biologie

Et des illustrations originales de :

Elie Debreuve
DEA en biologie, enseignant en biologie

Jérôme Camponovo
Docteur en médecine, illustrateur médical

ELSEVIER

Elsevier Masson SAS, 65, rue Camille-Desmoulins, 92442 Issy-les-Moulineaux cedex, France

CAP – BP – Bac Pro – BTS Esthétique Cosmétique Parfumerie – Organisation du corps humain
par Gérard Peyrefitte, Marie-Claude Martini, Elie Debreuve, Bernard Rolly, Chantal Tchouatcha, Jérôme Camponovo

ISBN : 978-2-294-78379-1

Votre cahier en un clin d'œil

- **Pour répondre à l'ensemble des programmes élaborés par l'Éducation Nationale, je dispose de six cahiers qui proposent des cours complets pour toutes les formations.**

  - CAHIER 1 - Organisation du corps humain.
  - CAHIER 2 - Biologie cutanée.
  - CAHIER 3 - Dermatologie - Conduite d'une prestation UV.
  - CAHIER 4 - Les phanères.
  - CAHIER 5 - Les produits cosmétiques.
  - CAHIER 6 - Les matériels et instruments utilisés dans les soins esthétiques.

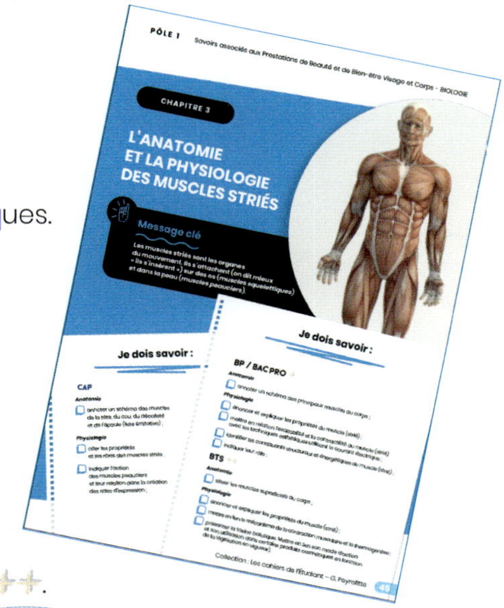

- **Pour connaître mon programme de connaissances.**

  À l'entrée de chaque chapitre, dans un intitulé **« Je dois savoir »**, je trouverai la liste des connaissances que je dois acquérir selon le niveau de formation que j'ai choisi : celles exigées pour l'examen du CAP ; celles, supplémentaires, destinées aux formations au Brevet Professionnel (BP) et au Baccalauréat Professionnel (Bac Pro), sous le logo **BP / BAC PRO +** ; celles enfin, aux exigences accrues, concernant le Brevet de Technicien Supérieur (BTS) sous le logo **BTS ++**.

- **Pour m'évaluer**

  Je trouverai des questionnaires dans chaque chapitre et à la fin du cahier.

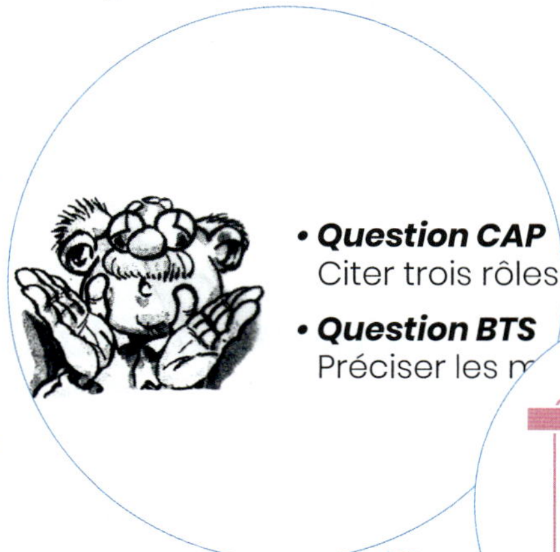

- **Pour enrichir mes connaissances.**

- ***De multiples informations émaillent les textes dans des rubriques signalées par des pictogrammes ou des symboles graphiques.***

  - pour apporter des précisions sur le paragraphe étudié ;

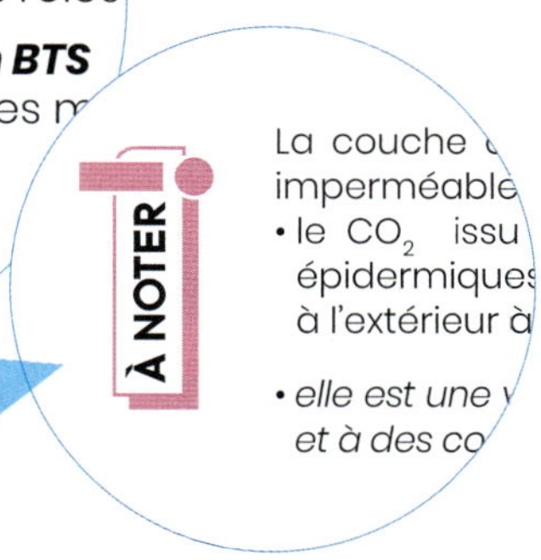

FLASH INFO & BON A SAVOIR

  - pour donner des informations destinées à enrichir les connaissances, mais aussi à donner des temps de pause et de réflexion dans l'instruction ;

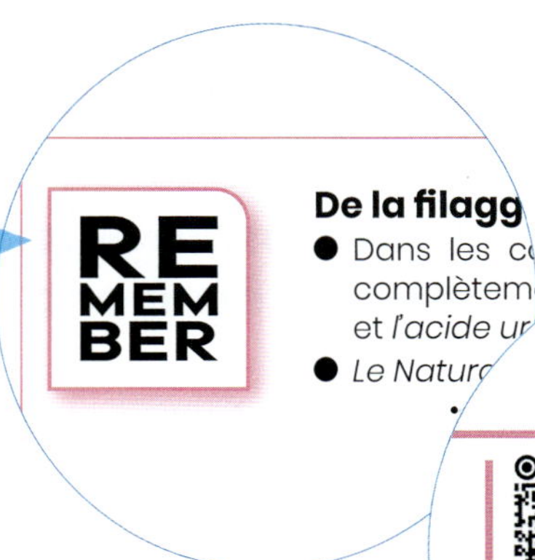

  - pour transmettre des annonces indispensables à mémoriser.

- ***Des vidéos et des podcasts (via des QR Codes) fournissent des informations pratiques.***

PARTIE 1

Synapses
PHYSIOLOGIE
CERVEAU
MUSCLES
Hypophyse
Coeur
Anatomie
Physiologie

Sommaire

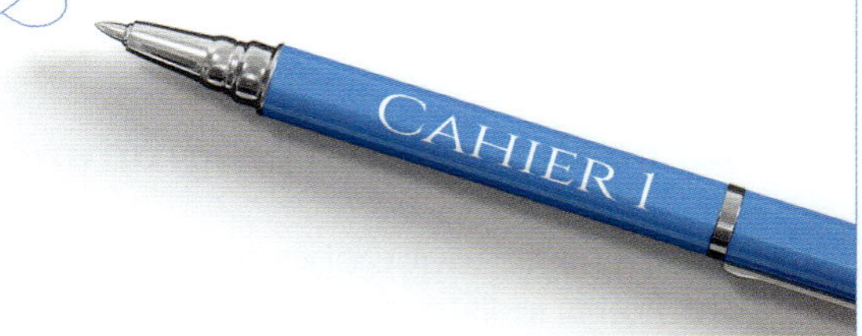

PARTIE 1 • ANATOMIE / PHYSIOLOGIE
Structure et fonctions du corps humain

Biochimie Glucides Lipides ADN PROTÉINES Fer Calcium Ribosome Biologie cellulaire EPITHELIUM Mitose TISSUS

PARTIE 2

Sommaire

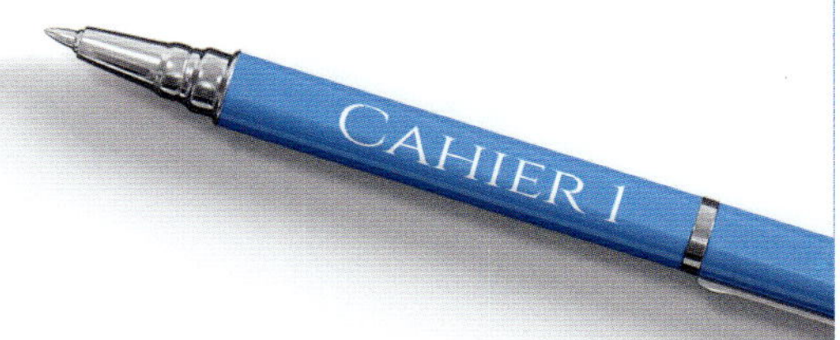

PARTIE 2 • BIOCHIMIE
Quand la chimie prend vie

PARTIE 3 • BIOLOGIE CELLULAIRE
La cellule, unité structurale et fonctionnelle fondamentale de tous les êtres vivants

PARTIE 3

PARTIE 4

Masque Mycoses HYGIÈNE Micro-organismes Stérilisation VIRUS Bactéries

Biocontamination et Prévention

Sommaire

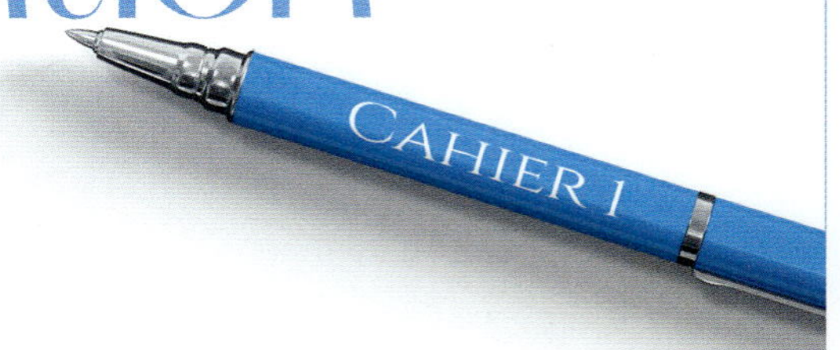

PARTIE 4 • BIOCONTAMINATION ET PRÉVENTION

Des risques à mesurer et à prévenir

Préambule

La biologie est la science qui étudie l'organisation des êtres vivants qui peuplent la Terre.

Ce Cahier 1 est consacré à l'étude de la structure et du fonctionnement de l'organisme humain, un enseignement indispensable pour tous les professionnels en relation avec la « machine humaine ».

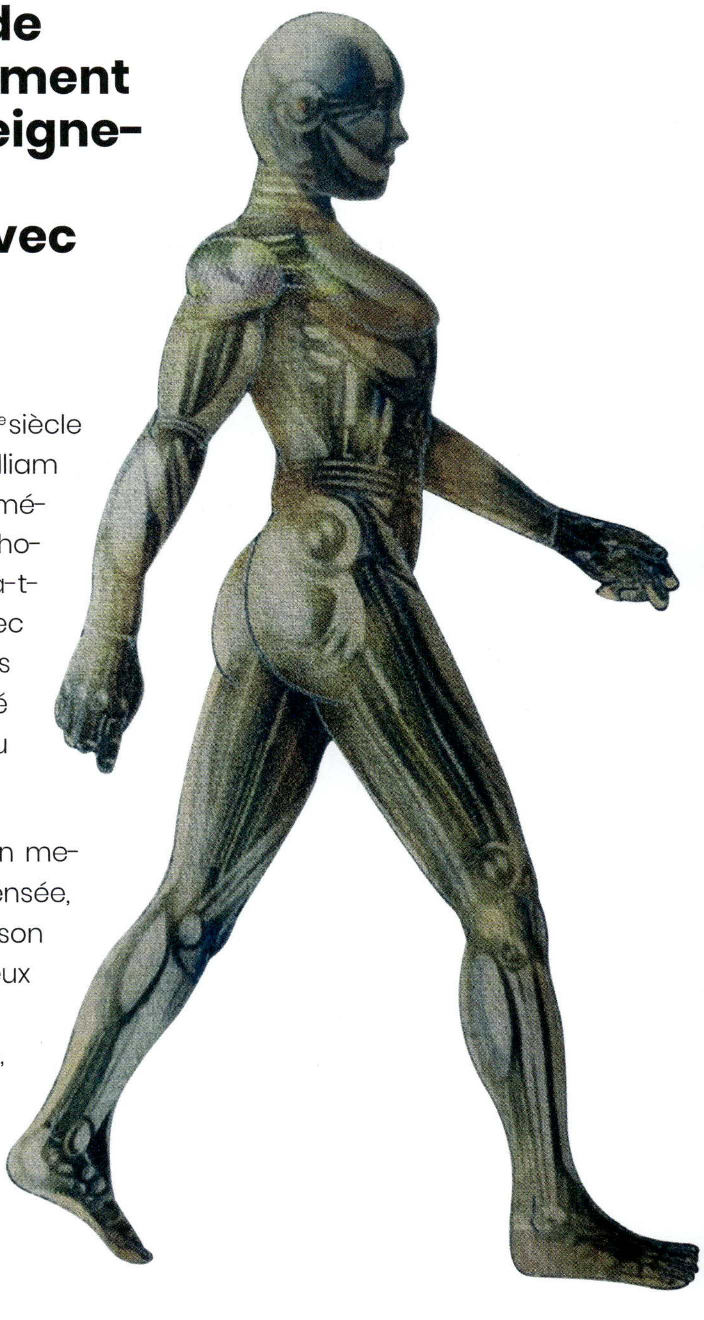

La « machine humaine » ?

Cette désignation du fonctionnement du corps humain au XVIIe siècle par le philosophe français René Descartes, confortée par William Harvey en Angleterre qui affirmait que le cœur fonctionne « mécaniquement », comme une pompe, avait énormément choqué leurs contemporains mais a toujours ses partisans. N'a-t-on pas comparé l'homme à « une usine électrochimique avec transformateurs et accumulateurs d'énergie » ? N'a-t-on pas dit que le cerveau humain, qui enregistre une infinie variété d'informations, les traite et les stocke pour les faire resurgir au bon moment… comme un « ordinateur organique » ?

Pourtant, cette théorie « mécaniste » de la vie n'est pas en mesure d'éclairer certains processus vitaux. C'est le cas de la pensée, « substance même de l'homme, élément indubitable de son existence », ce phénomène psychique résumé dans le fameux aphorisme « je pense donc je suis ».
Mais il restera toujours des esprits pragmatiques assurés que, pour l'expliquer , l' « hypothèse physico-chimique finira par l'emporter ». Quoi qu'il en soit, le corps humain a un fonctionnement tellement ingénieux, il est doué d'une telle faculté d'adaptation, que sa connaissance est une source constante d'émerveillements.

> **Beaucoup de choses sont admirables, mais rien n'est plus admirable que l'Homme.**
> A. Glide

« Tout ce qui est commun aux végétaux et aux animaux* doit constituer l'unique objet d'une science particulière, qui n'est pas encore fondée, qui n'a même pas de nom et à laquelle je donnerai le nom de biologie (de *bios* qui signifie « vie » et *logos*, « science ».) »

Chevalier de Lamarck (1802)

*De nos jours, on rajouterait « et aux micro-organismes ».

PARTIE 1

Anatomie Physiologie

Structure et fonctions du corps humain

CHAPITRE 1

LES DÉFINITIONS ET LES NOTIONS DE BASE

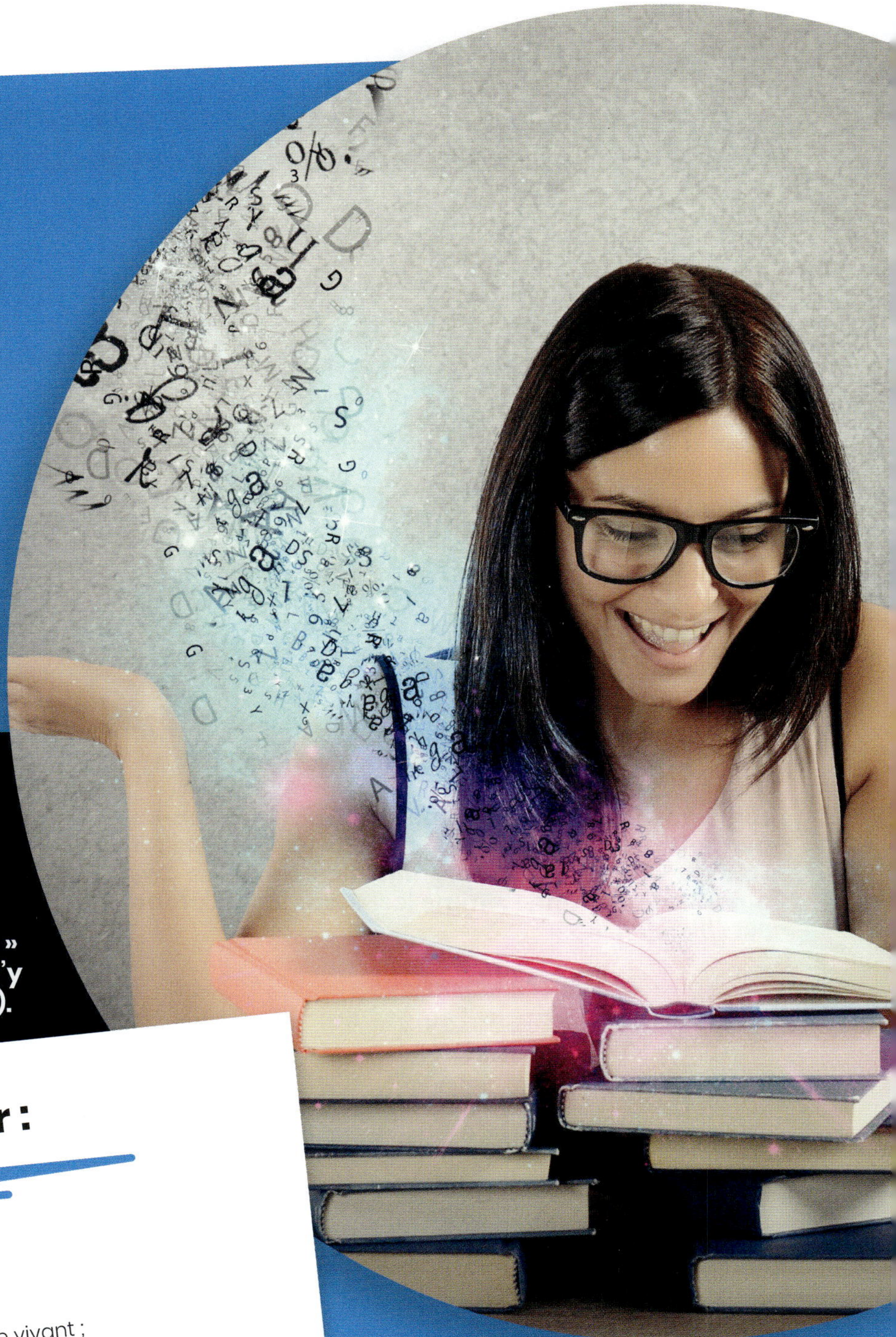

Message clé

Les définitions sont des « formules qui donnent le sens d'un mot, d'une expression » (Le Robert), « sans lesquelles il n'y que des à-peu-près » (Stendhal).

Je dois savoir :

Toutes formations

- le nom des étapes de l'étude d'un être vivant ;
- le vocabulaire de base des différentes parties du corps humain ;
- les définitions des structures qui façonnent le corps humain ;
- les mesures de longueur en biologie ;
- la nouvelle nomenclature en biologie ;
- le vocabulaire de l'orientation ;
- le nom des différents systèmes constituant le corps humain et les principaux organes constituant chaque système ;
- la (les) fonction(s) de chaque système ;

BP / BAC PRO

- mettre en relation, sur un schéma, les différents systèmes qui gèrent la vie végétative.

1 LES DÉFINITIONS

Les définitions des étapes de l'étude d'un être vivant

1ère étape : observation de sa morphologie*

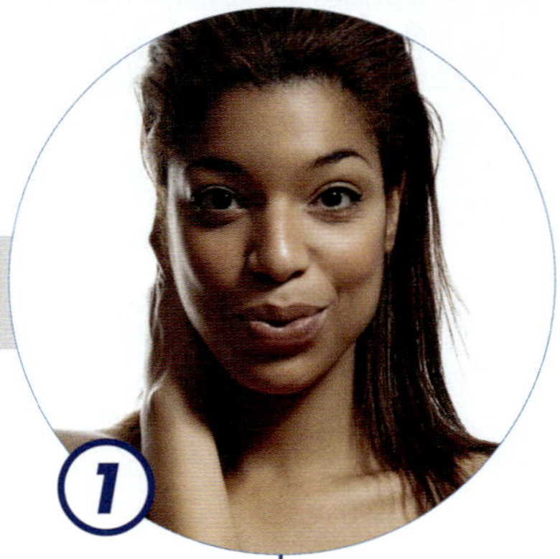

La morphologie est l'étude de l'aspect extérieur d'un être vivant (silhouette, taille, couleur, etc.).

*** Pour « Morphologie » on peut aussi dire « Anatomie de surface ».**

2ème étape : exploration de son anatomie

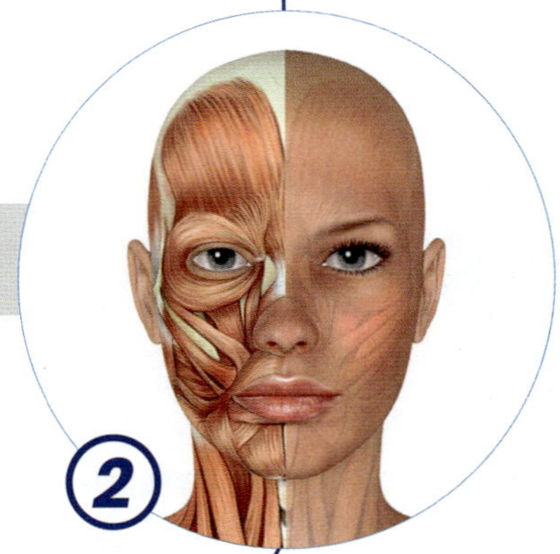

L'anatomie est l'étude de la structure interne d'un être vivant : localisation, forme et relations entre les organes qui le constituent.

La *microscopie* est un examen utilisant un appareil permettant d'observer des structures invisibles à l'œil nu, en particulier l'organisation cellulaire des organismes vivants comme les tissus, dont l'étude est l'*histologie*.

Morphologie ①
et **Anatomie** ②
Ne pas confondre !

> « **L'anatomie humaine est certes un rendu empli de justesse et d'harmonie, mais la question à se poser consiste maintenant à bien s'interroger afin de comprendre ce chef-d'œuvre.** »
> Pensée de Corinne Ghiridlian-hofmann sur Chef

3ème étape : analyse de sa physiologie

La physiologie est l'étude des fonctions d'un organisme vivant ou d'un organe donné (on parle de physiologie humaine, cardiaque, etc.).

> « **Toutes les fonctions qu'accomplit l'état civil du corps humain sont nobles.** »
> Claude-may Waia Nema, actrice française
> dont le nom de scène est Rolande Boeuf.

4ème étape : étude de sa pathologie

La pathologie est l'étude des causes et des symptômes des maladies que les médecins ont pour mission de détecter pour engager une thérapeutique.

> « **La santé, c'est le silence des organes.** »
> Paul Valéry

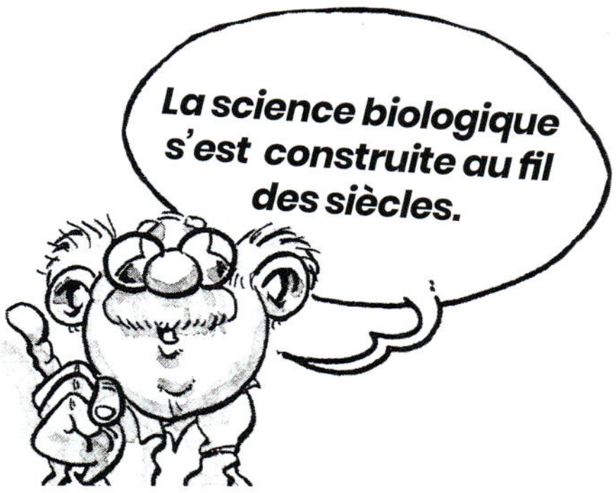

> **On ne connaît bien une science que si on connaît son passé.**
> Auguste Comte

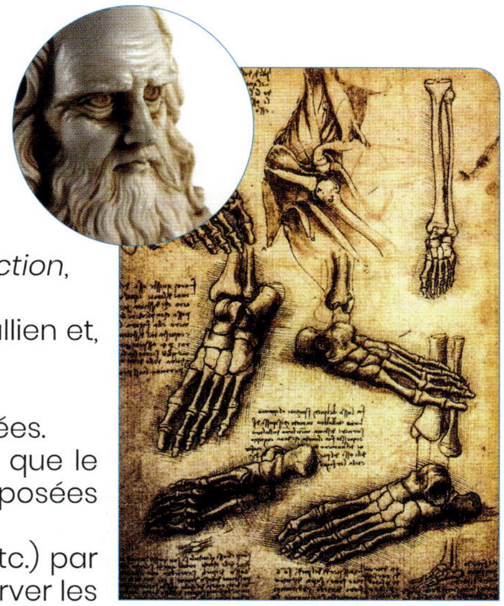

• Tout a commencé avec l'anatomie.

- À son origine, l'étude de l'anatomie utilisait une seule technique, la *dissection*, qui consiste à ouvrir un organisme pour en étudier la structure.
  Cette technique était utilisée dans l'Antiquité par Hippocrate, Aristote, Gallien et, bien plus tard, par **Léonard de Vinci** et Michel-Ange.

- Aujourd'hui, l'anatomie se dote de méthodes de plus en plus perfectionnées.
  La *radiologie* utilise les rayons X pour explorer les organes « durs », tels que le squelette, mais aussi des cavités organiques grâce à des substances déposées à l'intérieur de ces cavités, visualisées également par l'*endoscopie*.
  L'*échographie* montre l'organisation des organes « mous » (foie, reins, etc.) par les ultrasons. Le *scanner* associe radiographie et informatique pour observer les organes dans leurs moindres détails. Quant à l'IRM (imagerie par résonance magnétique), elle est devenue un outil incontournable en médecine.

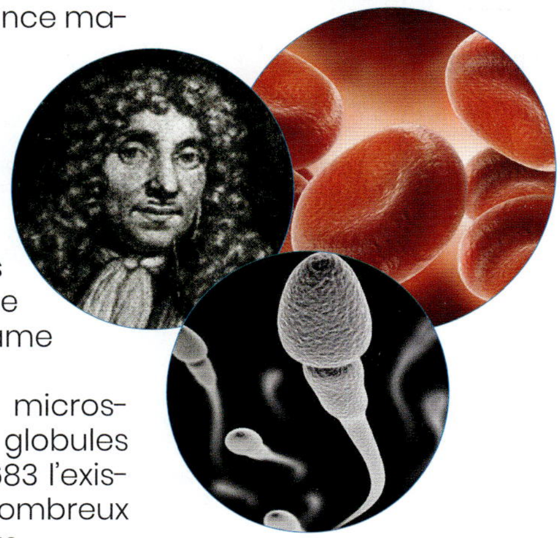

• *L'avènement du microscope a permis au biologiste de scruter l'infiniment petit.*

C'est en 1660 que **Van Leeuwenhoek**, un modeste drapier hollandais plonge les biologistes dans l'infiniment petit, en perfectionnant à l'extrême les compte-fils, grosses loupes permettant à l'époque d'apprécier la trame des étoffes.
Avec ces instruments d'optique rudimentaires, baptisés abusivement microscopes (ils ne possèdent qu'une lentille), Van Leeuwenhoek, découvre les globules rouges, les spermatozoïdes, des micro-organismes quand il décrit en 1683 l'existence dans le tartre recueilli entre ses dents « de petits animaux plus nombreux que toute la population des Pays-Bas et se mouvant de la façon la plus charmante ». Au grand dam des savants contemporains qui se moquaient de cet autodidacte chez lequel se pressaient pourtant toutes les têtes couronnées.

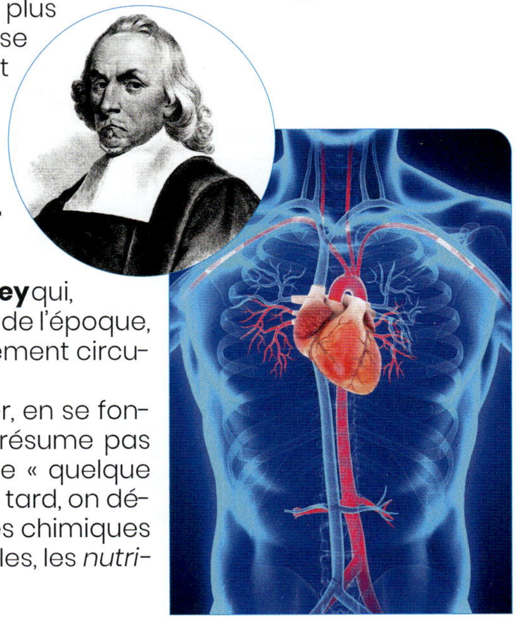

• Les connaissances apportées par l'anatomie et la microscopie ont fait émerger la physiologie, aboutissement de l'étude biologique.

- Parmi les grands physiologistes précurseurs on retiendra l'anglais **Harvey** qui, en 1625, met en place les pièces du puzzle qui rebute tous les savants de l'époque, la *circulation du sang*. Il comprend que le sang accomplit un mouvement circulaire. Une révolution !
- À la même époque, le français **Réaumur** fut le premier à démontrer, en se fondant sur l'expérimentation (une première), que la digestion ne se résume pas à réduire les aliments en bouillie, mécaniquement, mais qu'il existe « quelque chose » dans le système digestif qui « liquéfie » les aliments. Bien plus tard, on découvrira que ce « quelque chose » est représenté par des substances chimiques magiques, les *diastases*, qui réduisent nos aliments en micromolécules, les *nutriments*, pour nourrir nos cellules.

PODCAST

SCAN ME!

Réaumur, un physiologiste précurseur.

Les différentes parties du corps humain

Sujet dans la « position anatomique de référence » :
debout face à l'observateur, les paumes des mains dirigées vers l'avant.

Le corps humain comprend quatre parties : la tête, le cou, le tronc, les membres (supérieurs et inférieurs).

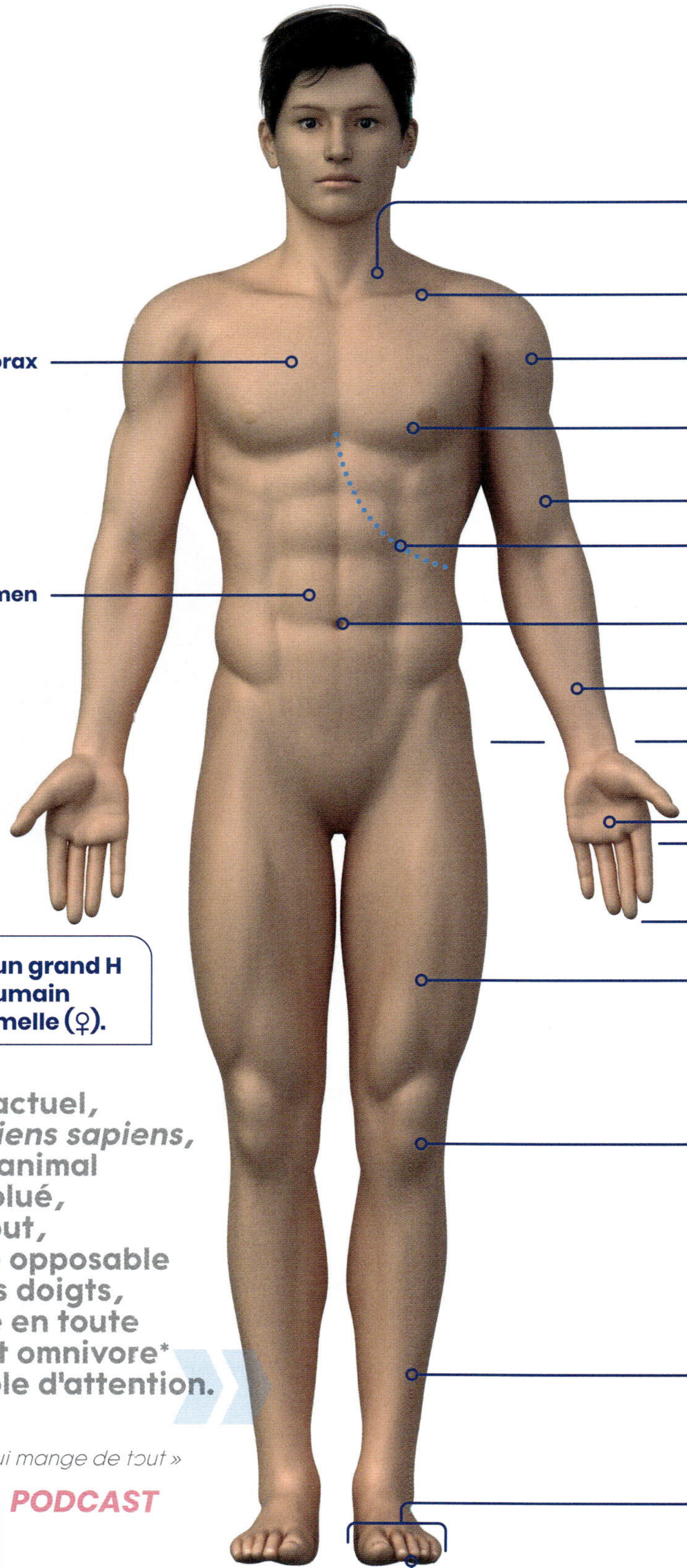

L'Homme avec un grand H désigne l'humain mâle (♂) ou femelle (♀).

« **L'Homme actuel,**
***Homo sapiens sapiens*,**
spécimen animal
le plus évolué,
tient debout,
a le pouce opposable
aux autres doigts,
s'accouple en toute
saison, est omnivore*
et... capable d'attention. »

Paul VALÉRY

**Omnivore : « qui mange de tout »*

PODCAST

La typographie de l'Homme.

SCAN ME!

Les définitions des structures qui façonnent le corps humain

Les êtres vivants sont constitués des mêmes matériaux : des particules de matière nommées *atomes*, qui se combinent pour former des *molécules*.
Les molécules s'organisent pour construire des *cellules*.

La *cellule* est la plus petite portion de matière vivante qui peut vivre de manière indépendante et se reproduire.

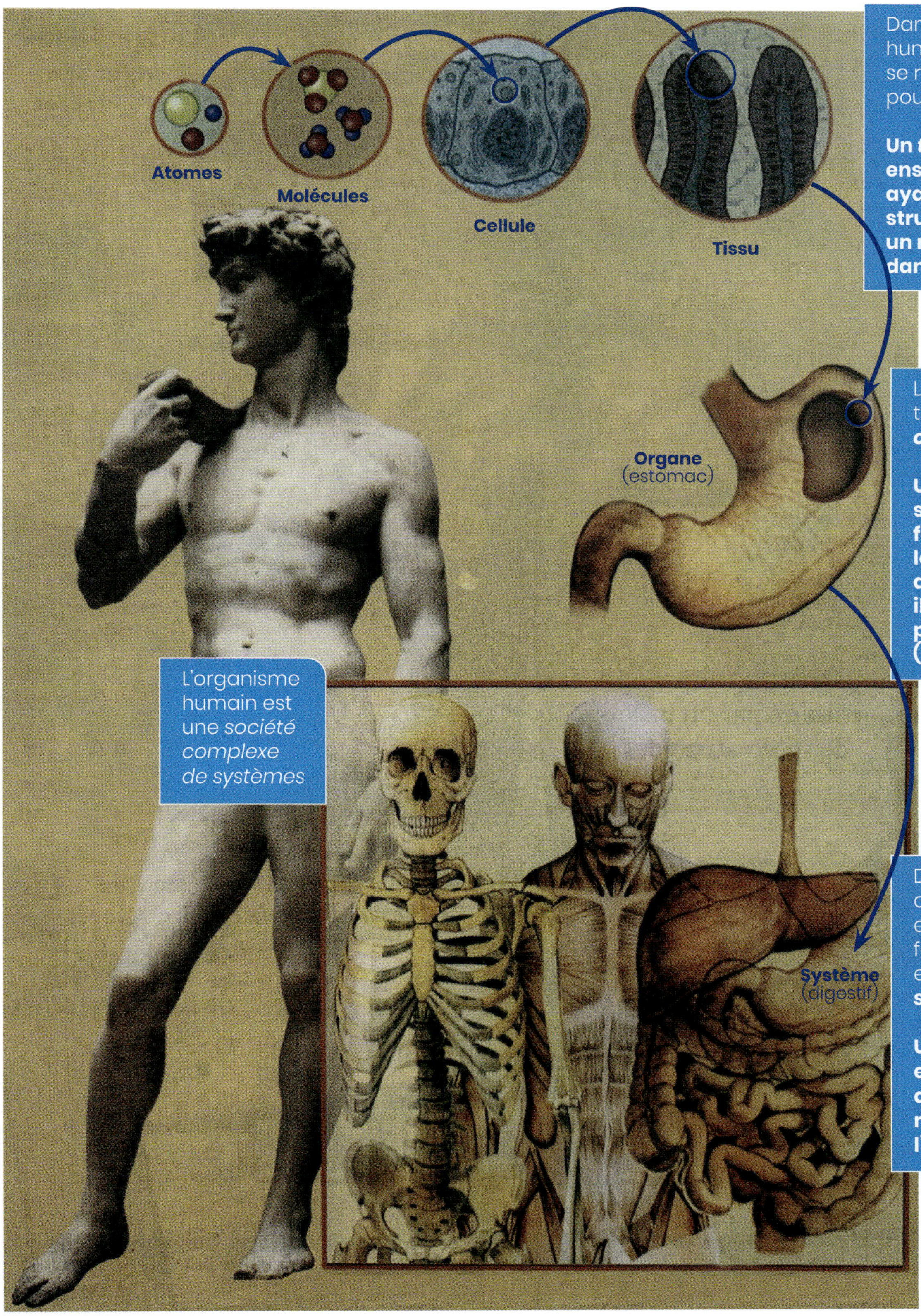

Dans l'organisme humain, les cellules se regroupent pour former des ***tissus***.

Un *tissu* est un ensemble de cellules ayant la même structure et qui ont un rôle spécialisé dans l'organisme.

Les tissus, à leur tour, forment des ***organes***.

Un organe est une structure qui a une forme et une localisation précises dans l'organisme où il effectue une ou plusieurs *fonctions* (rôles) spécifiques.

Divers organes collaborent pour effectuer une fonction précise et constituer un ***système***.

Un système est un ensemble d'organes qui participent à une même fonction dans l'organisme.

Les définitions des mesures de longueur en biologie : du mètre (m) au nanomètre (nm)

Le terme officiel pour désigner l'unité de mesure des structures microscopiques est le *micromètre (µm)*.

- **Le µm est le 1/1000ᵉ de mm (1 mm = 1 000 µm).**
- **Le nm est le 1/1000ᵉ de µm (1 µm = 1 000 nm).**

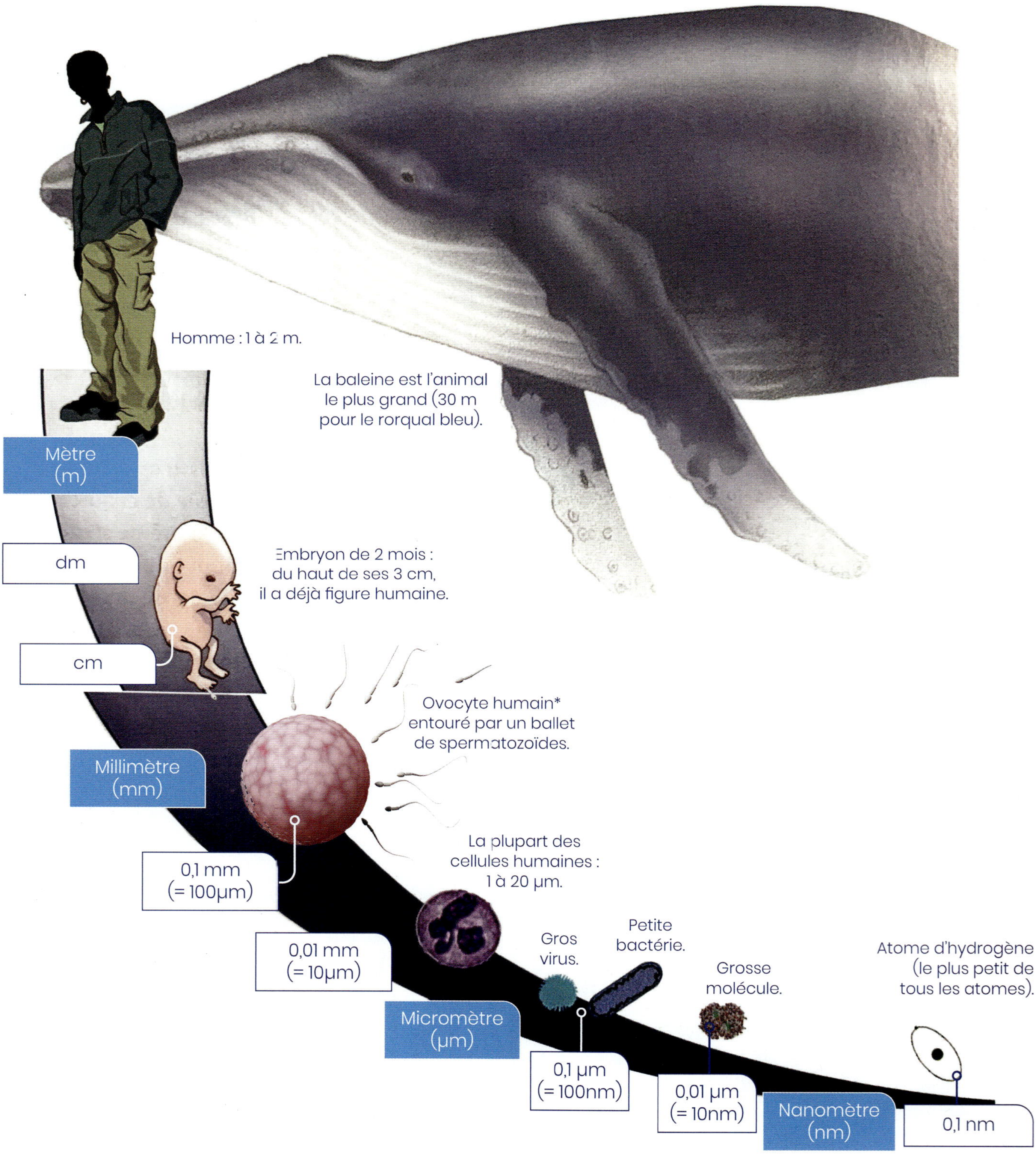

*L'ovocyte est la cellule humaine la plus grosse.

La nouvelle nomenclature anatomique

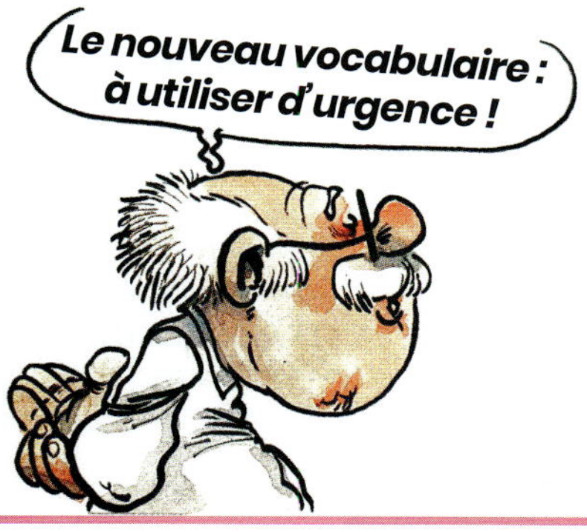

Une nouvelle nomenclature des termes techniques en anatomie a été mise en place en 1976. **Elle doit être utilisée d'urgence car elle est instructive et internationale.** Plusieurs principes ont guidé la Commission Internationale qui l'a élaborée :

- *les noms latins reviennent en force* (l'omoplate devient la scapula, le péroné, la fibula) ;
- *les éponymes sont supprimés*, si bien que Langerhans est jeté aux oubliettes : la cellule qui a immortalisé cet observateur de génie, devient le macrophagocyte intra-épidermique, une nouvelle appellation justifiée par sa valeur informative ;
- *les homonymes sont évités*. Le scaphoïde du tarse, par exemple, change de nom, afin que le mot scaphoïde dénomme seulement un os du carpe.

PODCAST

SCAN ME!

La nouvelle nomenclature en biologie.

Le vocabulaire de l'orientation

L'étude anatomique nécessite de situer dans l'espace les organes les uns par rapport aux autres.
Ceci implique de partager le corps selon trois plans fondamentaux dans la *position anatomique de référence*.

Le plan frontal (1) divise le corps en une *partie antérieure* (qui regarde vers l'avant) et une *partie postérieure* (qui regarde vers l'arrière).

Le plan sagittal (2) divise le corps en 2 parties, droite et gauche : il permet de situer, par rapport à lui, des *régions « internes »* et des *régions « externes »*.

Le plan transverse (3) partage le corps en *2 parties, supérieure et inférieure.*

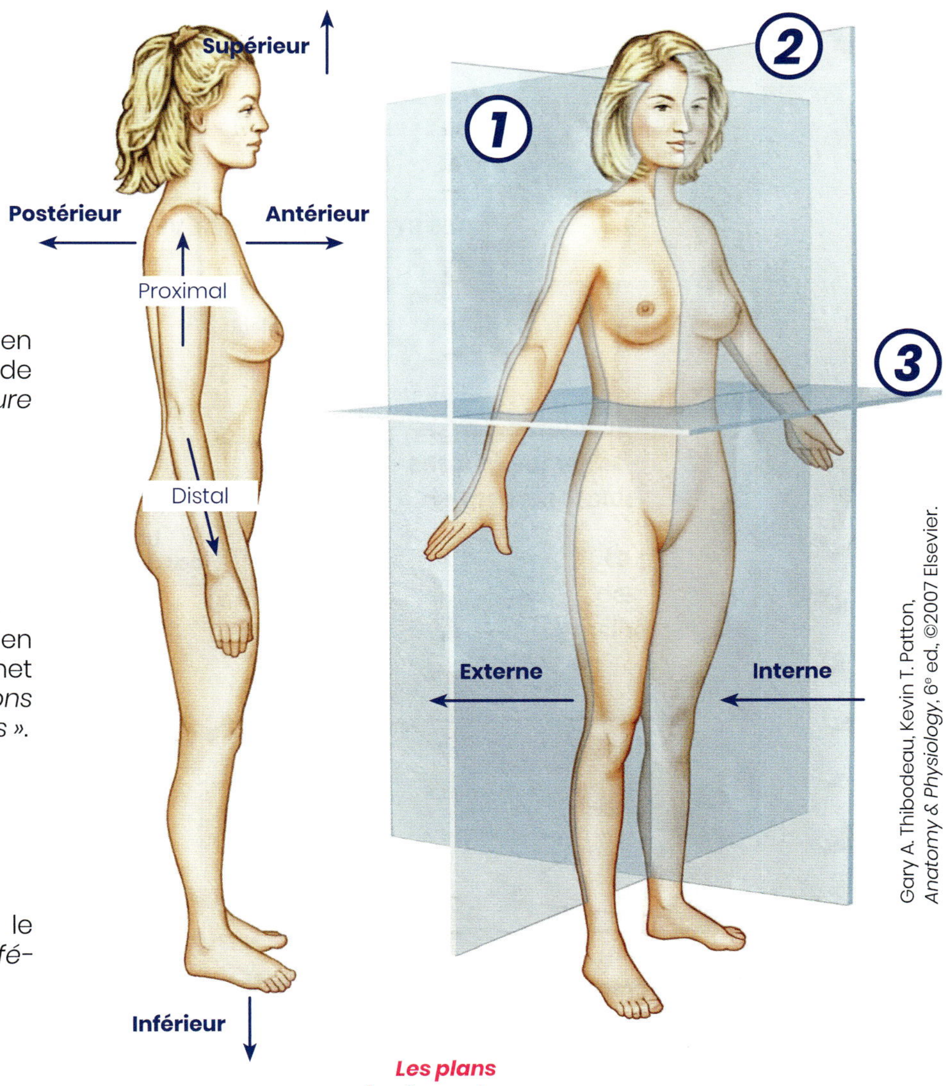

Gary A. Thibodeau, Kevin T. Patton, *Anatomy & Physiology*, 6e ed., ©2007 Elsevier.

Les plans fondamentaux.

2 LA PRÉSENTATION DES DIFFÉRENTS SYSTÈMES DU CORPS HUMAIN

Le corps humain est une société complexe de *systèmes*, chaque système étant constitué de différents *organes* qui collaborent pour assurer une fonction bien précise dans l'organisme.

LE SYSTÈME TÉGUMENTAIRE

Le Cahier 2 lui est entièrement consacré.

LE SYSTÈME MUSCULAIRE

Voir page 45.

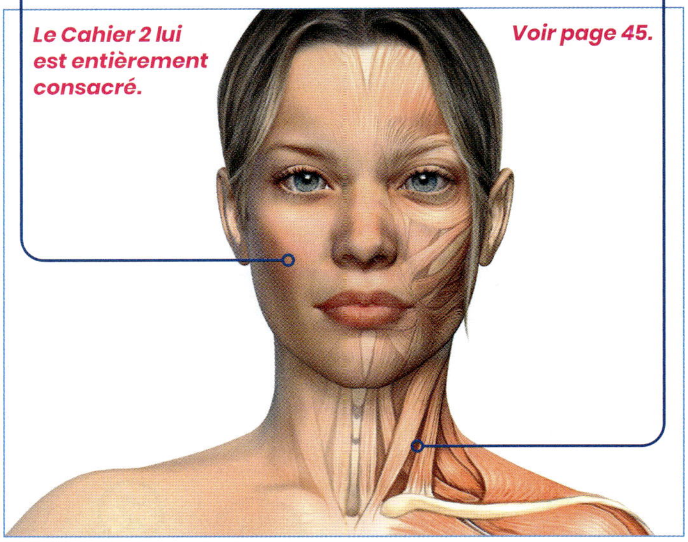

LE SYSTÈME OSSEUX

Voir page 23.

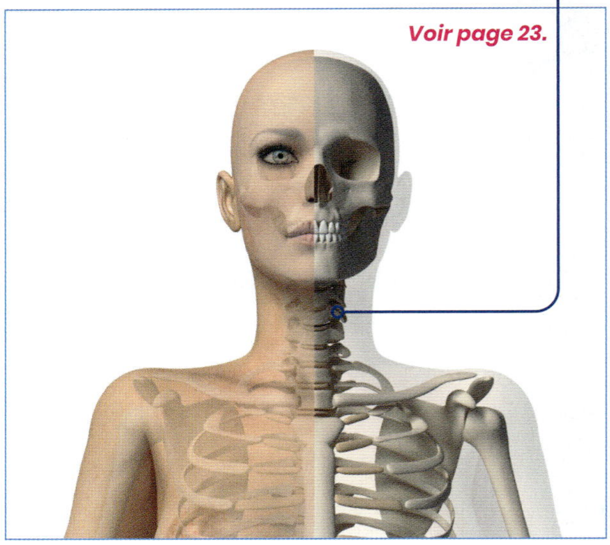

LES SYSTÈMES DE LA VIE VÉGÉTATIVE

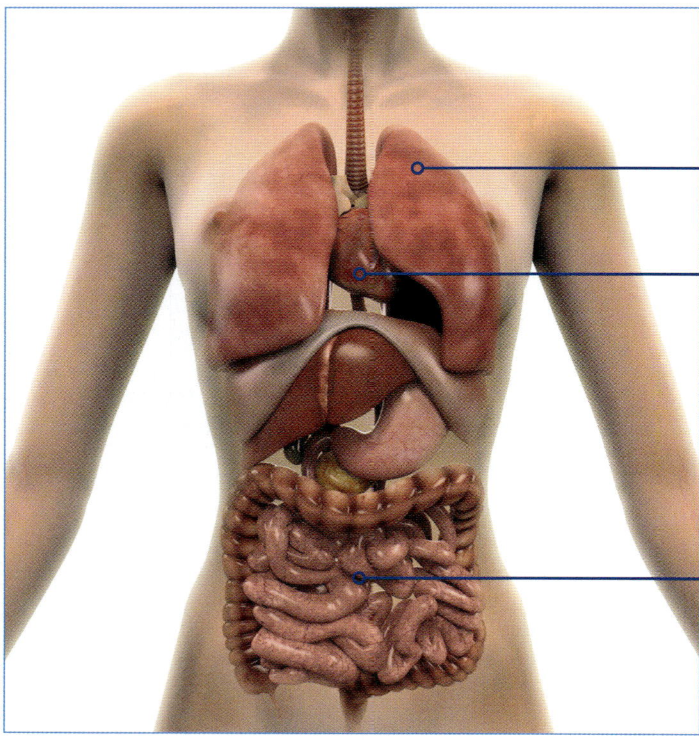

Le système respiratoire

Le système cardio-vasculaire

Voir page 73.

Le système digestif

Le système urinaire

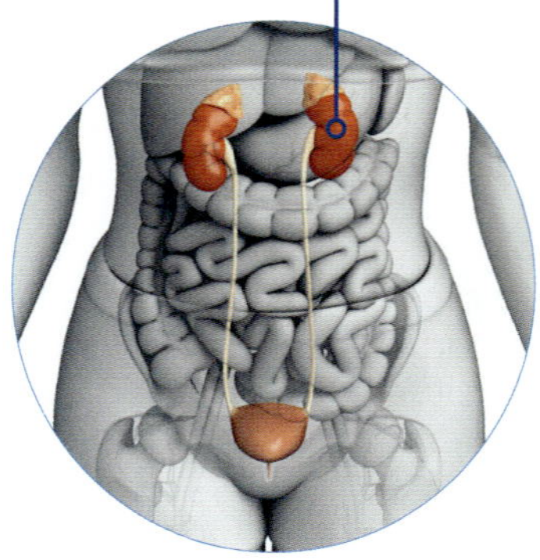

LES SYSTÈMES DE RÉGULATION

Le système nerveux somato-sensoriel

Voir page 83.

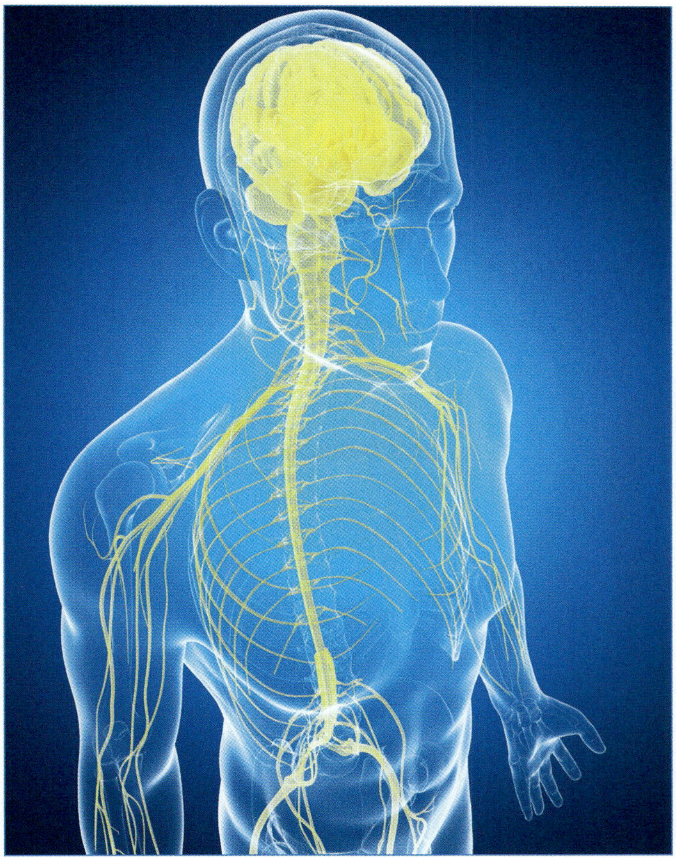

Le système endocrinien

Voir page 95.

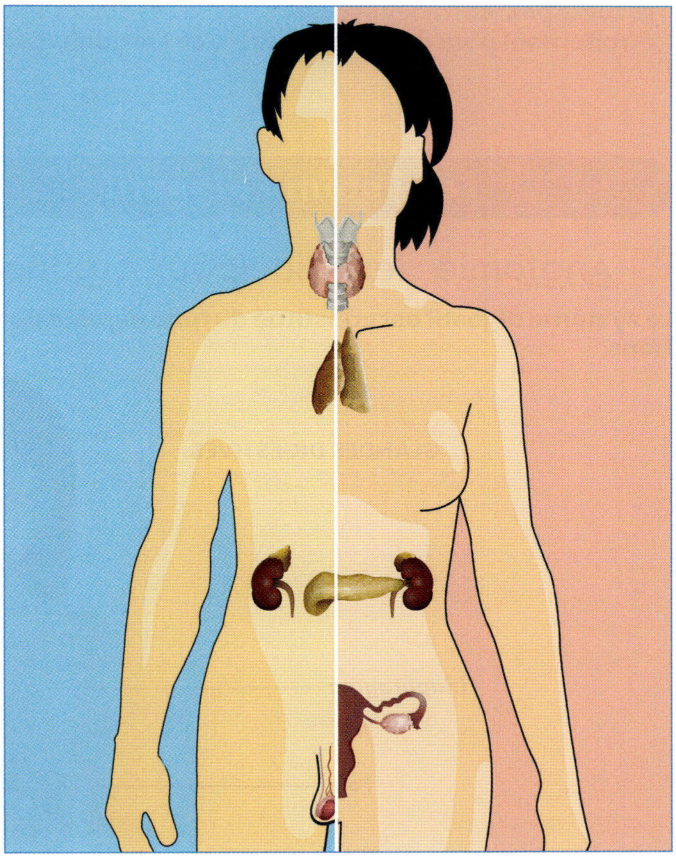

LE SYSTÈME GÉNITAL (féminin)

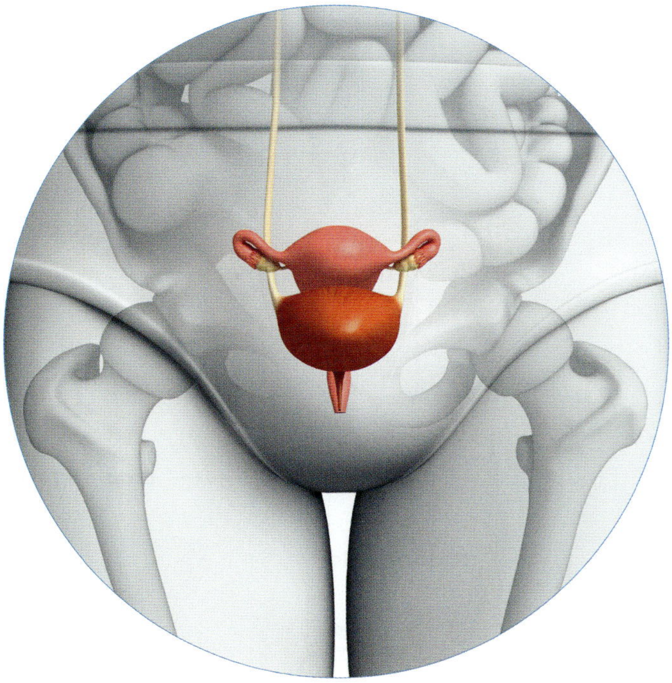

LE SYSTÈME IMMUNITAIRE

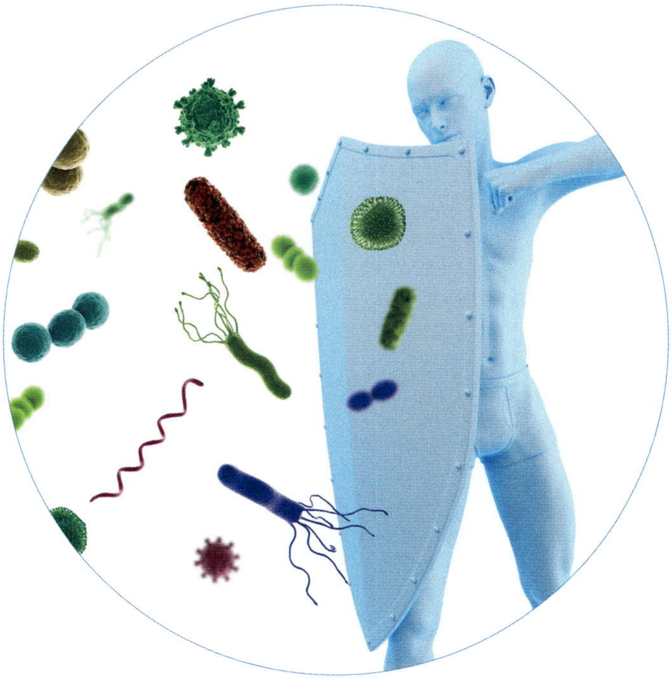

3 LES PRINCIPAUX ORGANES CONSTITUANT LES SYSTÈMES DU CORPS HUMAIN

1 • LES SYSTÈMES DE LA VIE VÉGÉTATIVE

Les systèmes de la vie végétative (systèmes digestif, respiratoire, cardio-vasculaire, urinaire) collaborent étroitement pour garantir la survie de l'organisme.

« Le terme végétatif concerne les fonctions vitales communes aux végétaux et aux animaux. »
Marie François Xavier Bichat

Le système digestif

Anatomie : les principaux organes constitutifs

Le système digestif est constitué du *tube digestif* dans lequel des *glandes digestives* déversent leurs sécrétions.

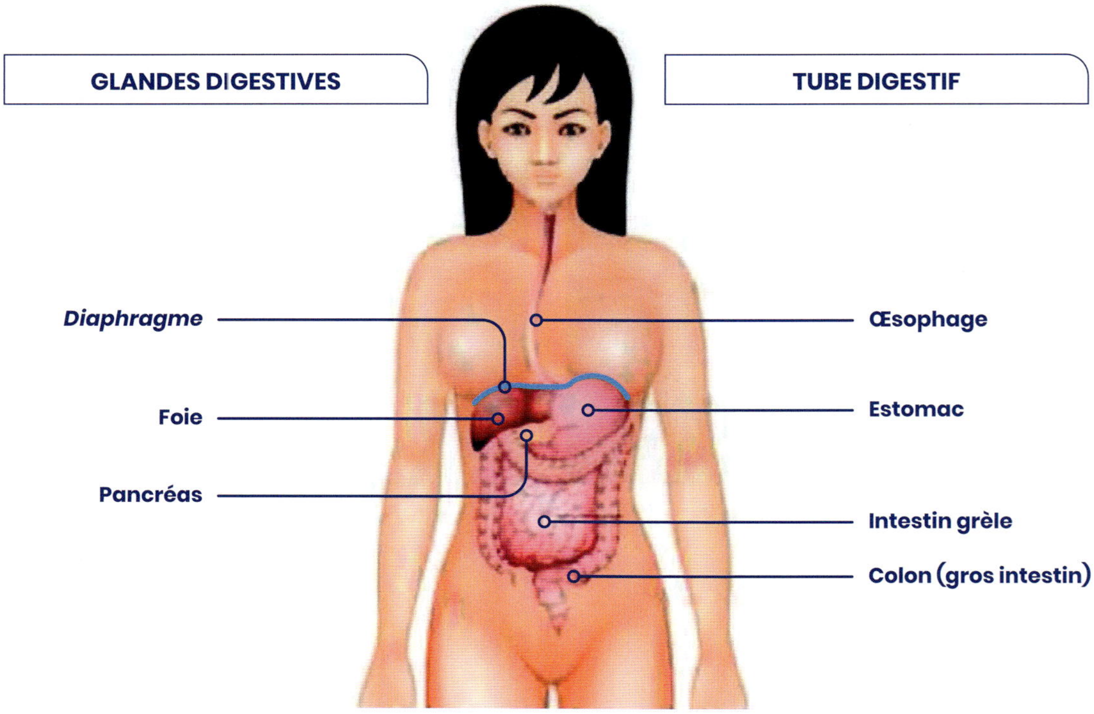

Fonction

Le système digestif a pour fonction :

- *la dégradation des aliments en molécules simples* (nutriments) grâce à des enzymes nommées diastases ;
- le passage des nutriments dans le sang et la lymphe (phénomène de l'*absorption intestinale*) ;
- l'*élimination des substances non absorbées*.

FLASH INFO *Le diaphragme.*

Le diaphragme est un muscle plat qui forme une coupole au-dessus des organes de l'abdomen, qu'il sépare des organes situés dans le thorax. Il s'attache sur les côtes, et sur les dernières vertèbres thoraciques.
Le diaphragme est le moteur principal de la respiration.

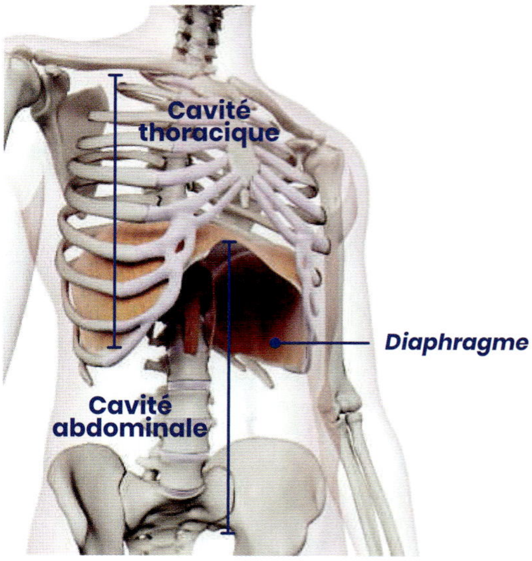

Le système cardio-vasculaire

Étude approfondie (BP / BAC PRO + • BTS ++) p. 73.

Anatomie : les principaux organes constitutifs

• *Au centre du système : le cœur.*

- *Situation* : dans le thorax, un peu à gauche de la ligne médiane. Il repose sur le diaphragme.
- *Grosseur* : 1,5 fois le poing de son propriétaire.
- *Poids chez l'adulte* : 300 g.
- *Structure* : le cœur est un muscle creux, le *myocarde*. Il est divisé en deux parties, le cœur gauche et le cœur droit, séparées par une épaisse cloison. Chaque cœur comprend un *atrium* (anciennement oreillette) à parois minces et un *ventricule* à parois épaisses.
- *Fonctionnement du cœur* : il fonctionne comme une pompe. Grâce à ses contractions régulières, le cœur gauche propulse le sang oxygéné et approvisionné en nutriments dans tout l'organisme. Le sang désoxygéné, arrivant de toutes les régions du corps, rejoint le cœur droit, d'où il est propulsé dans les organes d'épuration (poumons, reins).

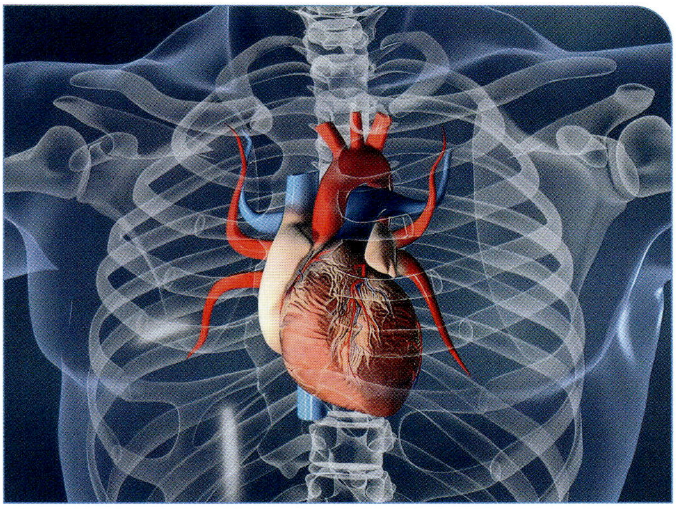

• *Des « canalisations », les vaisseaux sanguins, assurent la circulation du sang.*

La circulation systémique

La circulation « systémique » achemine des *nutriments* et du *dioxygène* vers les cellules constituant les organes des différents *systèmes* du corps, tout en récupérant les *déchets* issus de leur métabolisme pour les conduire vers les organes d'épuration.

Il existe trois types de vaisseaux sanguins.

- *Les artères sont des conduits qui transportent le sang du cour vers le reste du corps.*
  Ce sont les branches de l'aorte, un gros vaisseau qui part du cour dans lequel le sang est propulsé par la pression produite par la contraction du muscle cardiaque.
- *Les veines sont des conduits qui collectent le sang du corps et le ramènent au cœur par l'intermédiaire de deux gros vaisseaux, les veines caves.*
- *Les capillaires sanguins relient les artères aux veines.*
  C'est à travers la paroi très fine de ces vaisseaux sanguins de très petit calibre, que se font les échanges de substances entre le sang et les cellules des tissus environnants.

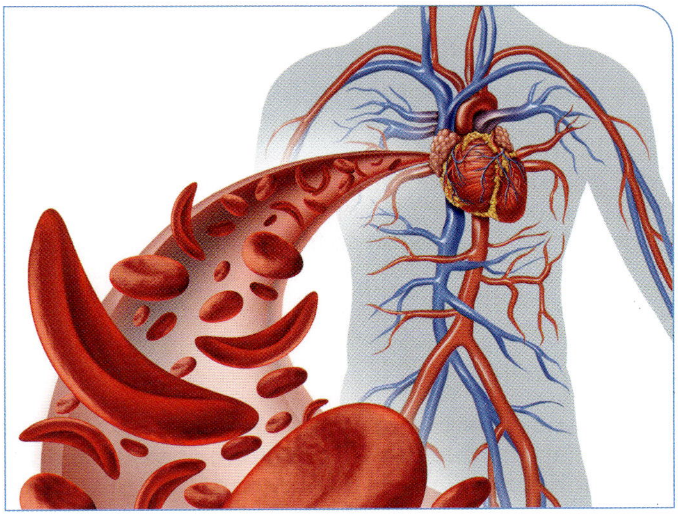

Les « canalisations » représentées sont des artères (en rouge) et des veines (en bleu).

La circulation pulmonaire

Par l'intermédiaire d'*artères (artères pulmonaires)*, le sang, ramené au cour par la circulation systémique, est lancé vers les *poumons* pour être recyclé. Là, il se débarrasse du CO_2 et se charge d'O_2 qu'il ramène au cour par des *veines (pulmonaires)*.

À NOTER

La circulation lymphatique, assurée par les *vaisseaux lymphatiques*, constitue une voie à sens unique de drainage des tissus qui suit les trajets anatomiques des veines. Il *aboutit* dans de ***grosses veines de la base du cou*** et rejoint ainsi la circulation sanguine.

Fonction du système cardio-vasculaire

Le système cardio-vasculaire a pour fonction de distribuer aux organes, par le sang, l'oxygène et les nutriments indispensables aux cellules qui les constituent, tout en éliminant les déchets issus de leur activité (métabolisme).

Au départ du système lymphatique se trouvent des ***capillaires lymphatiques***, dont l'extrémité est en cul-de-sac, comme des doigts de gant. Ces capillaires sont faits d'une seule couche de cellules très plates et peu jointives, permettant le passage des grosses molécules. Ils convergent pour former des vaisseaux de plus en plus gros, nommés ***vaisseaux collecteurs***.

Des chiffres à couper le souffle !

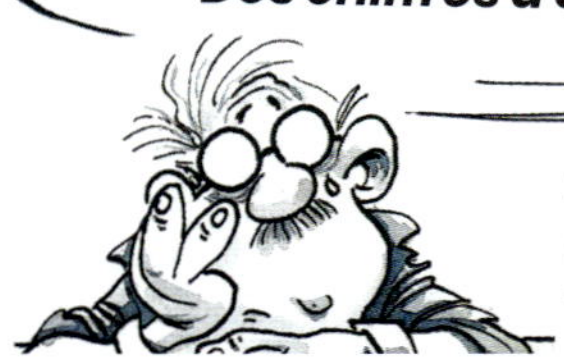

Si l'on mettait bout à bout les vaisseaux qui s'insinuent partout dans notre organisme, on obtiendrait le chiffre hallucinant de 100 000 km, c'est-à-dire deux fois le tour de la Terre.

Le système respiratoire

Anatomie : les principaux organes constitutifs

Le système respiratoire est constitué :

- ***des voies respiratoires :*** fosses nasales, pharynx, larynx (avec ses cordes vocales), trachée (conduit cartilagineux qui prolonge le larynx), bronches ;
- ***des poumons :*** ils abritent les bronches qui se ramifient à la manière d'un arbre avec ses branches pour se terminer par des petits sacs aux parois très fines, où se font les échanges gazeux avec le sang.

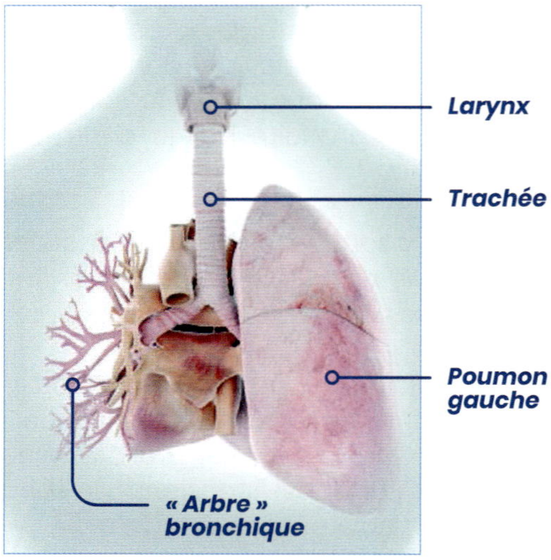

Fonction

Le système respiratoire capte dans le milieu extérieur le dioxygène (O_2), indispensable à la vie cellulaire et expulse dans ce même milieu extérieur le dioxyde de carbone (CO_2) produit par les cellules.

Le système urinaire

Anatomie : les principaux organes constitutifs

Le système urinaire est constitué par des *reins* et des *voies urinaires*.

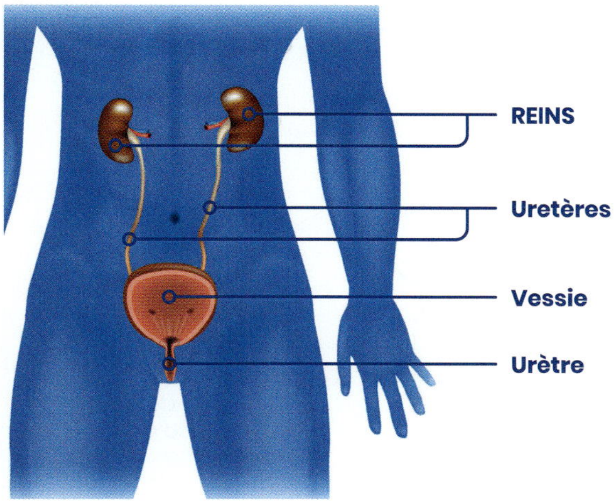

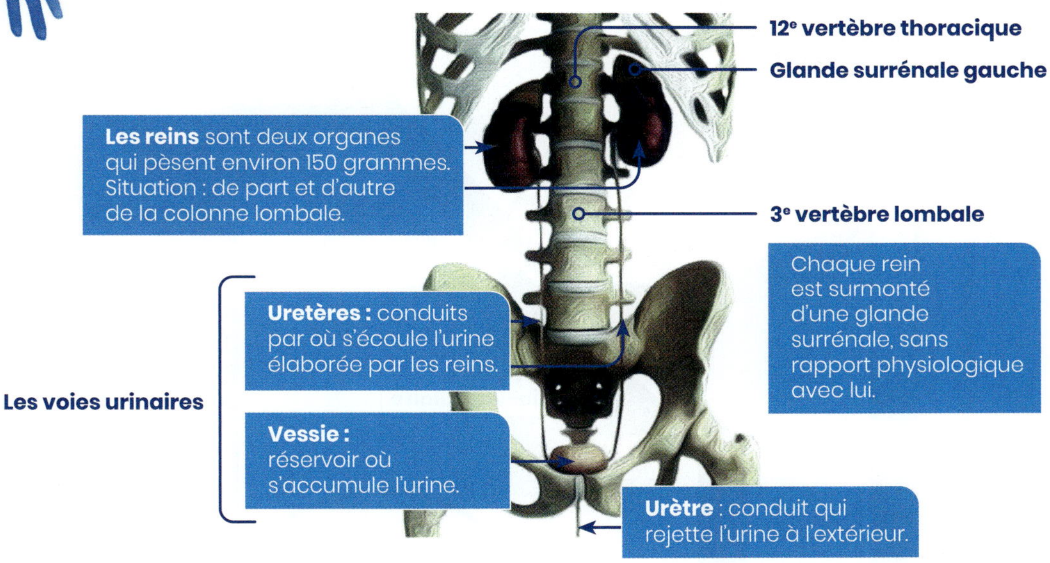

Fonction

Le système urinaire élimine les déchets métaboliques azotés comme l'urée.

Programmes BP / BAC PRO + & BTS ++

Mise en relation des différents systèmes qui gèrent la vie végétative

Les systèmes qui gèrent la vie végétative **fonctionnent en parfaite synergie pour assurer la survie de l'organisme selon un processus parfaitement réglé :**

- *le système digestif et le système respiratoire*, qui communiquent avec l'extérieur, apportent les nutriments et l'oxygène dans le sang ;
- celui-ci, grâce au système cardio-vasculaire, les distribue ensuite à toutes les cellules ;
- les déchets, issus du métabolisme cellulaire, sont éliminés de l'organisme par le système respiratoire et le système urinaire.

1

Le système digestif a pour fonction la *dégradation des aliments en molécules simples* (nutriments), et le passage de celles-ci dans le sang.

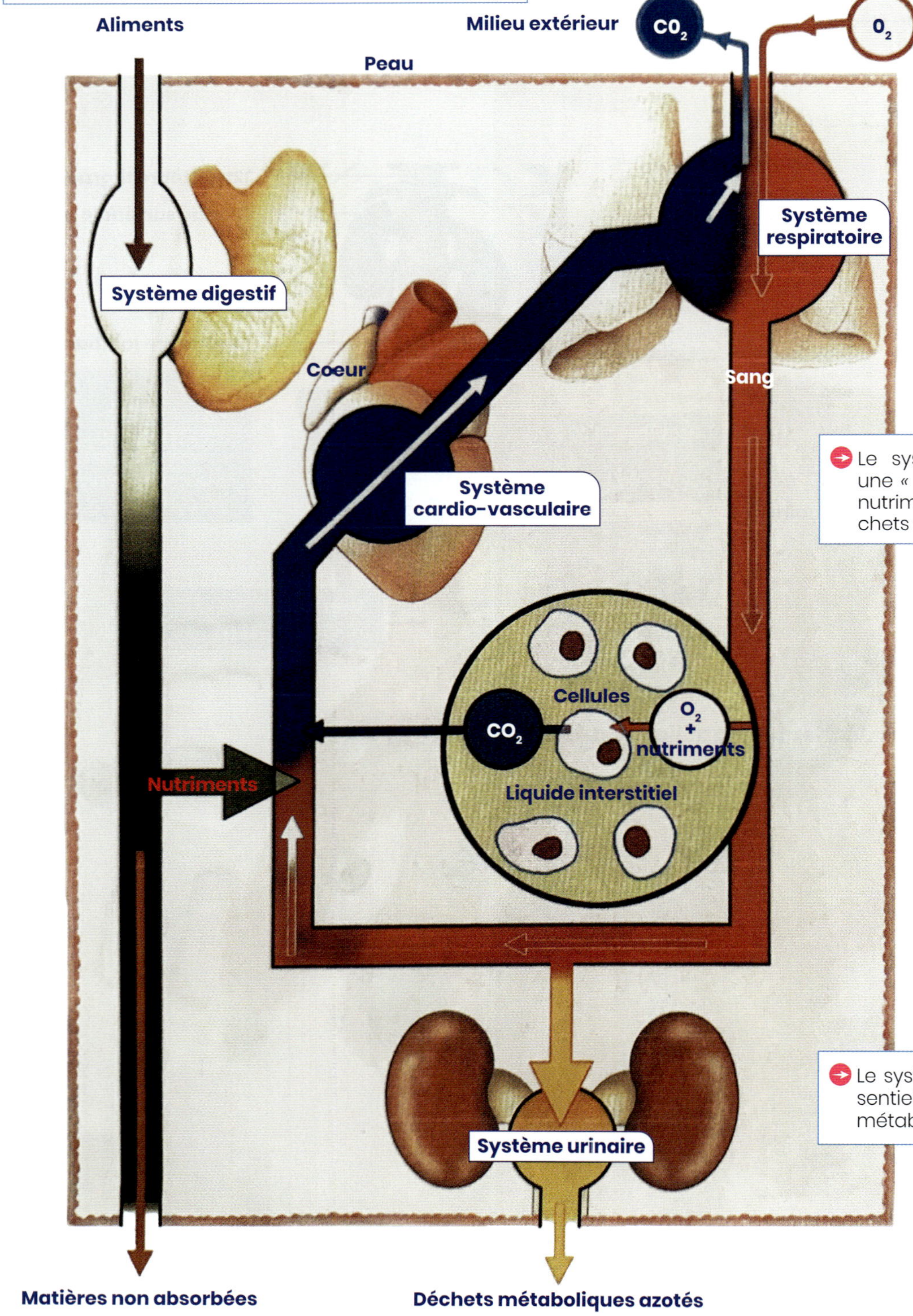

2

Le système respiratoire a pour rôle de capter dans le milieu extérieur le *dioxygène* (O_2) et d'expulser dans ce même milieu extérieur le *dioxyde de carbone* (CO_2) produit par les cellules.

3

Le système cardio-vasculaire est une « *entreprise de transport* » des nutriments, du dioxygène et des déchets du métabolisme cellulaire.

4

Le système urinaire a pour rôle essentiel l'*élimination* des déchets métaboliques azotés comme l'urée.

2 • LES SYSTÈMES DE LA VIE DE RELATION (OU DE RÉGULATION)

Les systèmes de régulation **ont pour rôle de gérer, en parfaite harmonie, les « relations » de l'organisme avec le milieu extérieur grâce à des messages de nature chimique qui seront détectés par des cellules réceptrices. Ils sont représentés par le système nerveux et le système endocrinien.**

Le système nerveux somato-sensoriel

Étude approfondie (BP / BAC PRO + • BTS ++) p. 83.

Le système nerveux somato-sensoriel est constitué:
- **de centres nerveux : *encéphale et moelle spinale* ;**
- **et de *nerfs*, regroupements de *fibres nerveuses*, qui relient l'encéphale ou (et) la moelle spinale à l'ensemble du corps.**

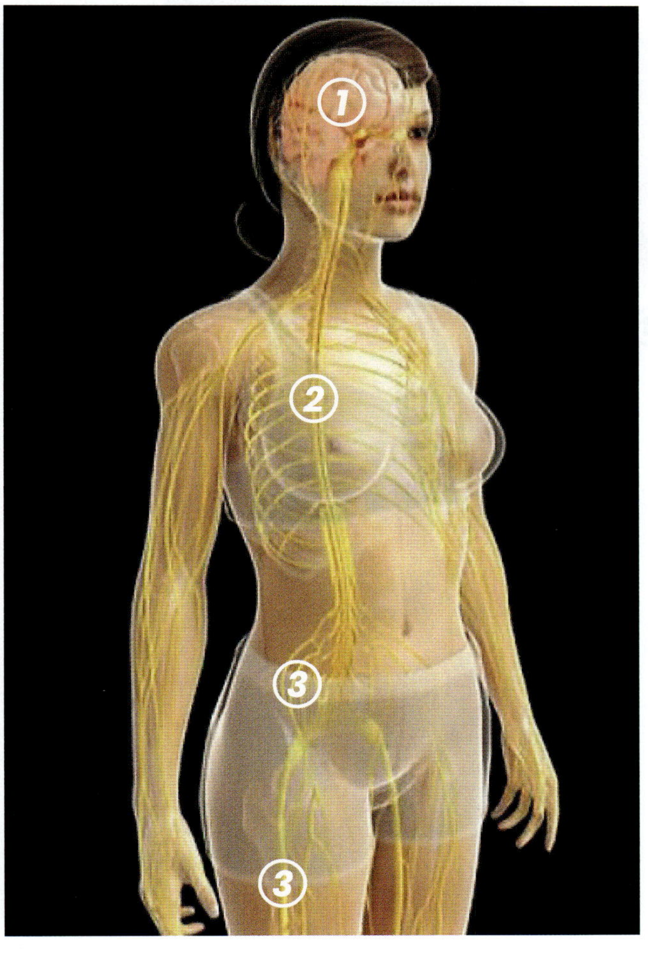

① *Encéphale*

Il est formé du *cerveau* qui surmonte le *tronc cérébral*, relié au *cervelet*.

Le cerveau est formé de *deux hémisphères cérébraux* symétriques.

② *Moelle spinale*

La moelle spinale est une tige cylindrique de 50 cm de long et de la taille d'un doigt.

Bien abritée dans un couloir osseux formé par les vertèbres, elle s'étend de la 1ère vertèbre cervicale à la 2ème vertèbre lombale.

③ *Nerfs*

Les nerfs renferment des *fibres dites afférentes*, qui conduisent les informations de la périphérie vers un centre nerveux, et des *fibres efférentes* qui conduisent des influx nerveux d'un centre vers la périphérie.

En fonction de leur position, il existe des *nerfs crâniens* et des *nerfs spinaux*.

Le système endocrinien

Étude approfondie (BP / BAC PRO + • BTS ++) p. 95.

Le système endocrinien organise, en étroite collaboration avec le système nerveux, le fonctionnement des tissus et organes du corps. Il intervient par des substances chimiques appelées *hormones*, qui sont sécrétées et déversées dans le sang par des *glandes endocrines. Les hormones permettent aux cellules de communiquer entre elles.*

3 • LE SYSTÈME GÉNITAL

Le système génital assure la pérennité de l'espèce.

• Anatomie du système génital masculin

1. *Vessie*
2. *Vésicule séminale*
3. *Rectum*
4. *Prostate*
5. *Urètre*
6. *Symphyse pubienne*
7. *Corps caverneux*
8. *Corps spongieux*
9. *Gland*
10. *Méat urétral*
11. *Pénis (verge)*
12. *Canal déférent*
13. *Épididyme*
14. *Testicule*
15. *Scrotum (bourse)*

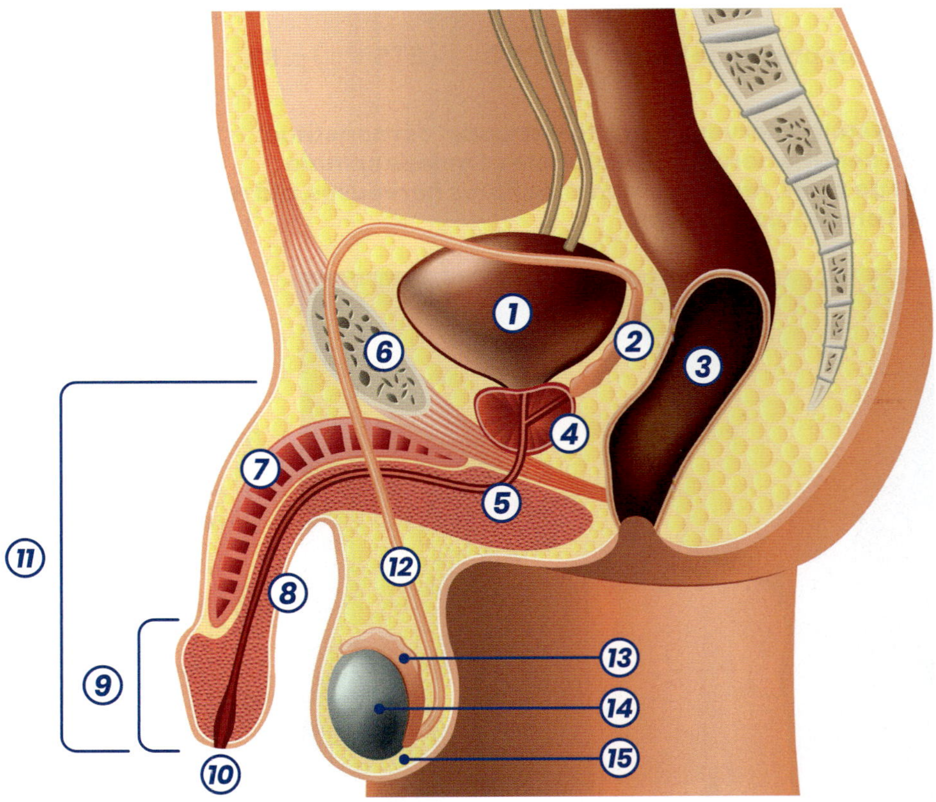

• Anatomie du système génital féminin

ASPECT EN SITUATION ANATOMIQUE

STRUCTURE EN COUPE

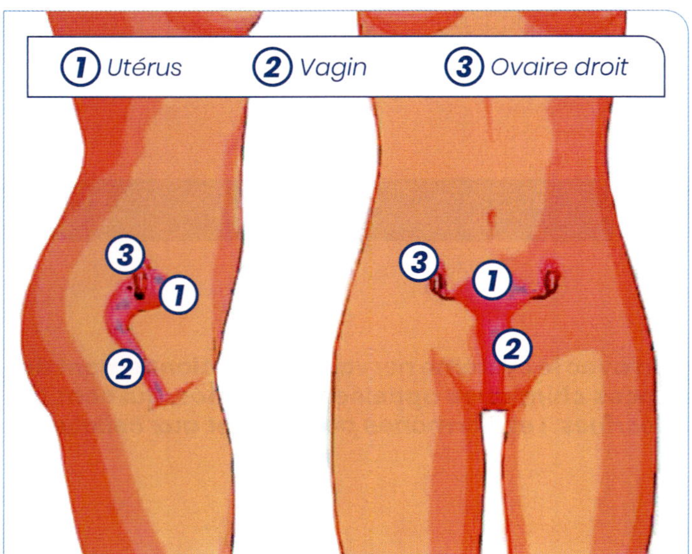

Profil. *Face.*

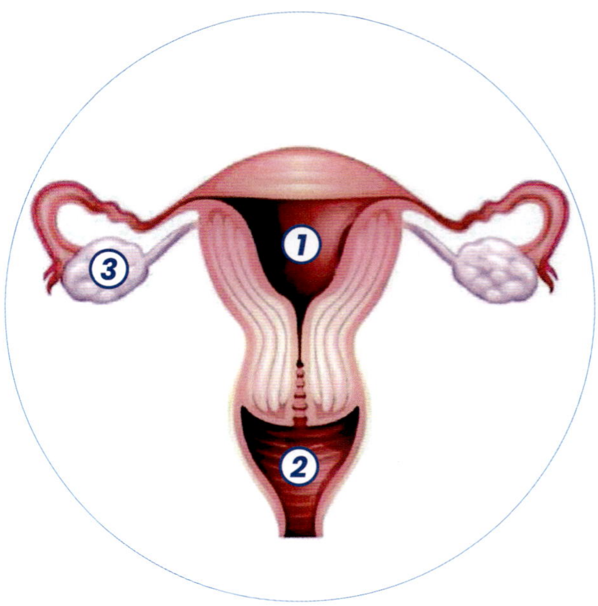

Rapports anatomiques des systèmes urinaire et génital chez la femme.

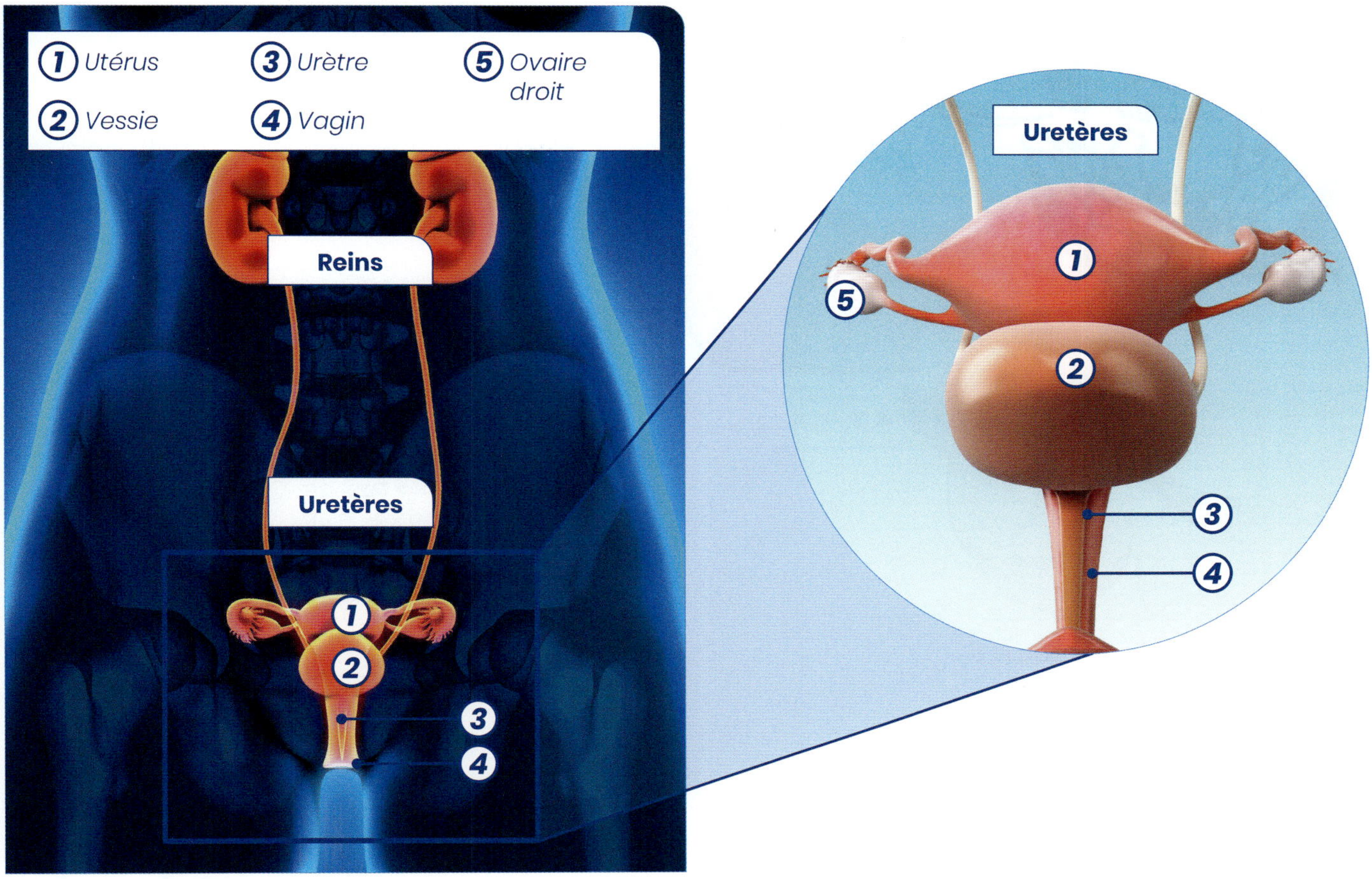

- ***Les uretères conduisent l'urine des reins, où elle est produite, dans la vessie.***
- *Chez la femme l'urètre, conduit qui évacue l'urine de la vessie à l'extérieur, est très court.*
- *Chez l'homme, au contraire, l'urètre est long et traverse la prostate et le corps spongieux du pénis.*

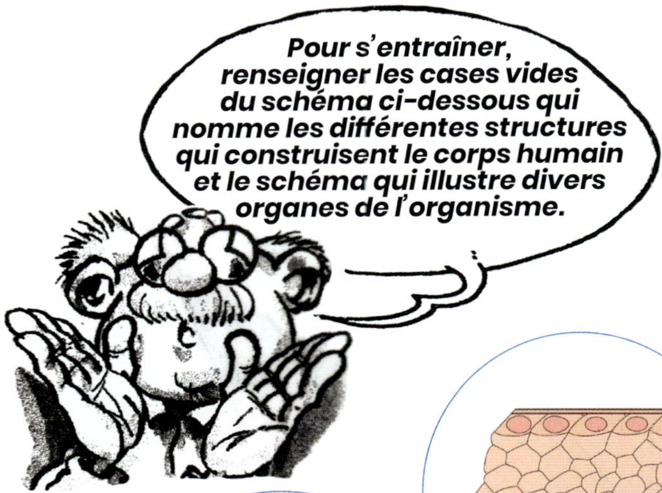
Pour s'entraîner, renseigner les cases vides du schéma ci-dessous qui nomme les différentes structures qui construisent le corps humain et le schéma qui illustre divers organes de l'organisme.

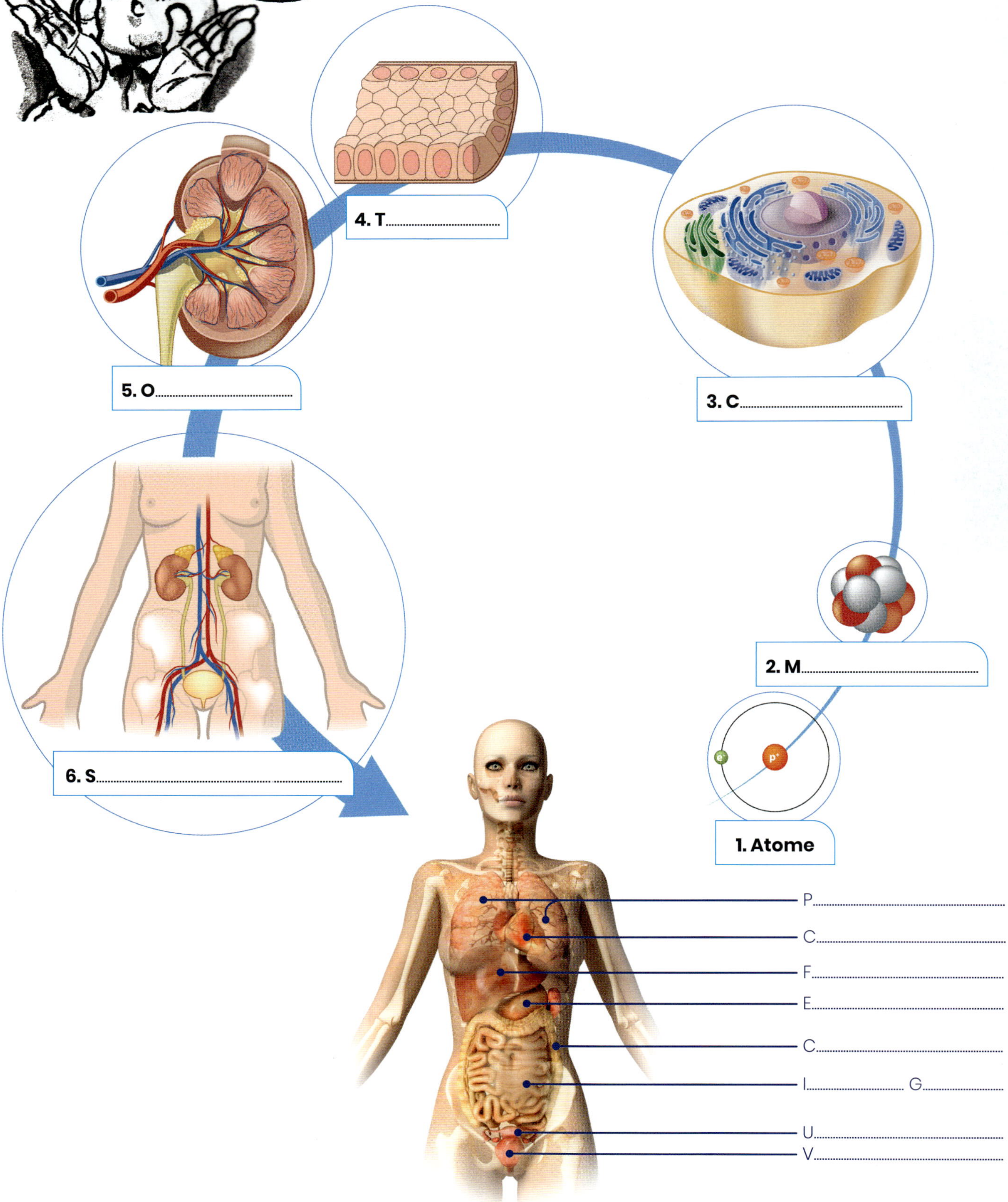
4. T............
3. C............
5. O............
2. M............
6. S............ ....
1. Atome
P............
C............
F............
E............
C............
I............ G............
U............
V............

CHAPITRE 2

L'ANATOMIE DU SYSTÈME OSSEUX LES ARTICULATIONS ET LA MOBILITÉ DU SQUELETTE

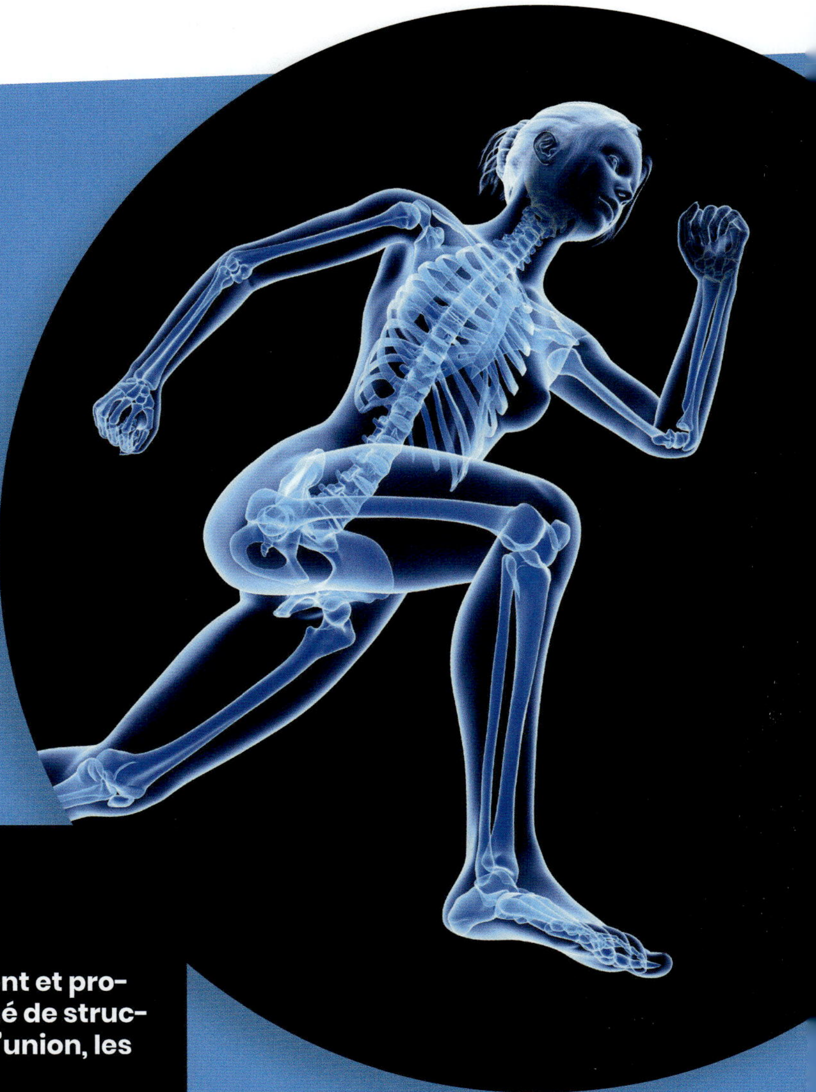

Message clé

Le squelette, charpente interne qui soutient et protège les autres organes du corps est formé de structures rigides, les os, munis de systèmes d'union, les articulations.

Je dois savoir :

CAP

- annoter un schéma des os de la tête, du cou, du tronc (colonne vertébrale et thorax), du décolleté ;
- annoter un schéma des os des membres supérieurs et inférieurs (avec leurs ceintures) ;

Je dois savoir :

BP / BAC PRO +

- annoter un schéma des os de la tête, du cou, du décolleté ;
- annoter un schéma du squelette axial et appendiculaire ;
- identifier les éléments anatomiques d'une articulation mobile ;
- mettre en relation les différentes courbures de la colonne vertébrale avec les positions ergonomiques ;
- analyser les positions et mouvements lors des activités professionnelles et en évaluer les risques à court et long termes (Troubles Musculo-Squelettiques).

BTS ++

- la dénomination et la localisation des principaux os du squelette.

1 L'ANATOMIE DU SQUELETTE HUMAIN

1 • VUE D'ENSEMBLE - VUE ANTÉRIEURE

À NOTER

CAP : *Seule la connaissance des structures osseuses légendées sur ce schéma + les os de la main et du pied (voir pages 38 et 41) est exigée à l'examen (liste limitative).*

BP / BAC PRO + & BTS ++ : *Pas de liste limitative.*

SQUELETTE AXIAL

Forme l'axe du squelette.

SQUELETTE APPENDICULAIRE

C'est le squelette des membres qui sont « appendus » (= accrochés) au squelette axial par l'intermédiaire de « ceintures ».

- 1 + 2 = Ceinture scapulaire.
- 6 = Ceinture pelvienne.

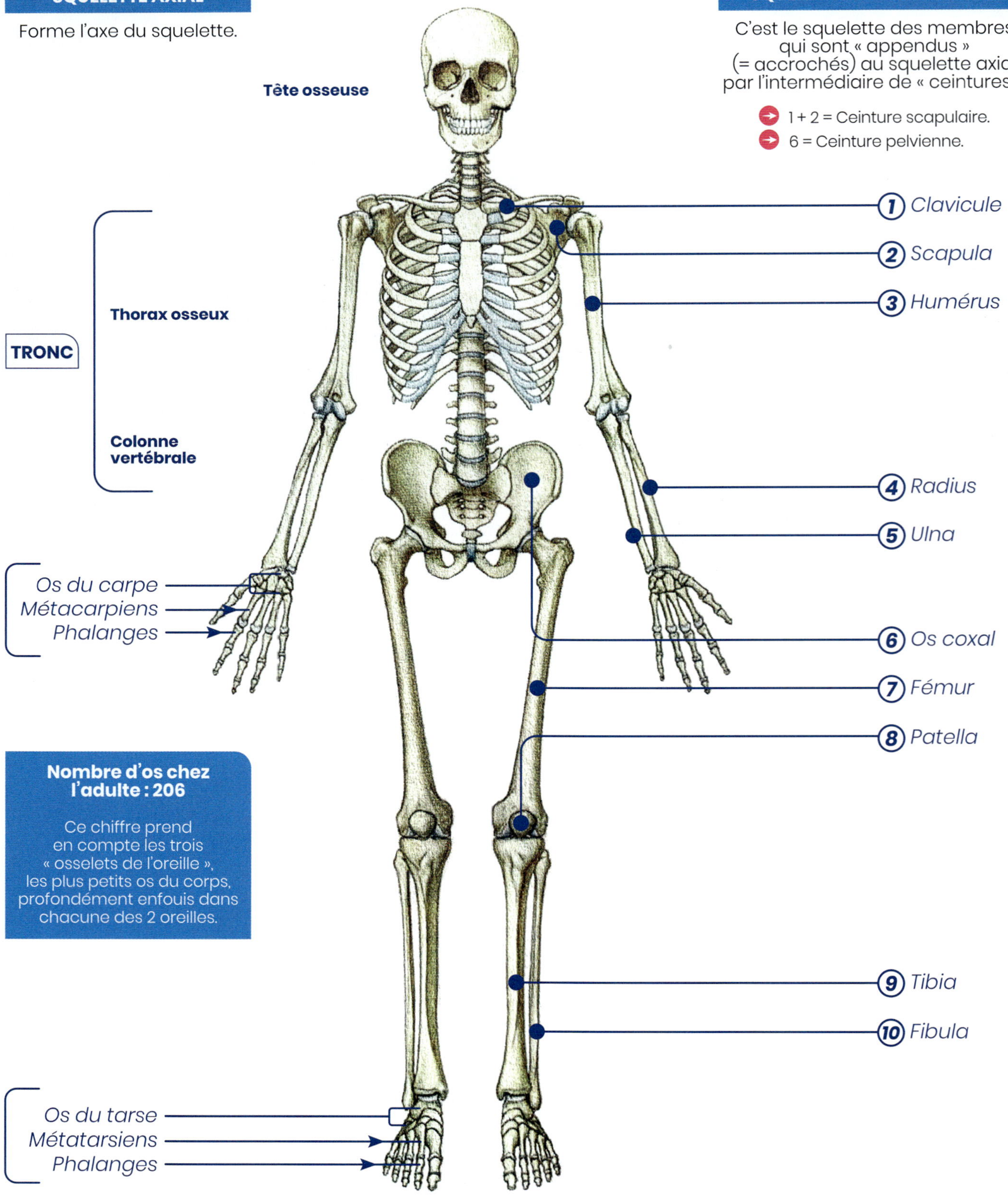

Nombre d'os chez l'adulte : 206

Ce chiffre prend en compte les trois « osselets de l'oreille », les plus petits os du corps, profondément enfouis dans chacune des 2 oreilles.

Vue antérieure de l'anatomie de surface du corps humain avec son squelette.

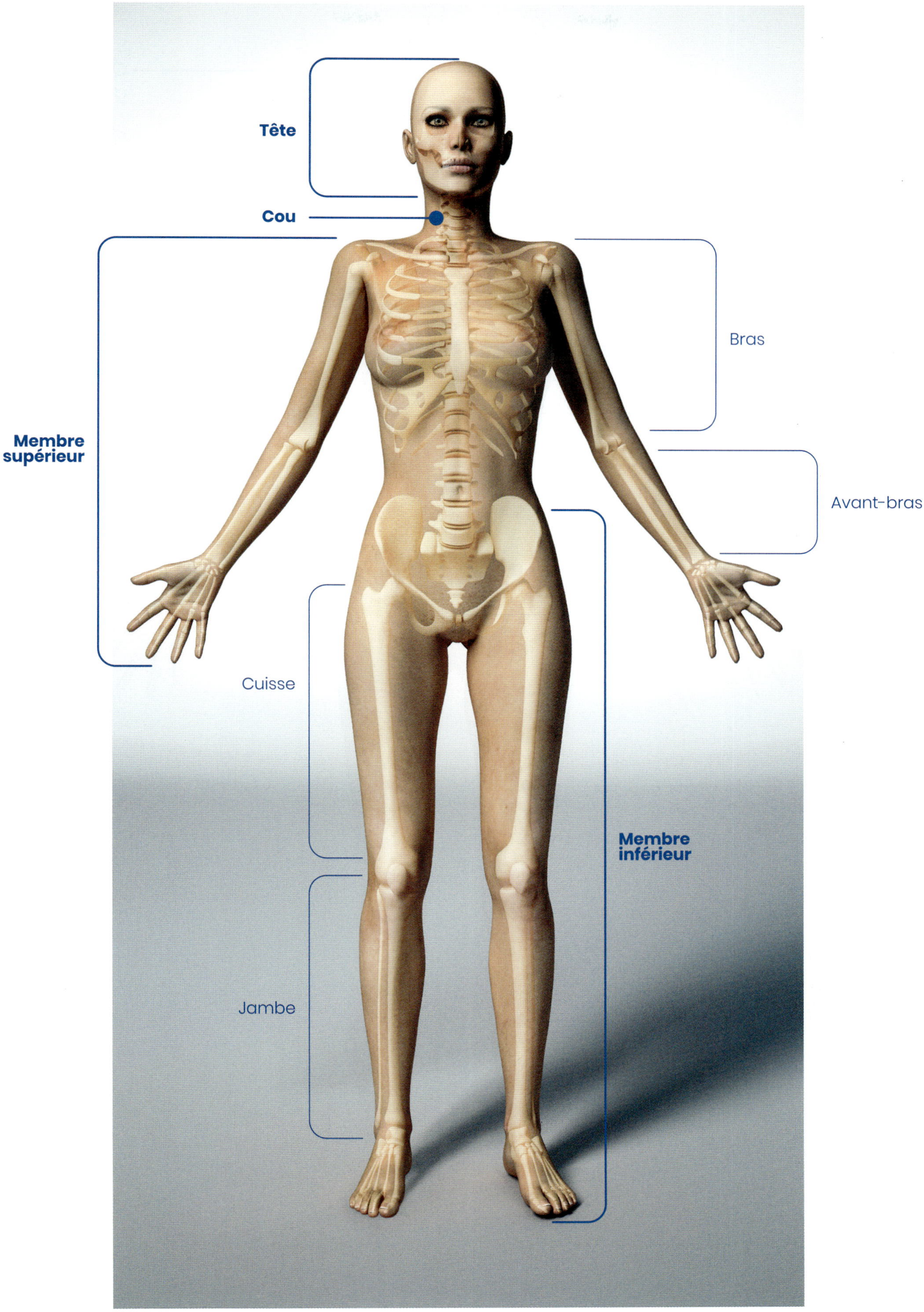

Vue postérieure de l'anatomie de surface du corps humain.
Quelques structures osseuses à annoter.

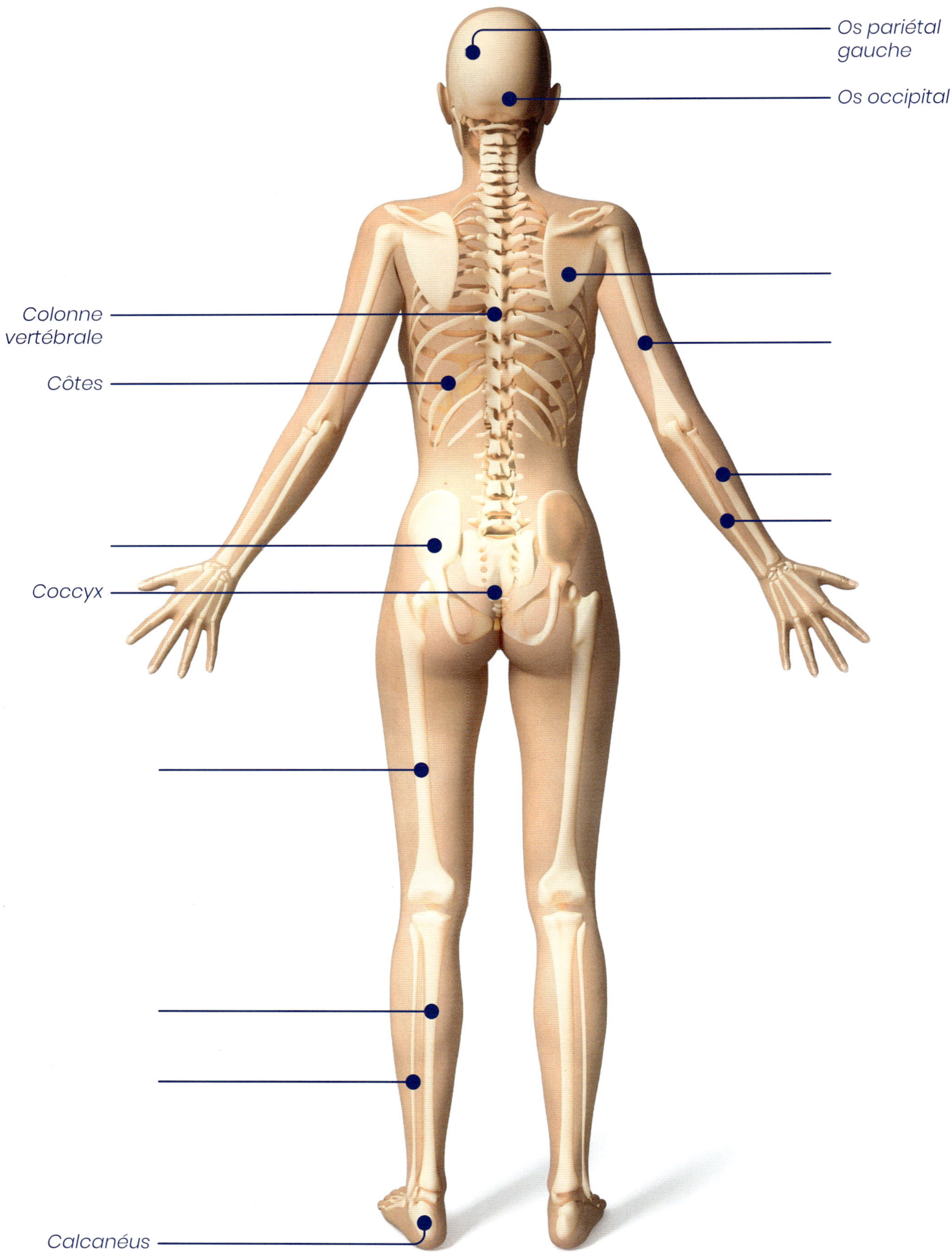

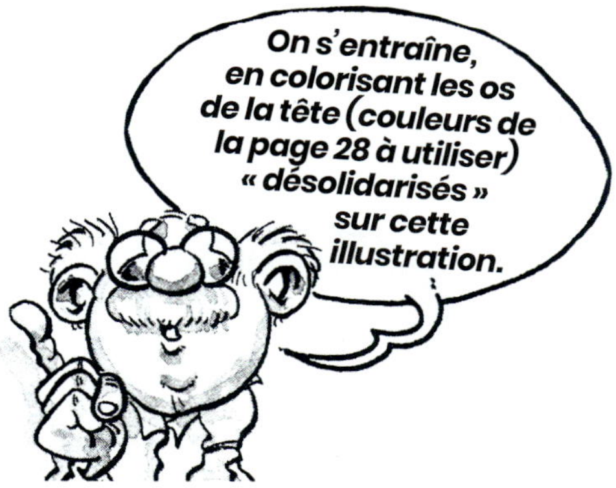
On s'entraîne, en colorisant les os de la tête (couleurs de la page 28 à utiliser) « désolidarisés » sur cette illustration.

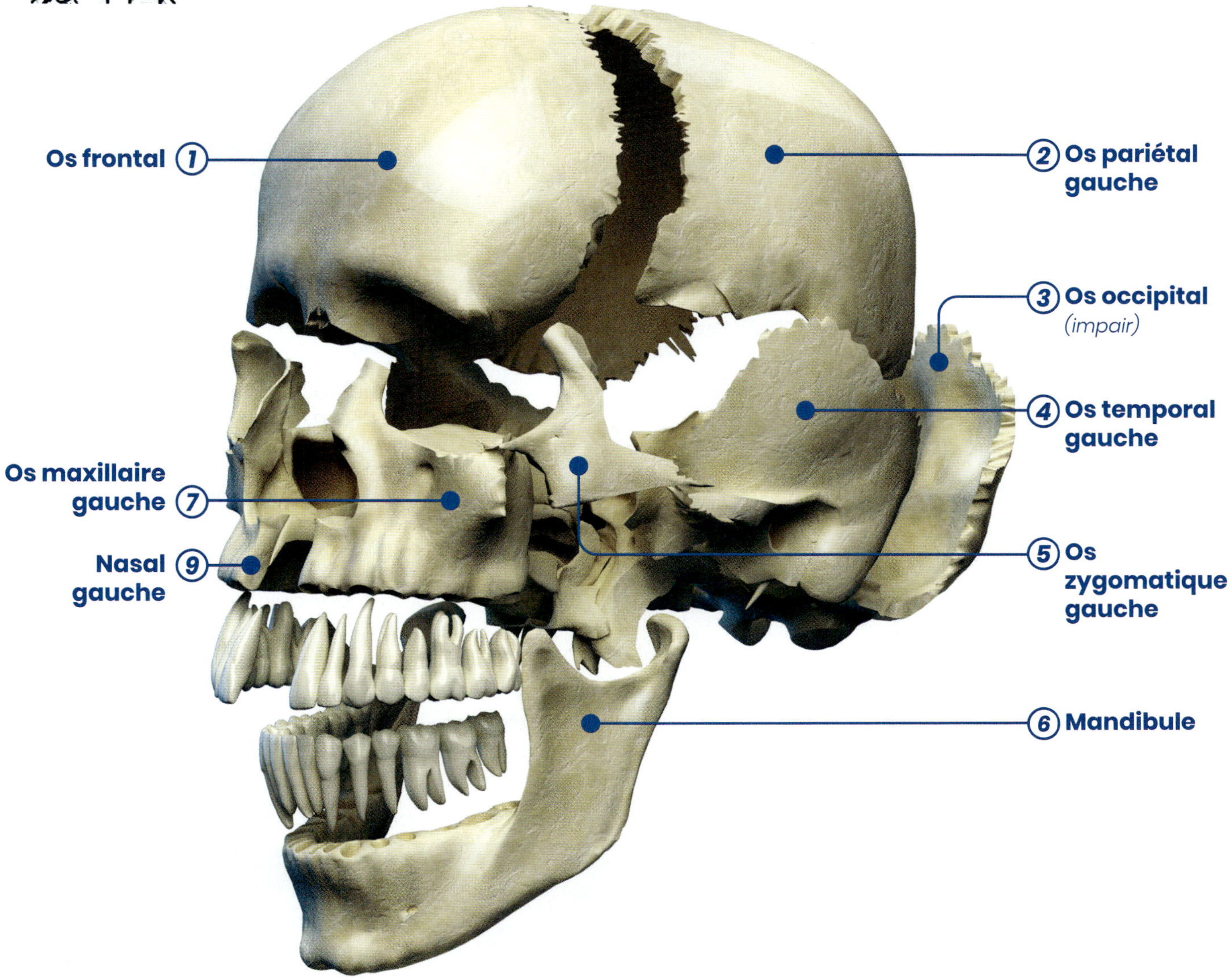
Os frontal (1)
(2) Os pariétal gauche
(3) Os occipital (impair)
(4) Os temporal gauche
Os maxillaire gauche (7)
(5) Os zygomatique gauche
Nasal (9) gauche
(6) Mandibule

Des vues différentes du squelette de la tête à savoir annoter.

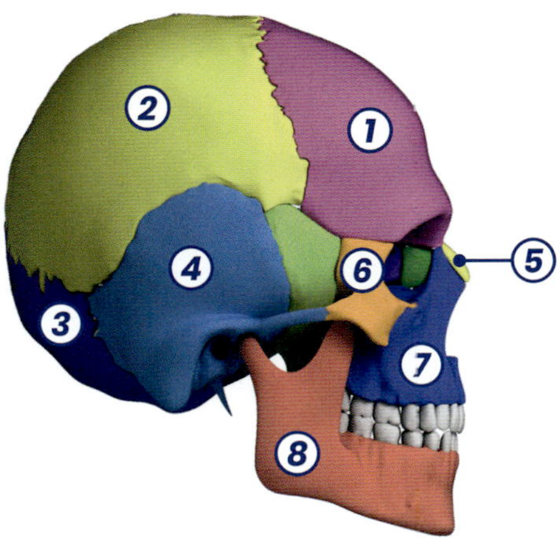

Vue de profil droit
du squelette de la tête

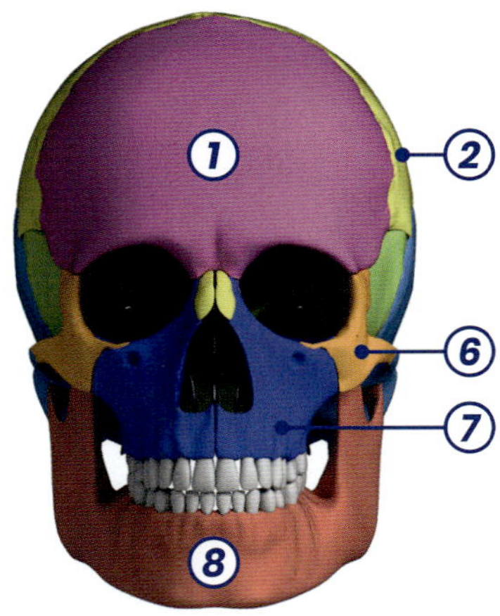

Vue de face
du squelette de la tête

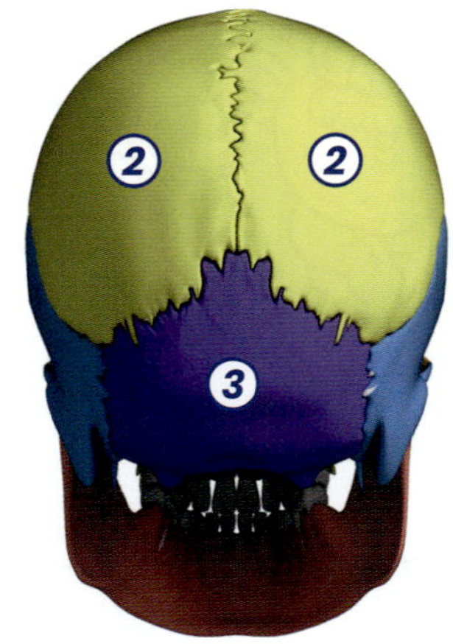

Vue postérieure
du squelette de la tête

Vue supérieure
du squelette de la tête

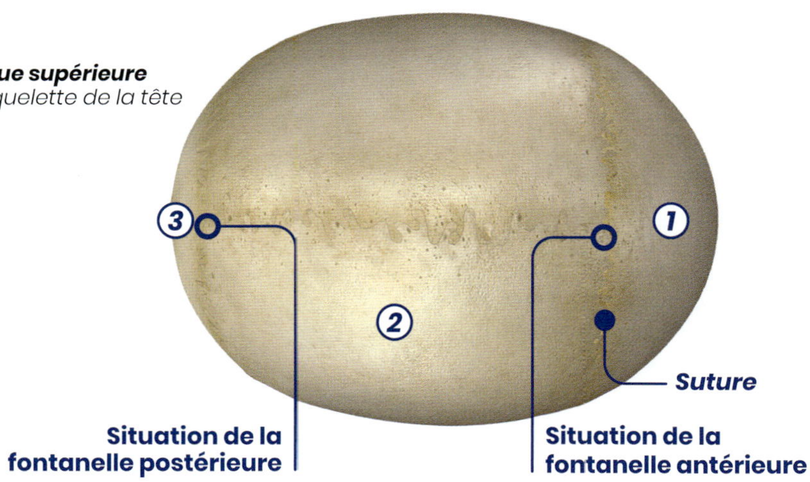

Chez le nourrisson, les os du crâne ne sont pas soudés.
Ils sont unis pas des membranes nommées *fontanelles*, qui permettent la poursuite du développement de l'encéphale.
Lorsque celui-ci sera terminé, les os du crâne s'emboîteront les uns dans les autres par des « sutures » et ne bougeront plus.

Les os du crâne délimitent la « boîte crânienne », qui abrite et protège le cerveau et, plus généralement, l'ensemble de l'encéphale.

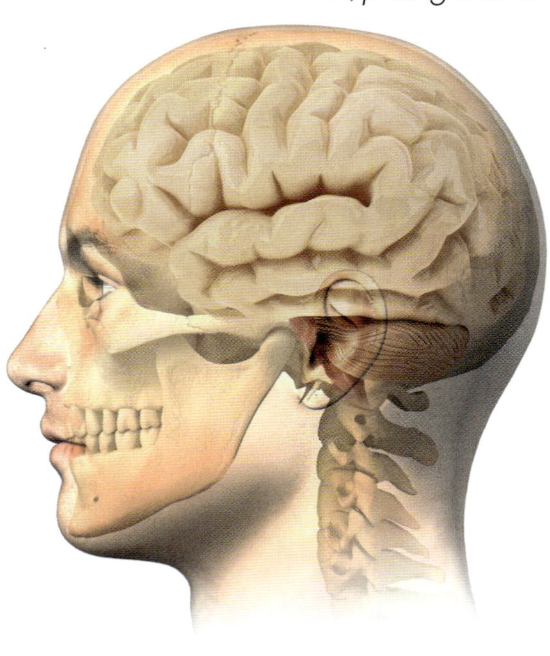

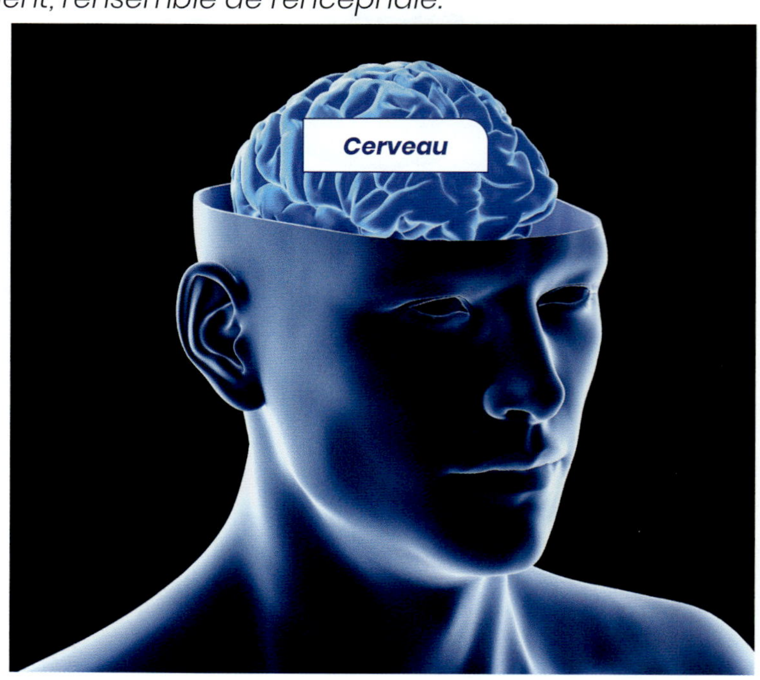

BON A SAVOIR

Certaines caractéristiques morphologiques du visage sont liées à son squelette. Quelques précisions.

1. Les proportions du visage qui seraient idéales (ici représentées approximativement).

AB = BC

1 = 2 = 3

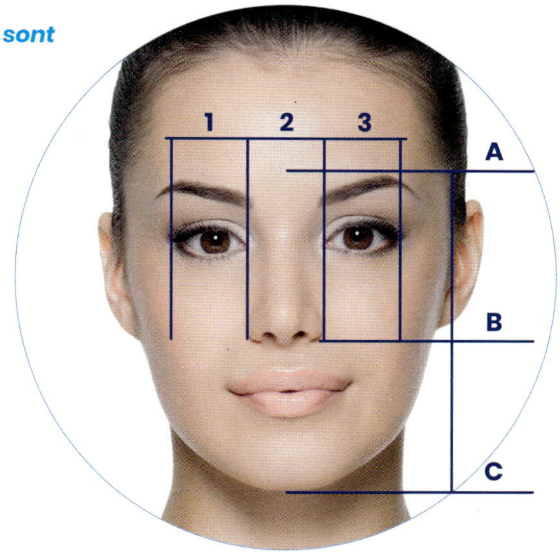

2. Quelques aspects de morphotypes : la variabilité individuelle (donc génétique) est importante.

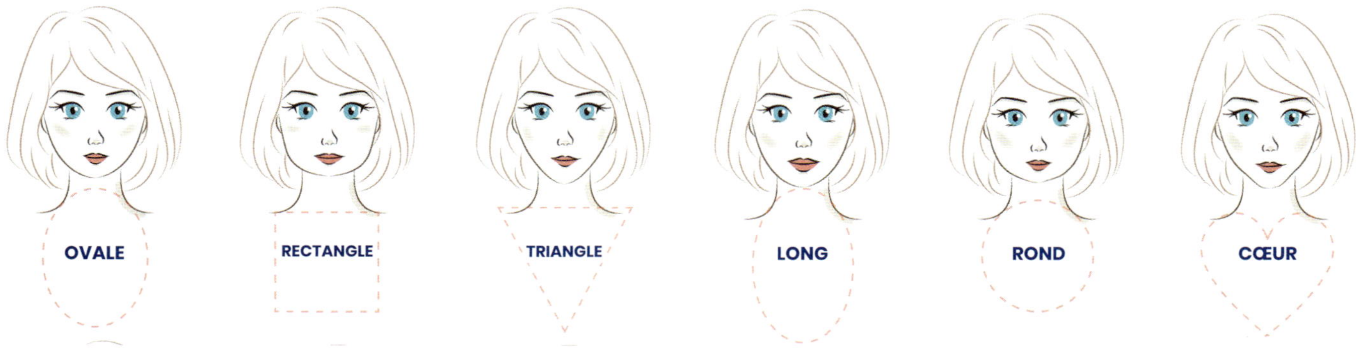

3. L'ethnie ne joue pas.

> **L'examen des caractères ethniques de la morphologie faciale osseuse nous montre que la variabilité ethnique de la forme de la face est en moyenne peu importante et surtout qu'elle est largement occultée par la très grande variabilité individuelle des mêmes caractères.**
>
> Emile Crognier – Société d'Anthropologie de Paris

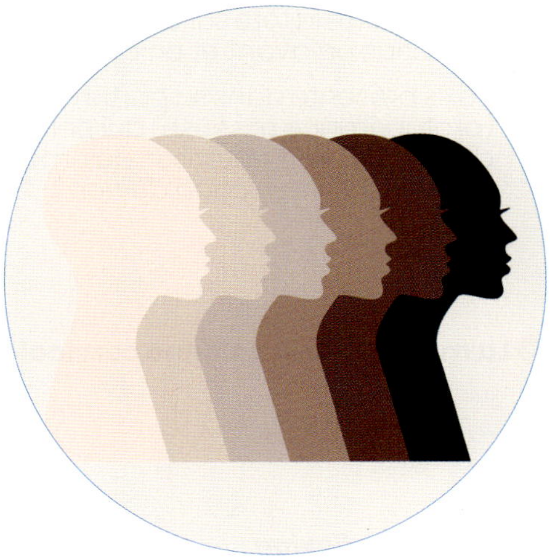

4. Les différences entre l'homme et la femme sont insignifiantes.

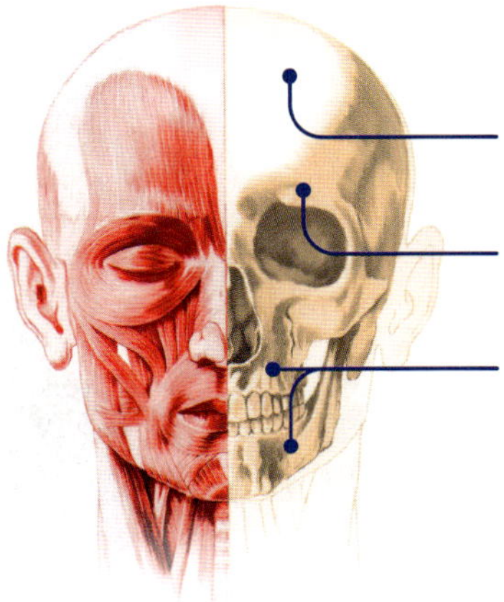

Chez l'homme

- Front plus large
- Arcades sourcilières plus saillantes
- Mâchoires plus larges

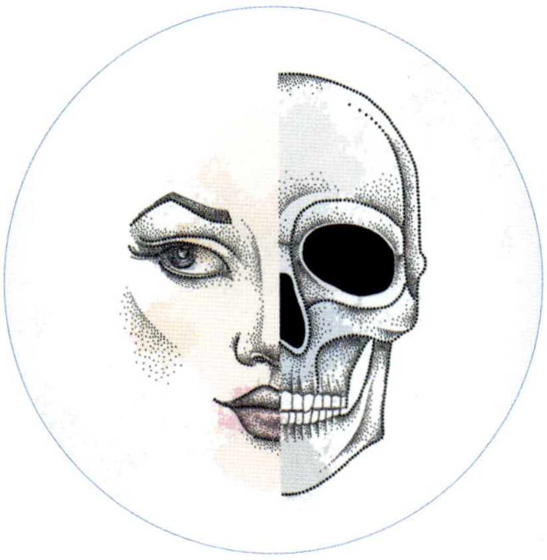

3 • LE SQUELETTE DU COU

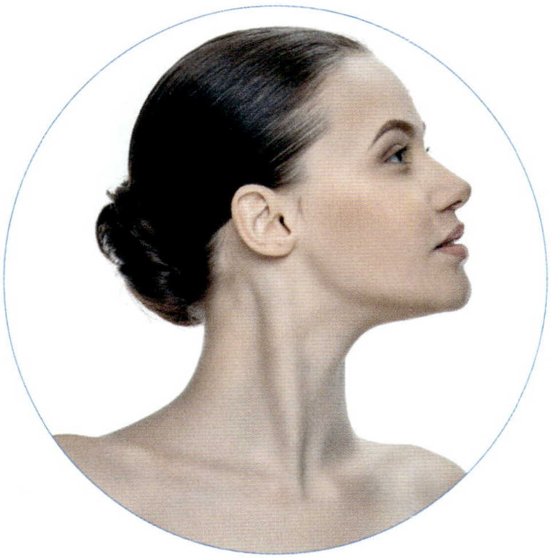

Il est constitué de l'*os hyoïde* en avant, et du *rachis cervical* en arrière.

Os hyoïde
Os en forme de fer à cheval, concave vers l'arrière. C'est le seul os du squelette non articulé à d'autres os, sur lequel s'insèrent de nombreux muscles impliqués dans la déglutition.

Rachis cervical
Il est constitué de 7 vertèbres cervicales organisées en *lordose**.

*Lordose : courbure en creux (concave) de la colonne vertébrale.

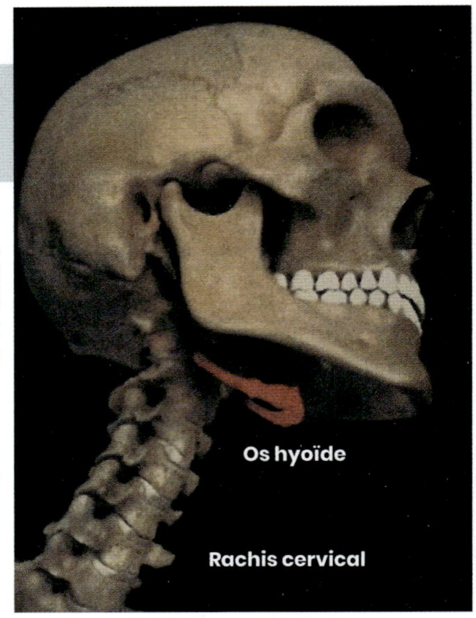

Programmes BP / BAC PRO + & BTS ++

- ***Limites naturelles de la mobilité de la colonne cervicale de l'homme.***

Aspect de la colonne cervicale *in situ*.
**Processus = prolongement osseux*

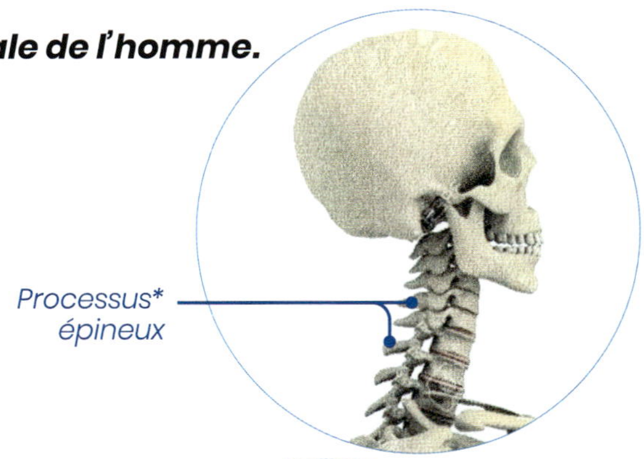

Les mouvements permis par les deux premières vertèbres cervicales.

- Elles ont pour nom *atlas* et *axis*. L'atlas est la première vertèbre cervicale (1).
- L'*atlas* porte la tête sur deux surfaces articulaires. La tête bouge sur l'atlas en avant et en arrière. *C'est l'articulation du oui.*
- L'axis présente dans sa partie antérieure une grosse apophyse (protubérance osseuse) qui permet à l'atlas de tourner autour d'elle et ainsi d'autoriser des mouvements de rotation de la tête. *C'est l'articulation du non !*

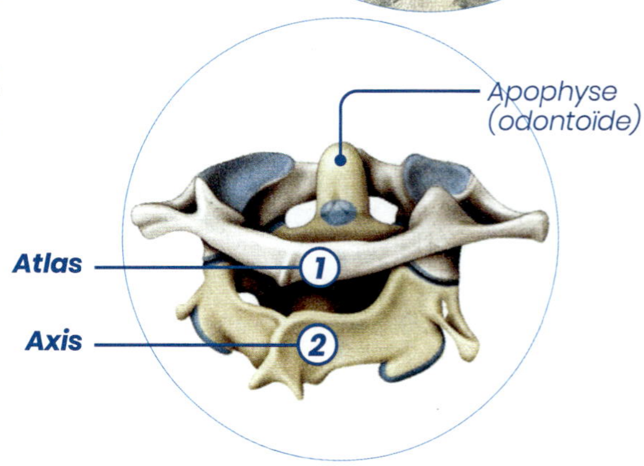

La mobilité de la colonne cervicale.

La flexion en avant est prononcée.

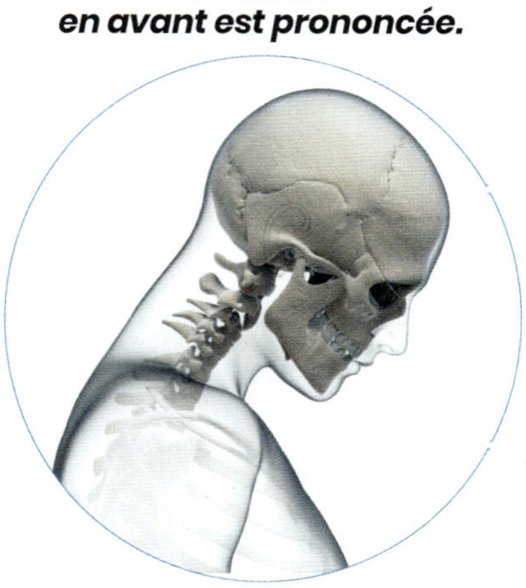

Le mouvement vers l'arrière est limité.

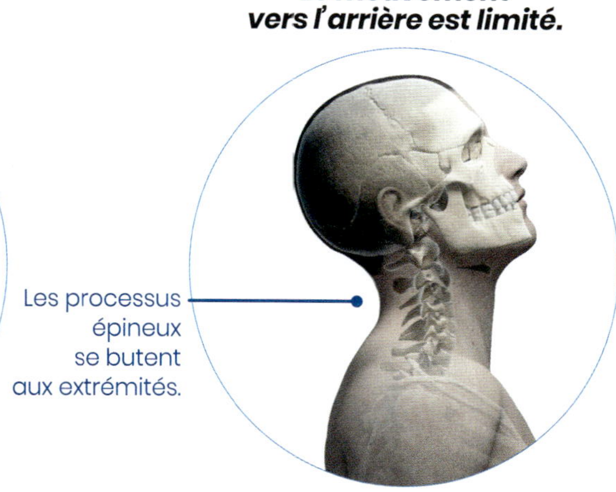

Mouvements de côté limités.

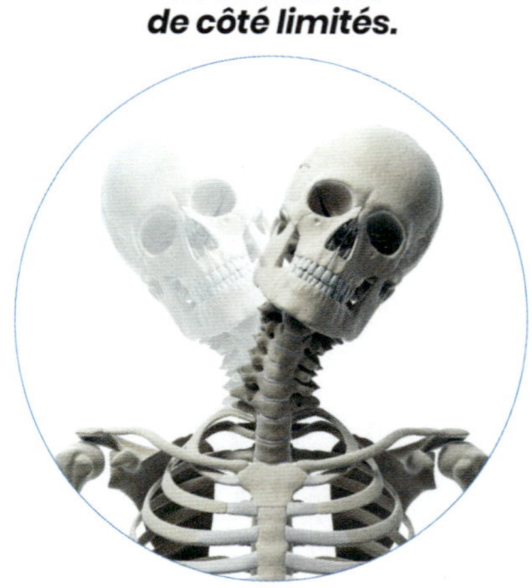

Programmes BP / BAC PRO + & BTS ++

- ***Les risques à court et long termes (TMS*) pour la colonne cervicale lors des activités professionnelles de l' esthéticien(ne) - cosméticien(ne).***

***TMS** : **T**roubles **M**usculo-**S**quelettiques qui regroupent nombre d'affections chroniques au niveau du squelette, des articulations, muscles, tendons, nerfs...

Le métier d'esthéticien(ne)-cosméticien(ne) exige de travailler souvent dans des conditions qui sollicitent la colonne cervicale avec des attitudes répétitives qui génèrent des risques de TMS.
Les troubles engendrés sont dus à des mauvaises postures mille fois répétées.

Exemple de la manucure.

Posture de la colonne cervicale.

Colonne cervicale en flexion + augmentation de la cyphose dorsale physiologique.

Risques.

- *À court terme :* douleurs de la nuque + maux de tête + mal de dos.
- *À long terme :* une *arthrose cervicale et / ou dorsale* peut apparaître.

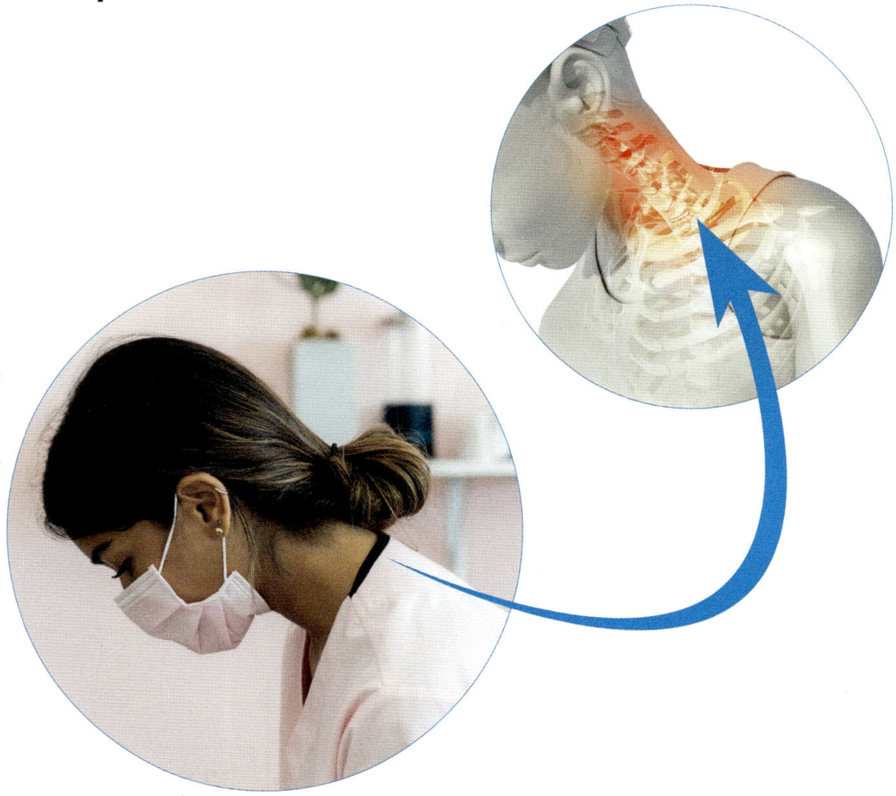

La prévention pendant les soins de manucure.

- **L'éclairage doit être parfaitement adapté.**
- **Les équipements (sièges, plans d travail) doivent être réglables facilement.**

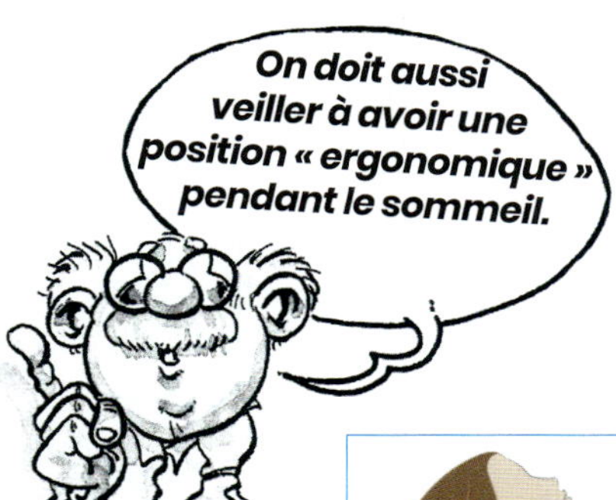
On doit aussi veiller à avoir une position « ergonomique » pendant le sommeil.

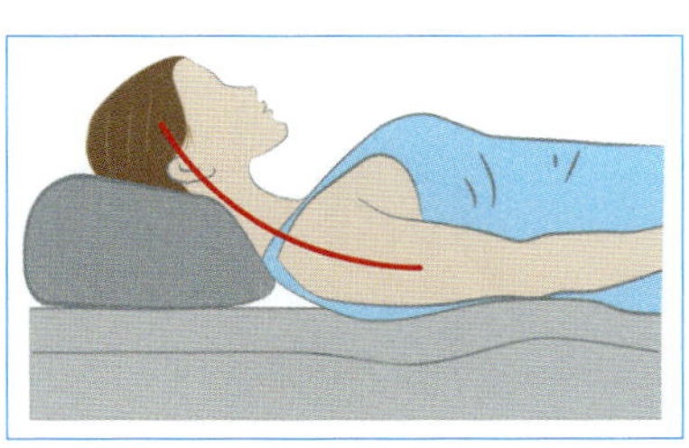

Incorrect.

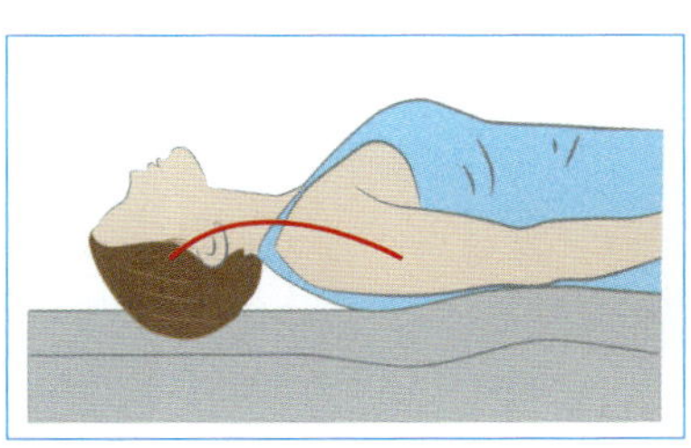

Incorrect.

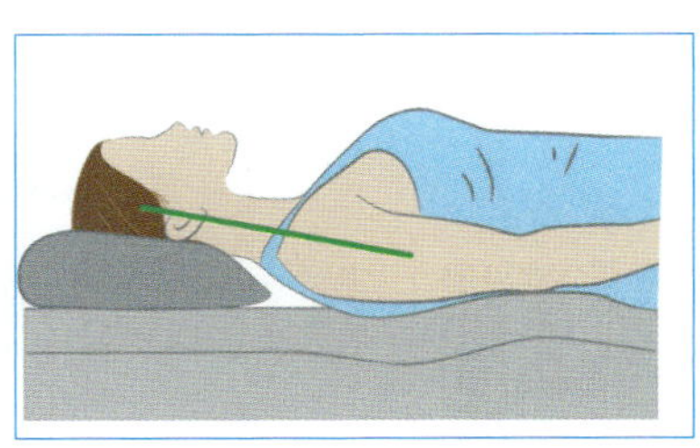

Correct.

4 • LE SQUELETTE DU THORAX

- **Anatomie de surface et repères osseux.**

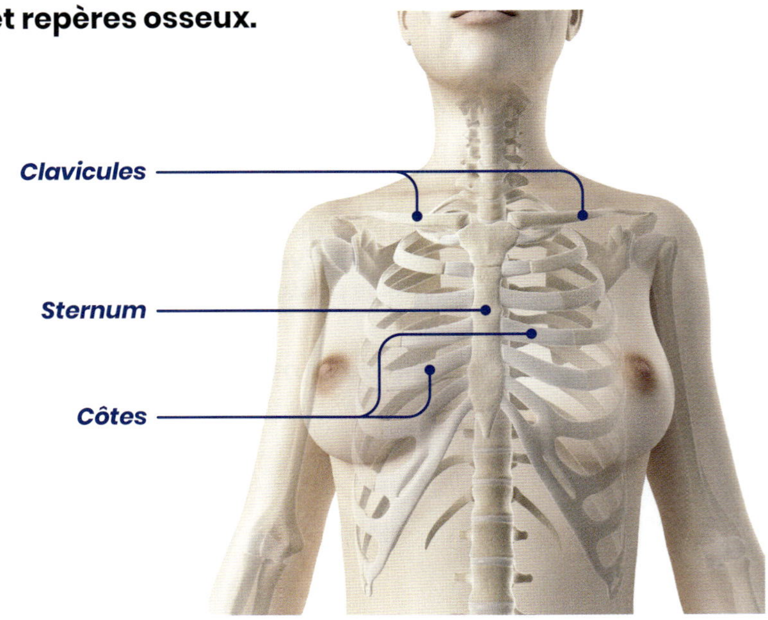

- **Os de la paroi antérieure et des parois latérales du thorax.**
- **Os de la région postérieure du thorax.**

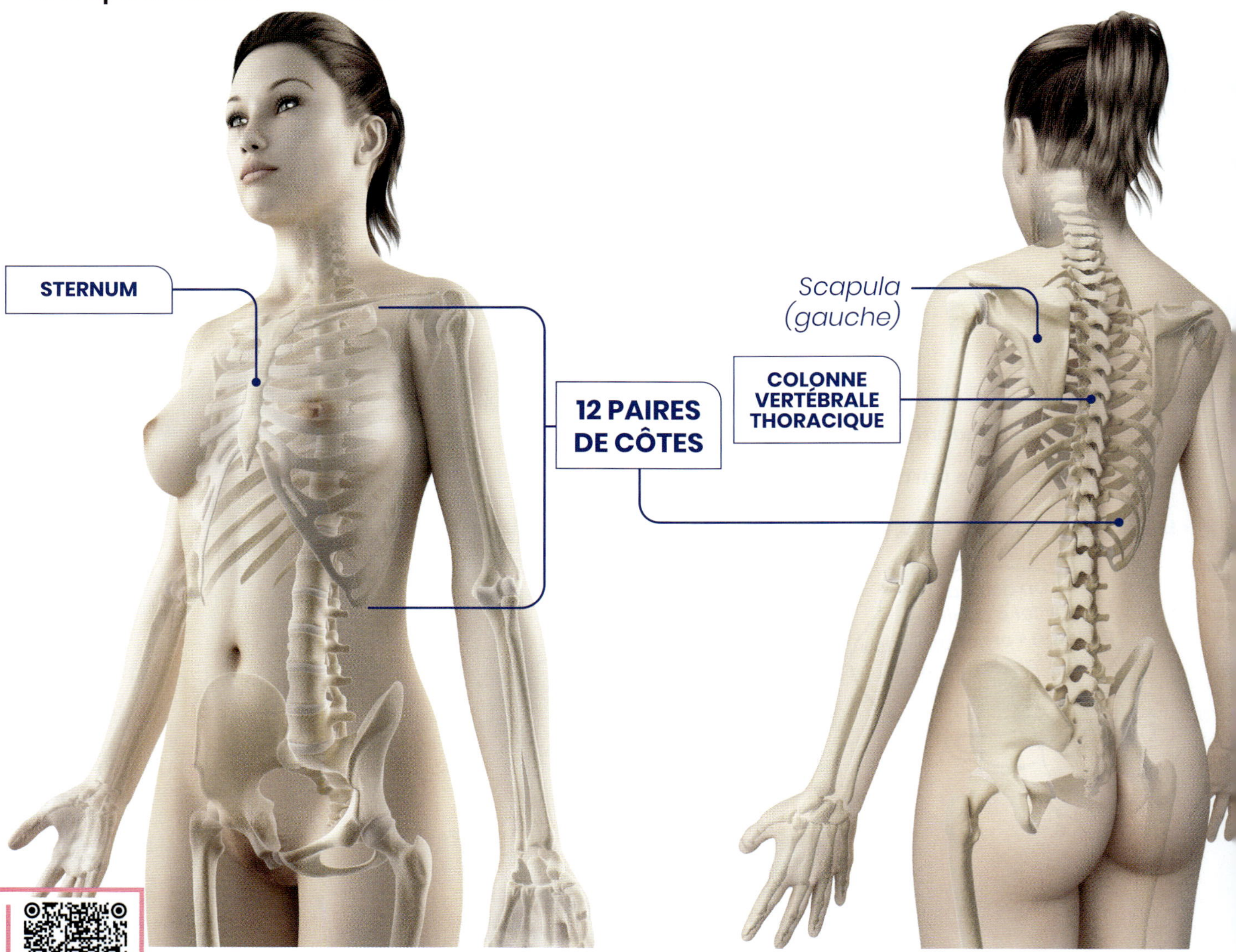

SCAN ME!

À propos du sternum

• Les différentes courbures de la colonne vertébrale (ou rachis).

➔ La colonne vertébrale présente des courbures en S italique.

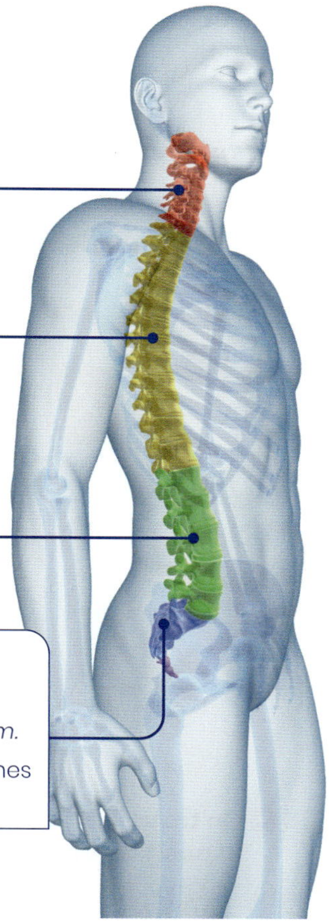

① Lordose : courbure en creux (concave) de la colonne vertébrale.
② Cyphose : courbure à convexité postérieure.

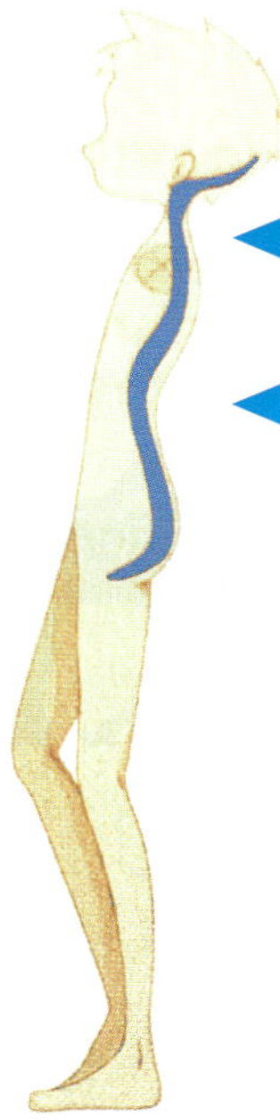

L'Homme détient un monopole : la *station debout*, grâce aux courbures en S italique de sa colonne vertébrale.

La colonne vertébrale du gorille, primate proche de l'Homme présente, au contraire, une seule courbure.

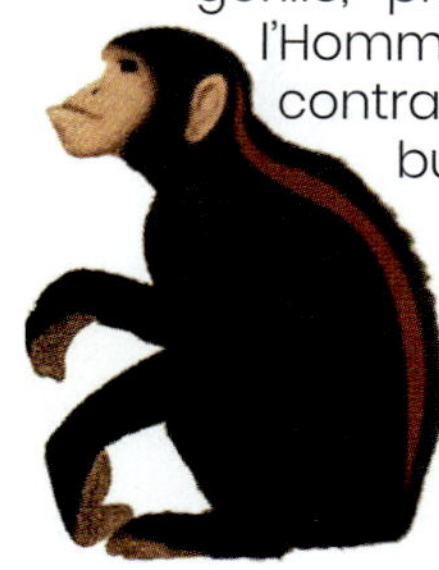

La station debout : un monopole biologique pour l'homme.

• Zoom sur le rachis : un « empilement » de vertèbres qui créent un canal osseux qui protège la moelle spinale.

➔ Les disques intervertébraux.
Un disque intervertébral est une sorte de coussinet fibreux situé entre deux vertèbres consécutives. Il a un rôle d'amortisseur lors des mouvements.

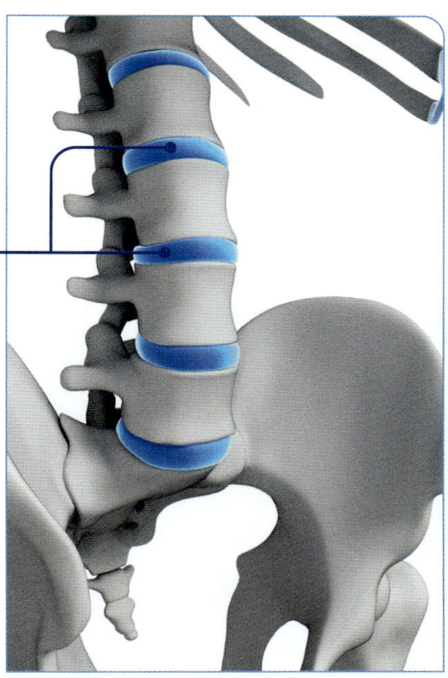

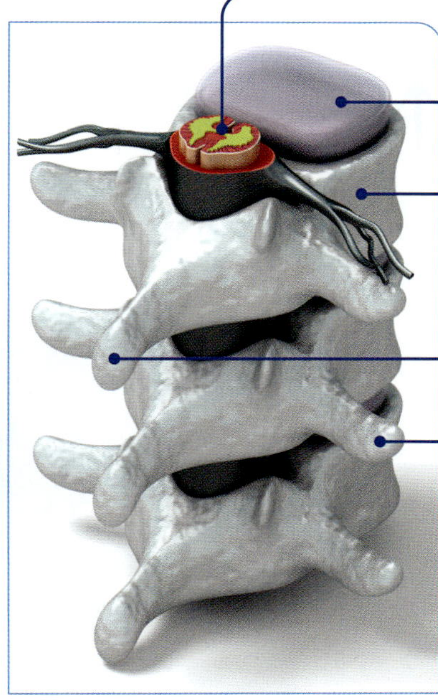

● Relation entre la morphologie de la colonne vertébrale et les positions ergonomiques.

• Une définition de l'ergonomie.

L'ergonomie est la science qui étudie les conditions de travail de l'homme, physiologiques, psychologiques, voire sociologiques, en particulier dans l'utilisation des outils, pour prévenir ou résoudre les problèmes liés à ces conditions.

• Illustrations de bonnes (et mauvaises) conduites ergonomiques pour bien utiliser son rachis dans la vie de tous les jours, professionnelle ou non.

On est assis.

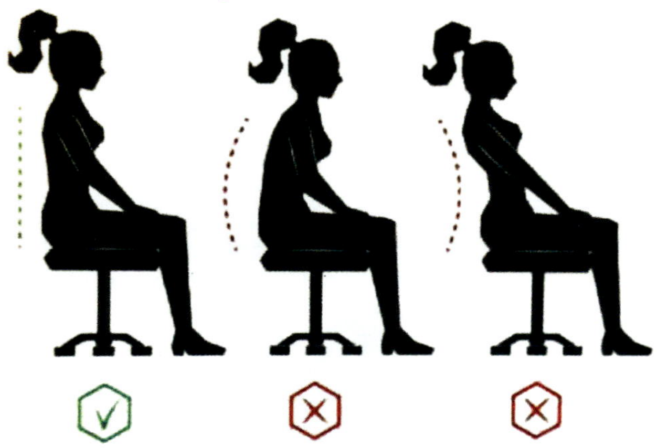

On est debout / on marche.

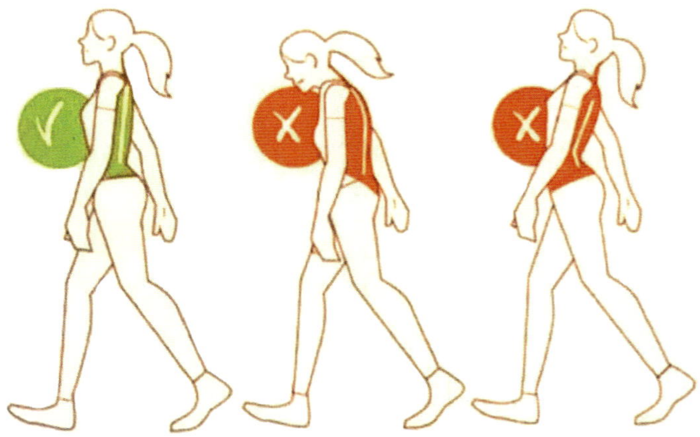

On soulève un colis.

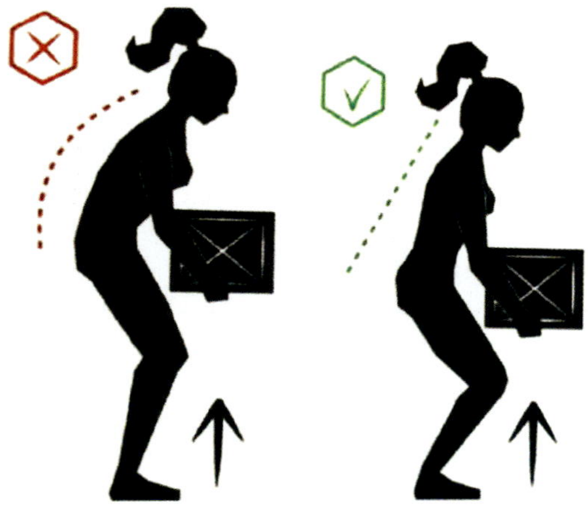

On travaille devant son ordinateur : la position optimale.

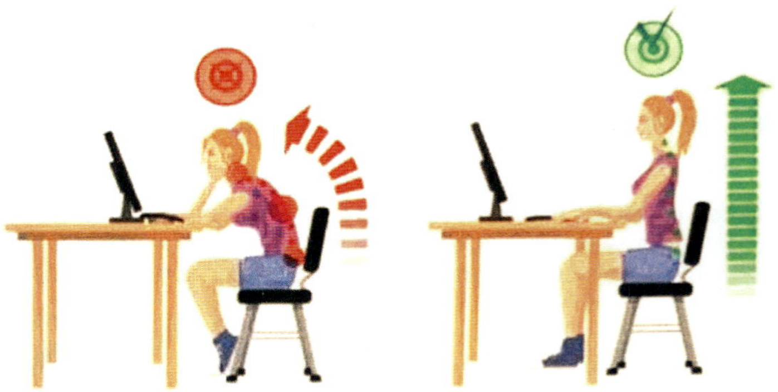

On est au volant de sa voiture.

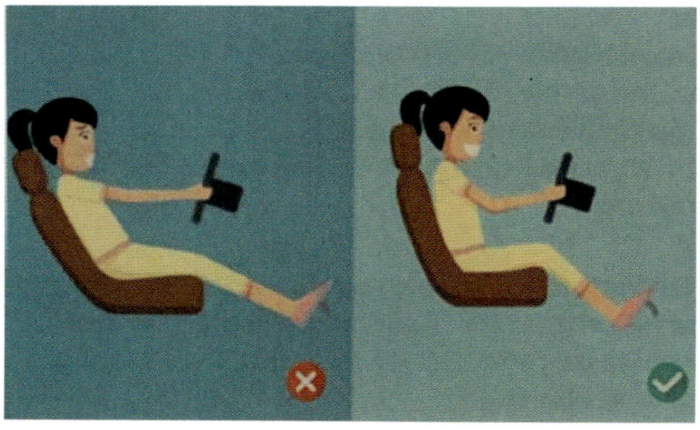

- **Analyse des gestes et positions qui sollicitent le rachis dorsal et lombaire lors de certaines activités professionnelles de l'esthéticien(ne) - cosméticien(ne) / Évaluation des risques à court et long termes (TMS).**

Soins visage / Soins corps / Épilation

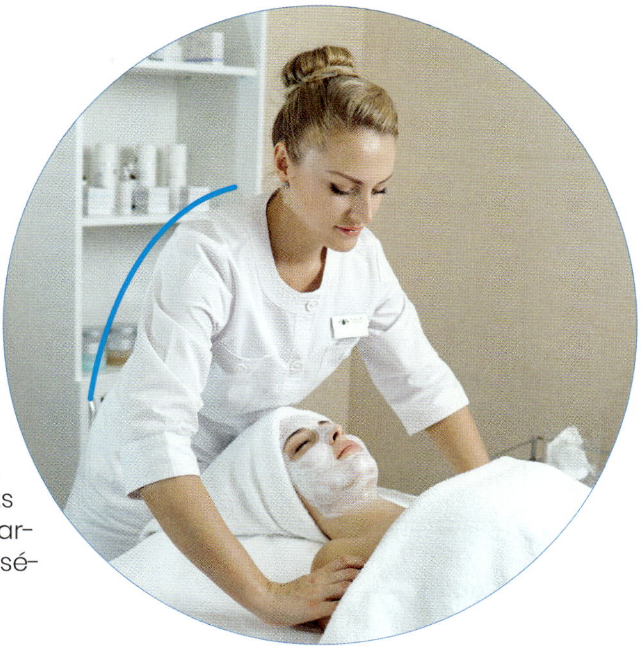

• Le constat pour toutes ces prestations est le même.

Le dos à tendance à s'arrondir, prenant la forme d'un C, surtout quand la fatigue s'accumule.

• Risques à court et long termes.

À la longue, ces situations professionnelles génèrent des *douleurs le long de la colonne vertébrale*, à différents étages. L'attitude en cyphose étant particulièrement marquée pendant la pratique de l'épilation, a les mêmes conséquences que dans l'exercice de la manucure.

• Ces différents soins nécessitent aussi des mouvements répétitifs de plus ou moins grande amplitude et sollicitent ainsi de manière récurrente les tendons d'attache des muscles sur les os.

Ils peuvent ainsi être responsables de *tendinopathies*, qui se traduisent par des douleurs au point d'insertion du tendon ou le long de son trajet.

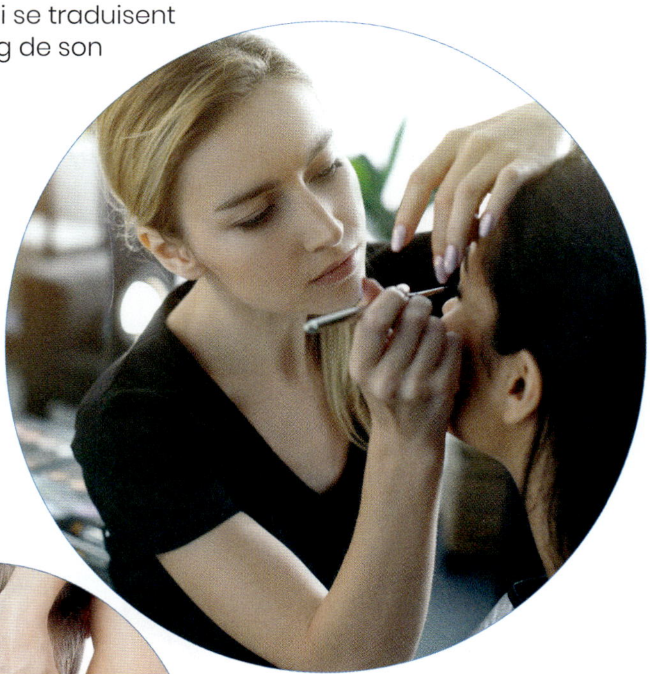

Maquillage

• Posture de la colonne vertébrale.

Position asymétrique : inclinaison latérale du dos + rotation du bassin.

Conséquence : le dos est fixé en position vicieuse sur une longue durée.

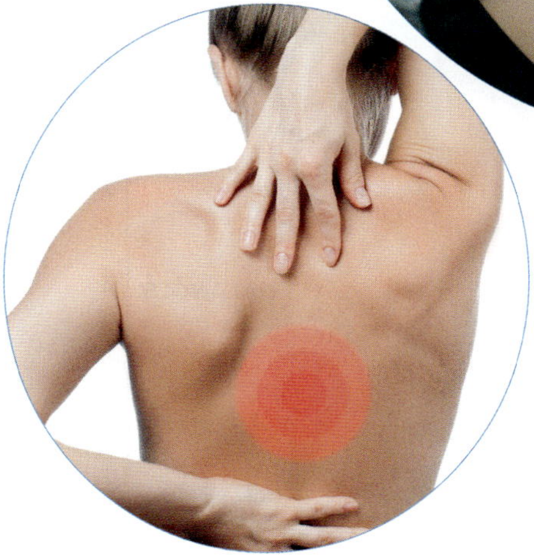

• Risques.

Dorsalgies et, à long terme : arthrose dorsale.

5 • LE SQUELETTE DU MEMBRE SUPÉRIEUR

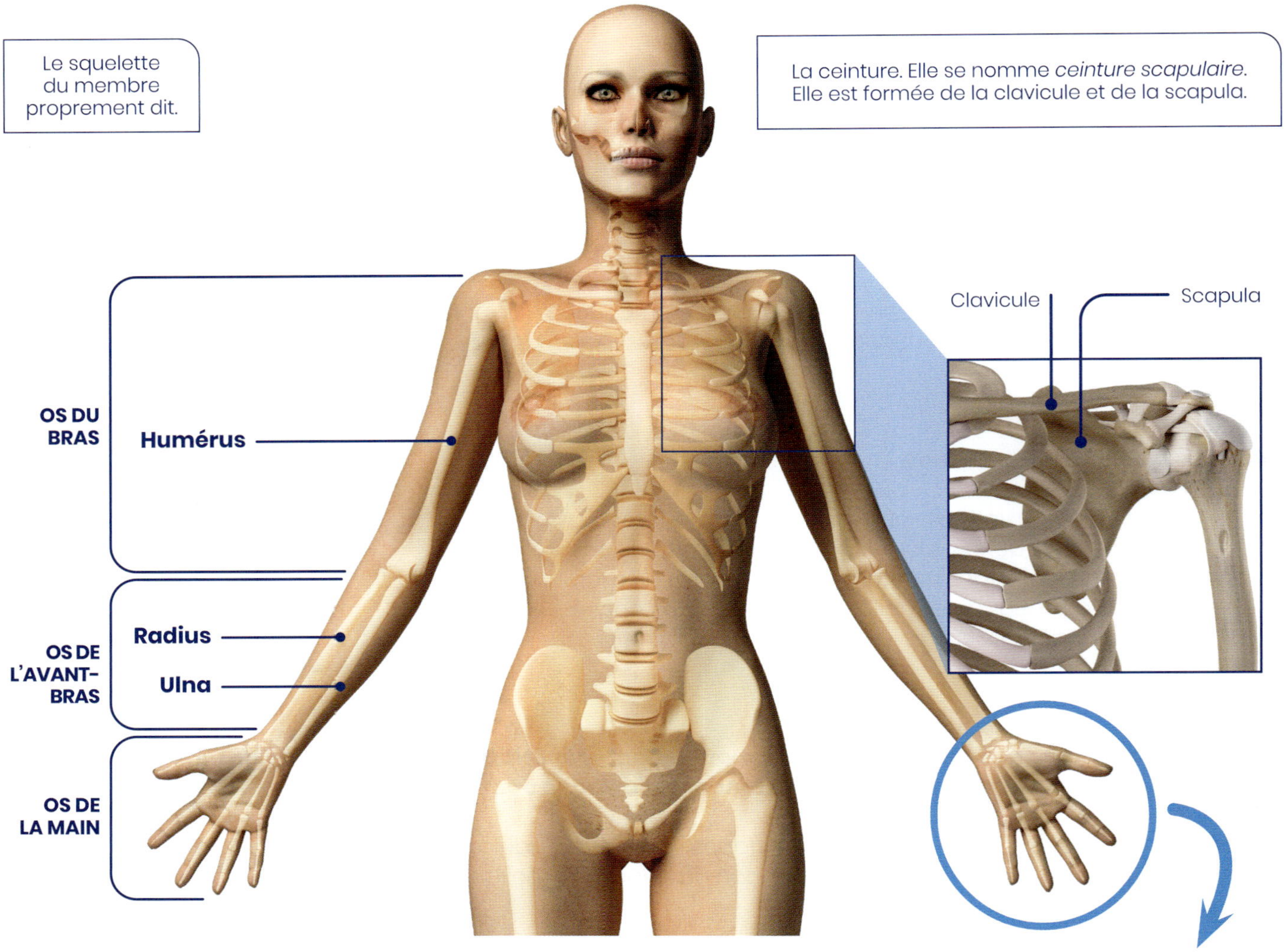

Morphologie de la main (droite)

PODCAST

SCAN ME!

Le scaphoïde.

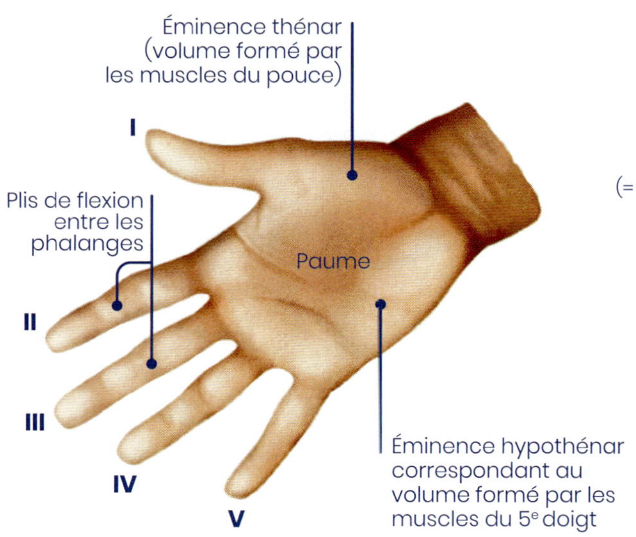

Les doigts sont numérotés de **I** à **V** à partir du pouce (**I**).

Squelette de la main (gauche) - 27 os

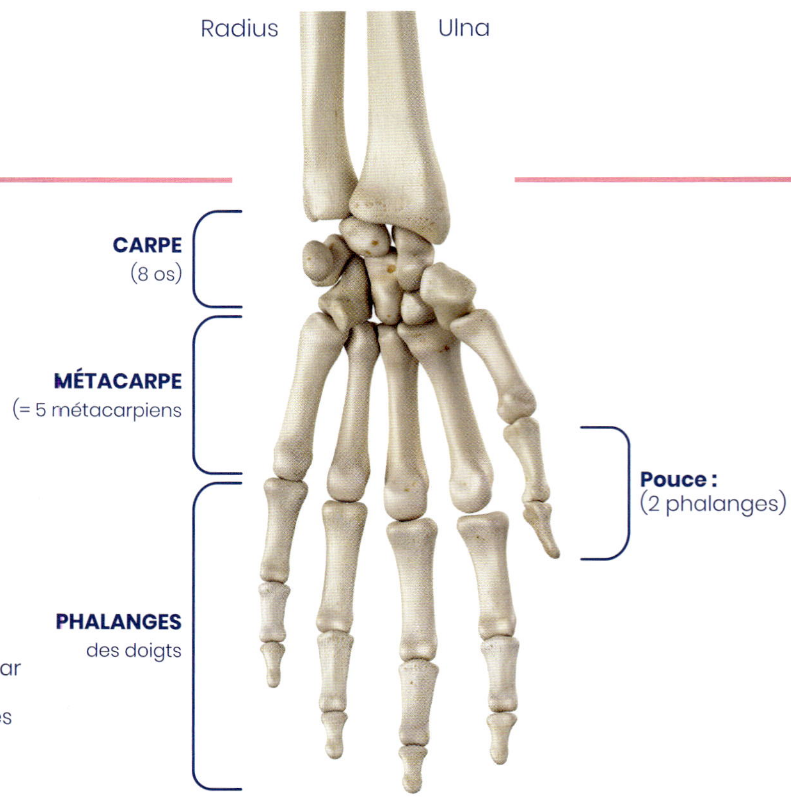

Chaque doigt, sauf le pouce, présente trois phalanges.

BON A SAVOIR

• Origine du mot « scapulaire ».

En anatomie, la ceinture « scapulaire » est constituée de la clavicule et de la scapula pour supporter le membre supérieur.

« Scapulaire » est un mot qui vient du latin *scapulae* qui signifie « épaules ».
Le scapulaire était un vêtement porté entre autres par les religieux, « fait de deux larges bandes d'étoffe, tombant des épaules sur la poitrine et le dos. » *(Le Robert)*

Il constituait aussi une parure dans certains costumes, comme on le trouve décrit par Victor Hugo dans *Les Misérables* : « Cette sainte fille, trop pauvre pour porter le magnifique habit de son ordre, qui était une robe blanche avec le scapulaire écarlate (...) ».

Par extension, scapulaire est devenu un adjectif en particulier en anatomie : *« qui appartient à l'épaule ».*

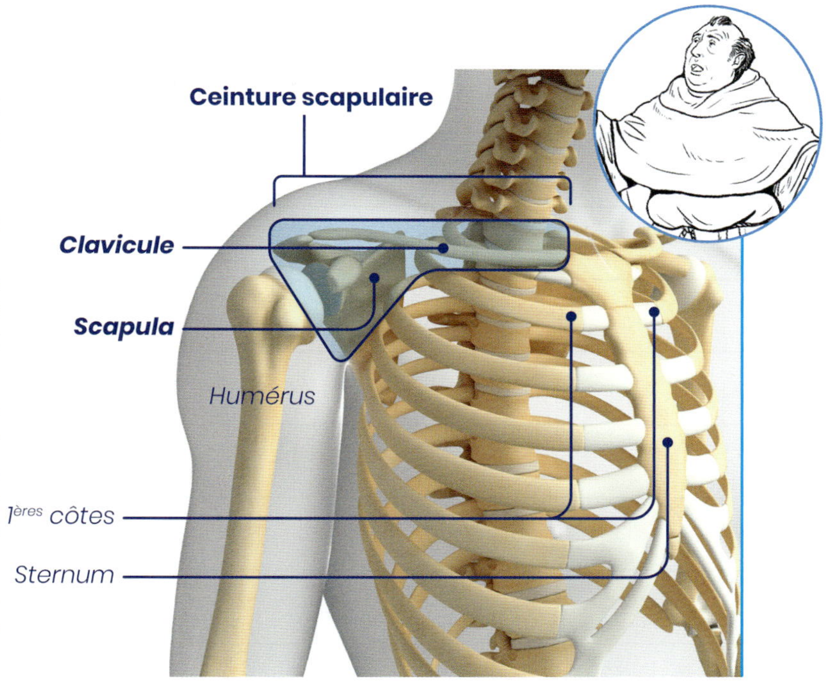

• La pratique de certains soins esthétiques provoque parfois une *rhizarthrose.*

Le rhizarthrose est une dégradation lente de l'articulation entre le trapèze, os du carpe, et le premier métacarpien (1) à la base du pouce.

Cette articulation est très sollicitée au cours de l'exécution de maquillages ou de manucures (tout comme d'autres articulations du deuxième doigt (2)), responsables de l'apparition de la rhizarthrose qui se traduit par des douleurs au niveau de la racine du pouce.

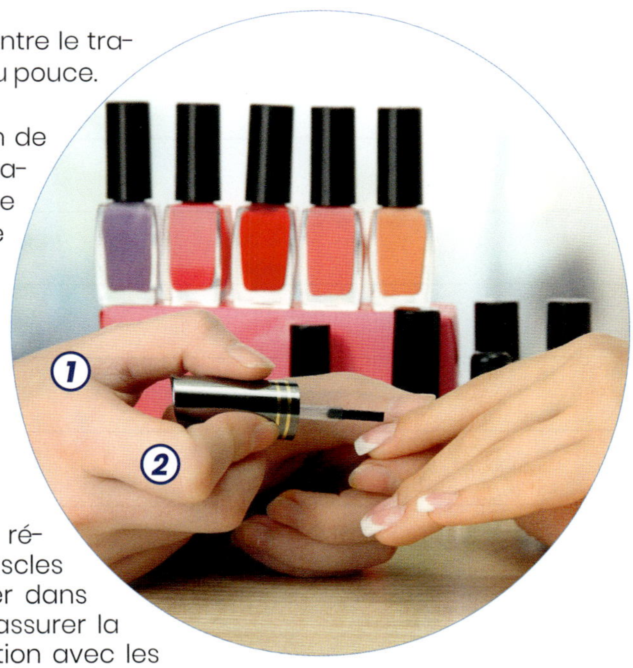

• Apologie de la main.

La main est constituée de vingt-sept os joints entre eux ou réunis à l'avant-bras par vingt-huit articulations, de seize muscles courts et dix-sept muscles longs qui lui permettent d'aller dans toutes les directions, de se tourner dans tous les sens, d'assurer la préhension de tous les objets grâce au pouce en opposition avec les quatre autres doigts. Autant de performances toujours parfaitement adaptées car la main, organe de la motricité, est reliée directement au cerveau par une infinité de fibres nerveuses. Elle lui obéit absolument. La main transmet aussi au cerveau, instantanément, toutes les informations qu'elle reçoit, le froid et le chaud, le rugueux et le doux, car elle contient tous les récepteurs du sens du toucher, parmi les plus subtils.
Comme pour lui donner une valeur symbolique extrême, la main détient aussi un message codé imprimé dans sa peau sous la forme de figures courbes, les empreintes digitales. Chaque être de chaque génération possède son propre code, deux seulement sur 64 milliards portant les mêmes !
Auteur anonyme.

NOTES NOTES NOTES NOTES NOTES NOTES NOTES NOTES NOTES NOTES NOTES NOTES

6 • LE SQUELETTE DU MEMBRE INFÉRIEUR

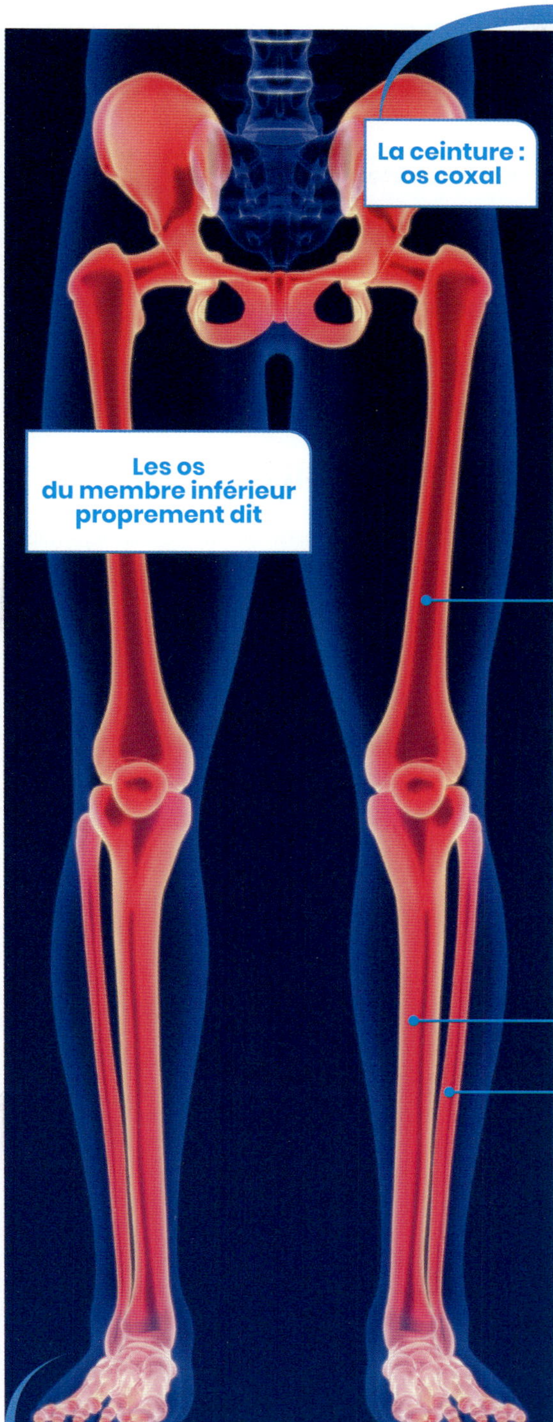

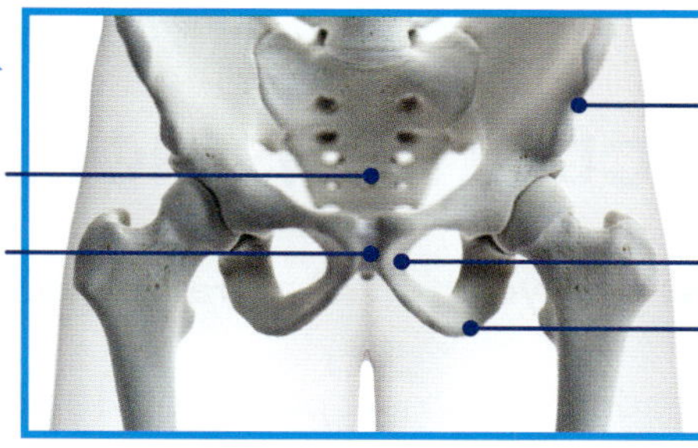

Chaque os coxal est un os formé de 3 parties : l'ilium, l'ischium et le pubis.
On appelle « bassin » la structure composée du sacrum + du coccyx + des 2 os coxaux. (*Kamina P*).

Morphologie du pied (droit).

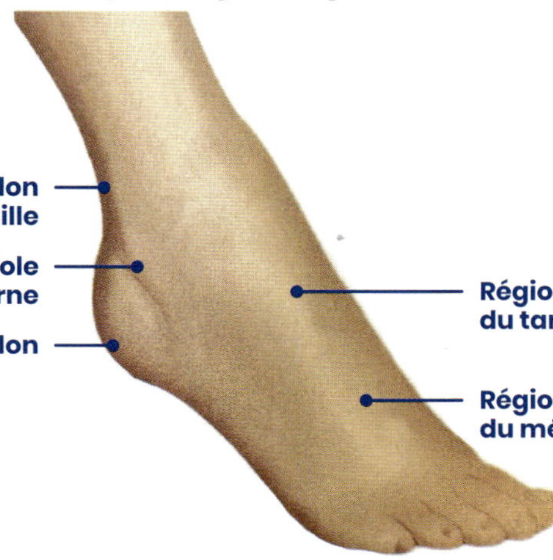

PODCAST

SCAN ME!

Le tendon d'Achille.

Squelette du pied (gauche) - 26 os.

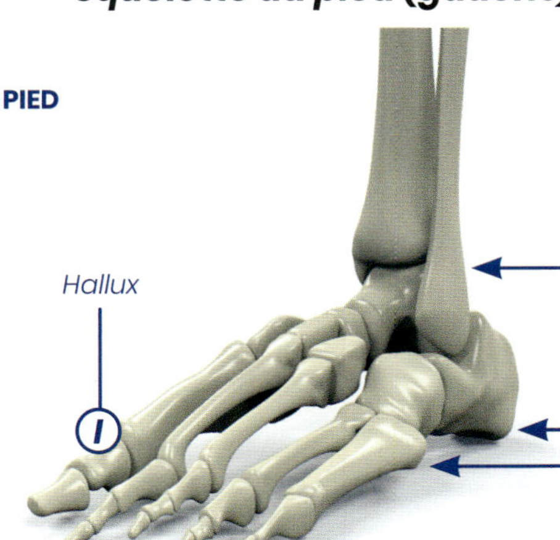

Les orteils sont numérotés de I à V à partir du gros orteil (*Hallux*). Chaque orteil, sauf le gros orteil, présente trois phalanges. L'hallux n'en compte que deux.

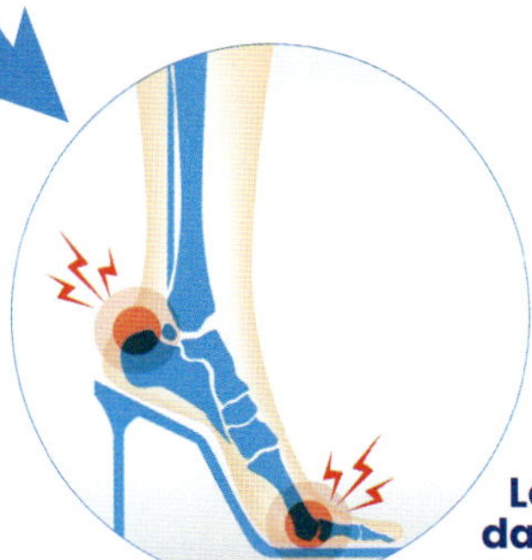

Le squelette de votre pied dans des talons hauts, avec des zones sensibles.

Programmes **BP / BAC PRO**

2 LES ARTICULATIONS MOBILES

Une articulation est le moyen d'union entre deux ou plusieurs os du squelette.

En fonction du degré de mouvement permis par l'articulation, on distingue :

• *des articulations immobiles*, représentées par les « sutures », qui unissent les os de la tête ;
• *des articulations semi-mobiles*, au niveau du squelette axial ;
• *des articulations mobiles*, les plus nombreuses, qui offrent la plus grande liberté de mouvements.

1 • LES ÉLÉMENTS ANATOMIQUES D'UNE ARTICULATION MOBILE

En règle générale, les *articulations mobiles* sont des *articulations synoviales* : les extrémités des os longs (épiphyses), recouverts de *cartilage articulaire*, s'unissent par l'intermédiaire d'une cavité (la *cavité articulaire*) remplie de liquide, la *synovie* (produite par la membrane *synoviale*).
Des lames fibreuses, les *ligaments*, unissent les os en présence.

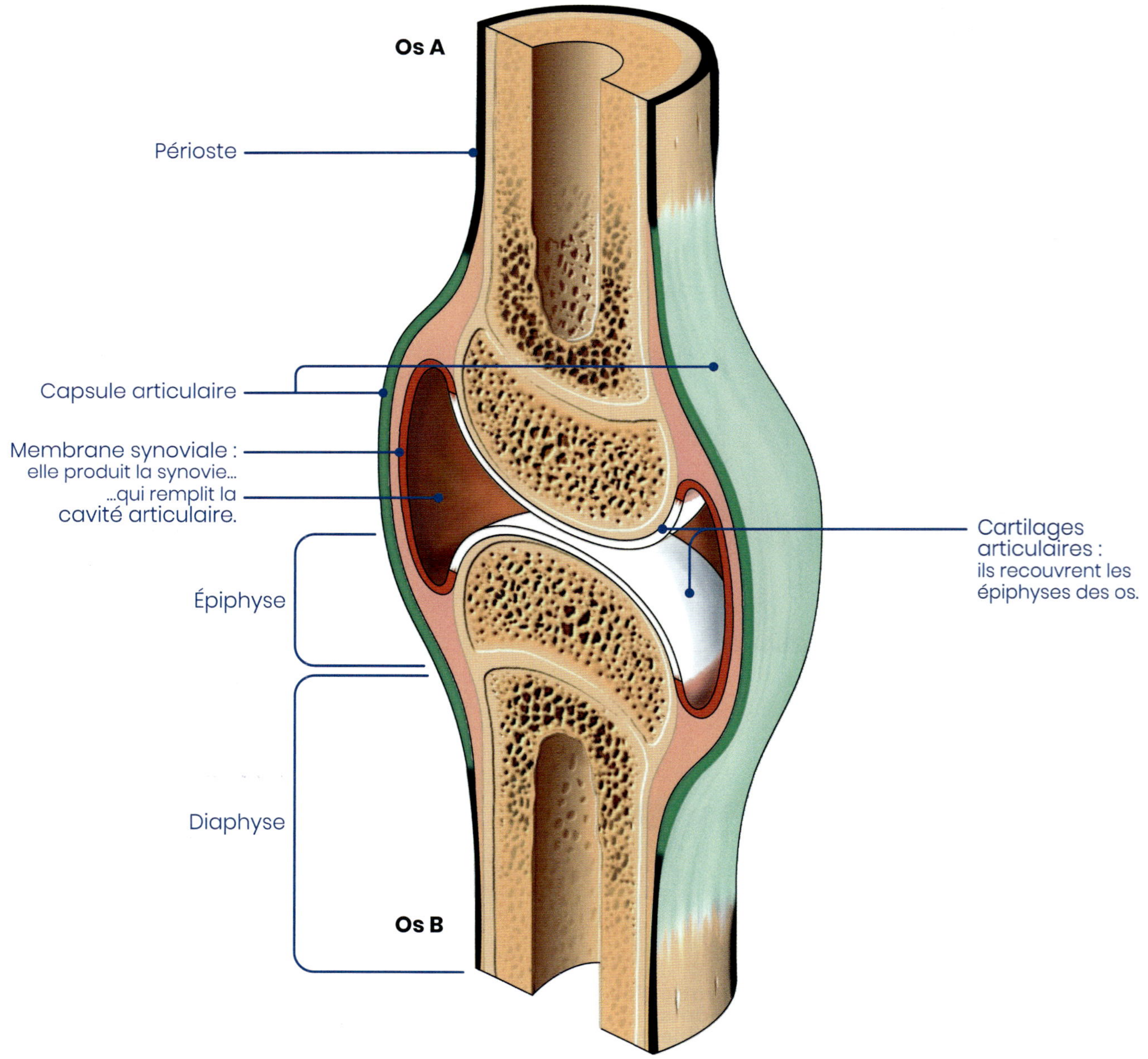

Programmes **BP / BAC PRO**

2 • LES MOUVEMENTS AUTORISÉS PAR LES ARTICULATIONS MOBILES

Extension / Flexion (de l'avant-bras)

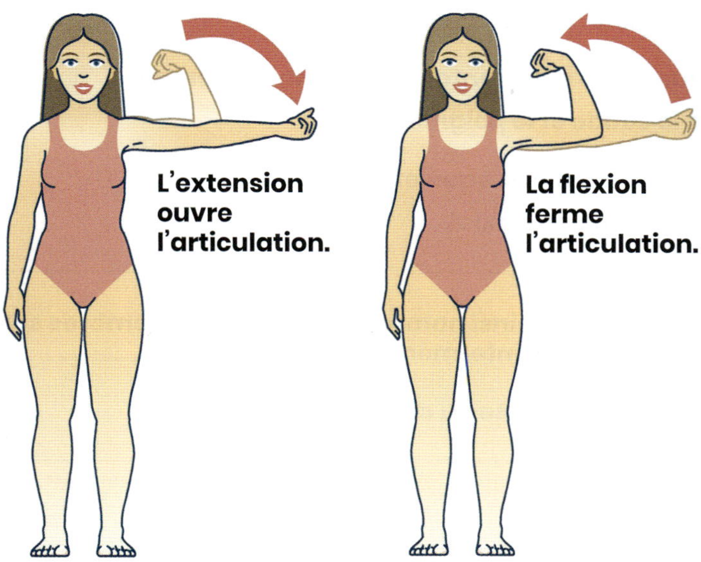

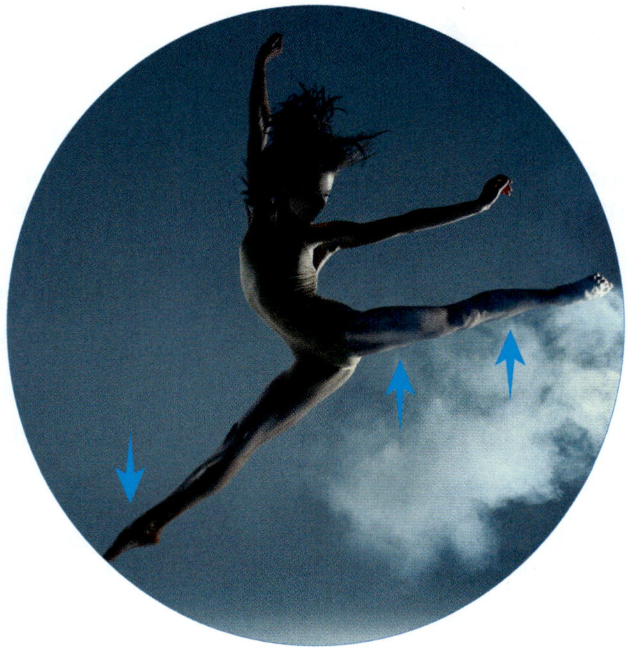

Une question !
Les segments des membres inférieurs de cette danseuse fléchés sont-ils en flexion ou en extension ?

Abduction / Adduction (du membre supérieur)

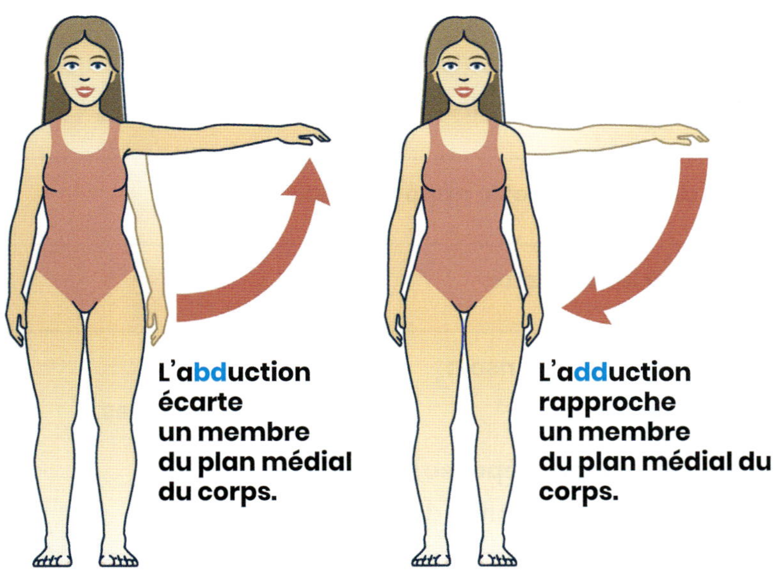

Supination / Pronation de la main

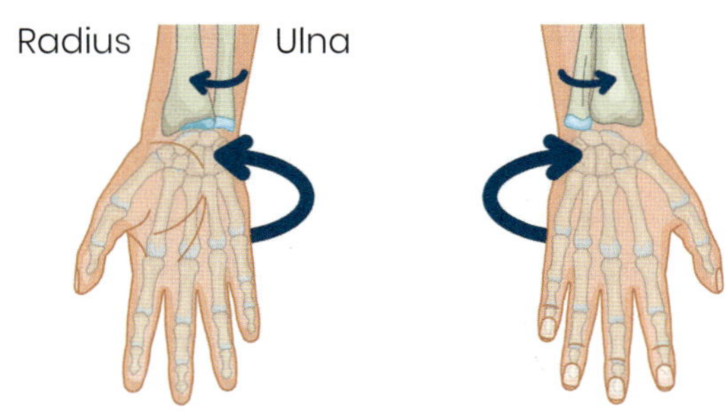

La *supination* amène la paume en avant. Les 2 os de l'avant-bras sont parallèles.

La *pronation* amène la paume de la main en arrière. Le radius croise l'ulna.

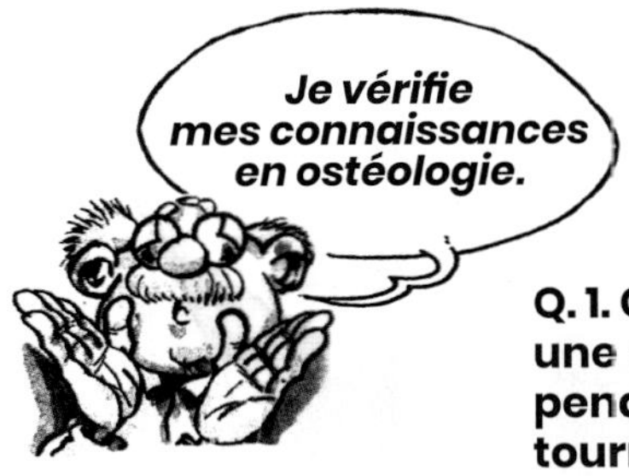

Q. 1. Compléter la définition de la « position anatomique de référence » imposée par une convention internationale : « corps humain debout, les membres supérieurs pendants le long du corps, la .... des .... tournée vers l'........................ ».

Q. 2. L'esthéticien(ne) est souvent sollicité(e) pour pratiquer une épilation « jambe complète ».

Indiquer la région du membre inférieur qui sera épilée par l'esthéticien(ne) et expliquer la raison pour laquelle cette demande n'est pas anatomiquement convenable.

Q. 3. L'avant-bras est une partie du membre supérieur qui se situe (entourer la bonne réponse) :

a. entre l'épaule et le coude ; **b. entre le coude et le poignet.**

Q. 4. Le squelette est formé d'un squelette axial sur lequel est fixé le squelette appendiculaire.

Indiquer les trois parties du squelette qui constituent le squelette axial.

Q. 5. Le squelette appendiculaire est le squelette des membres, ainsi nommé parce que les membres sont « appendus », c'est-à-dire « suspendus » au squelette axial, par l'intermédiaire d'une ....

Q. 6. Indiquer le nom des deux os impairs qui font partie du squelette du crâne.

Q. 7. Indiquer la raison pour laquelle l'os pariétal est un os pair.

Q. 8. Indiquer le nom du seul os mobile du squelette de la tête.

Q. 9. Citer le nom des deux os qui forment le squelette de l'avant-bras.

Q. 10. Citer le nom des deux os qui forment le squelette de la jambe.

Q. 11. Indiquer le nom des deux os qui constituent la ceinture scapulaire.

Q. 12. Préciser la situation anatomique de la patella dans le squelette appendiculaire.

Q. 13. Indiquer la situation anatomique de la fibula dans le squelette.

Q. 14. Le squelette du gros orteil est formé (entourer la bonne réponse) :

a. de deux phalanges ; **b. de trois phalanges ;** **c. de quatre phalanges.**

Q. 15. Le squelette du premier doigt est formé (entourer la bonne réponse) :

a. d'une phalange proximale + une phalange moyenne + une phalange distale ;
b. d'une phalange proximale + une phalange distale ;
c. d'une phalange proximale + une phalange moyenne.

Q. 16. Le métatarse fait partie (entourer la bonne réponse) :

a. du squelette de la main ; **b. du squelette du pied.**

Q. 17. Le métacarpe est formé de (entourer la bonne réponse) :

a. 6 os ; **b. 7 os ;** **c. 8 os.**

CHAPITRE 3

L'ANATOMIE ET LA PHYSIOLOGIE DES MUSCLES STRIÉS

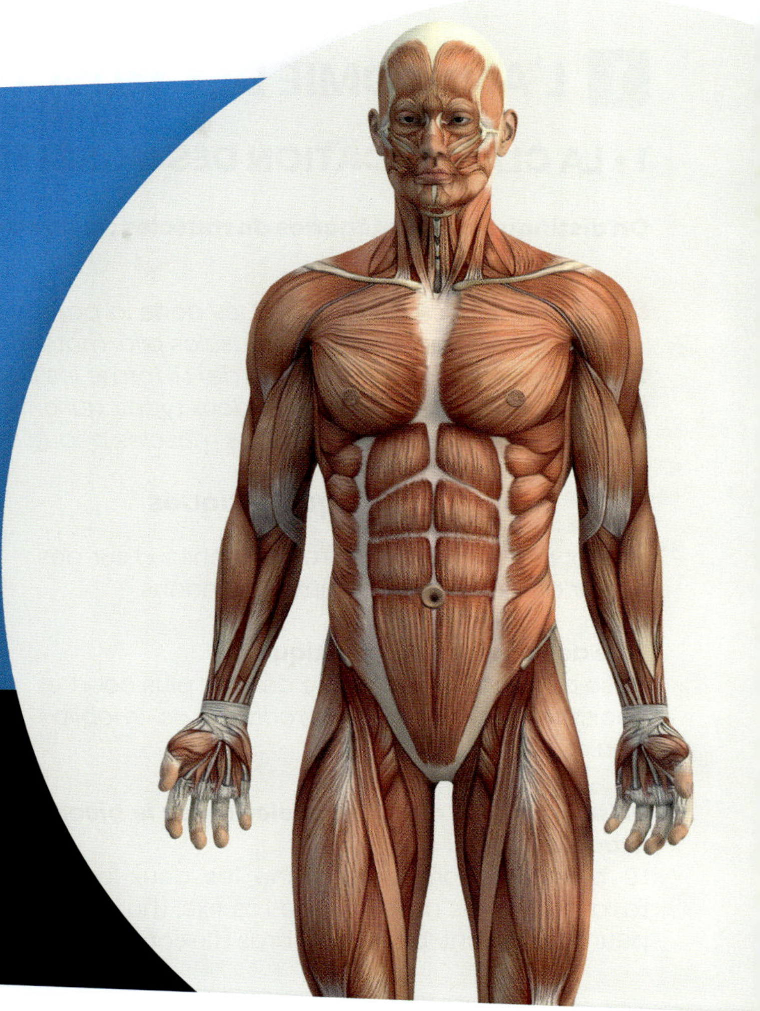

Message clé

Les muscles striés sont les organes du mouvement. Ils s'attachent (on dit plus précisément « ils s'insèrent ») sur des os (*muscles squelettiques*) et dans la peau (*muscles peauciers*).

Je dois savoir :

CAP

Anatomie

- annoter un schéma des muscles de la tête, du cou, du décolleté et de l'épaule (liste limitative) ;

Physiologie

- citer les propriétés et les rôles des muscles striés ;
- indiquer l'action des muscles peauciers et leur relation dans la création des rides d'expression ;

Je dois savoir :

BP / BAC PRO +

Anatomie

- annoter un schéma des principaux muscles du corps ;

Physiologie

- énoncer et expliquer les propriétés des muscles (striés) ;
- mettre en relation l'excitabilité et la contractilité des muscles (striés) avec les techniques esthétiques utilisant le courant électrique ;
- identifier les constituants structuraux et énergétiques des muscles (striés) ;
- indiquer leur rôle ;

BTS ++

Anatomie

- situer les muscles superficiels du corps ;

Physiologie

- énoncer et expliquer les propriétés des muscles (striés) ;
- mettre en lien le mécanisme de la contraction musculaire et la thermogenèse ;
- présenter la toxine botulique. Mettre en lien son mode d'action et son utilisation dans certains produits cosmétiques en fonction de la législation en vigueur).

1 L'ANATOMIE DES MUSCLES

1 • LA CLASSIFICATION DES MUSCLES

On distingue trois catégories de muscles : les *muscles lisses*, le *muscle cardiaque et* les *muscles striés*.

- *Les muscles lisses. Ils sont situés dans la paroi des viscères creux (estomac, intestin, vessie), dans les vaisseaux sanguins et la peau (muscles pilo-moteurs).*
- *Le muscle cardiaque (myocarde) : il forme les parois du cœur.*
- *Les muscles striés. Il en existe deux types, qui ont des rôles différents : les muscles squelettiques et les muscles peauciers.*

Les muscles squelettiques

Ils sont *insérés* (c'est-à-dire « attachés ») sur des os par des structures nommées tendons.

Rôle des muscles squelettiques.
En se contractant le muscle devient plus court et épaissit en diamètre : *il rapproche un os « mobile » d'un os « fixe ».*

Un exemple de muscle squelettique : le biceps brachial.
Le biceps du bras rapproche les deux os de l'avant-bras (os mobiles) de l'os fixe, (humérus) pour plier l'avant-bras sur le bras (flexion).

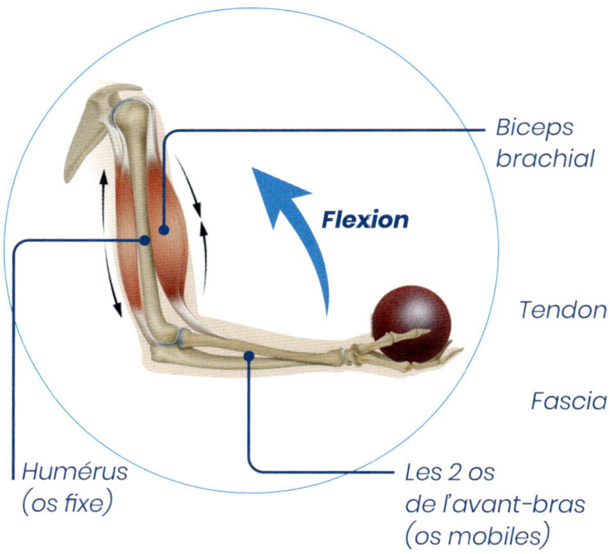

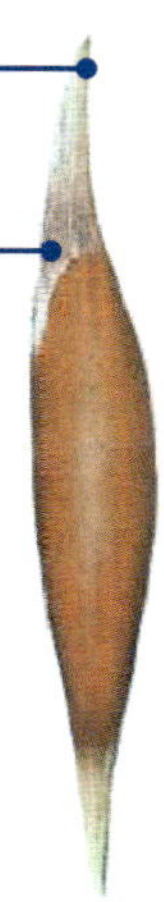

À NOTER Le tendon se prolonge par une membrane fibreuse inextensible, le *fascia*, qui donne sa forme au muscle qu'il recouvre entièrement, et lui impose de se contracter suivant un certain axe.

Les muscles peauciers

Une des extrémités de ces muscles est *inséré dans la peau*. Ils sont disposés surtout autour des orifices naturels du visage (bouche, orbites, narines).

Rôle des muscles peauciers.
- Les muscles peauciers du visage sont les *muscles des mimiques* et du *creusement des rides dites d'expression*.
- Ils ont une *insertion fixe* sur un os et une *insertion mobile* dans la peau qu'ils mobilisent quand ils se contractent.

Un exemple de muscle peaucier : le grand zygomatique.

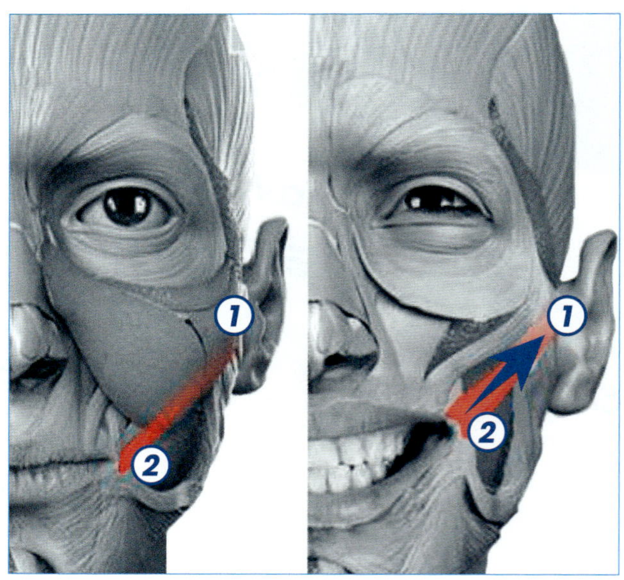

- **Insertion fixe (1) :** os zygomatique.
- **Insertion mobile (2) :** peau de la commissure des lèvres.
- **Action du grand zygomatique :** il élève la commissure labiale.
- **Mimique qui en résulte :** le rire.

2 • LES MUSCLES SUPERFICIELS DE LA TÊTE

L'anatomie descriptive

À l'examen du CAP, seuls les muscles numérotés en bleu peuvent faire l'objet de questionnements (liste limitative). Dans les autres formations : pas de liste limitative.

Aponévrose épicrânienne (ou galéa). Il s'agit d'une membrane fibreuse qui réunit le muscle frontal et le muscle occipital en arrière (ce dernier n'étant pas visible sur ce schéma). Le frontal, qui se termine dans la peau du front et des sourcils, mobilise ces régions du tégument, le muscle occipital constituant le point fixe lors de la contraction. One parle volontiers du *muscle occipito-frontal.*

Les muscles superficiels de la tête sont des muscles peauciers, sauf les *muscles temporal* ⑭ et *masséter* ⑬, qui font partie des muscles masticateurs, muscles à insertions uniquement osseuses, qui ont pour fonction d'élever la mandibule et de l'appliquer sur les maxillaires.

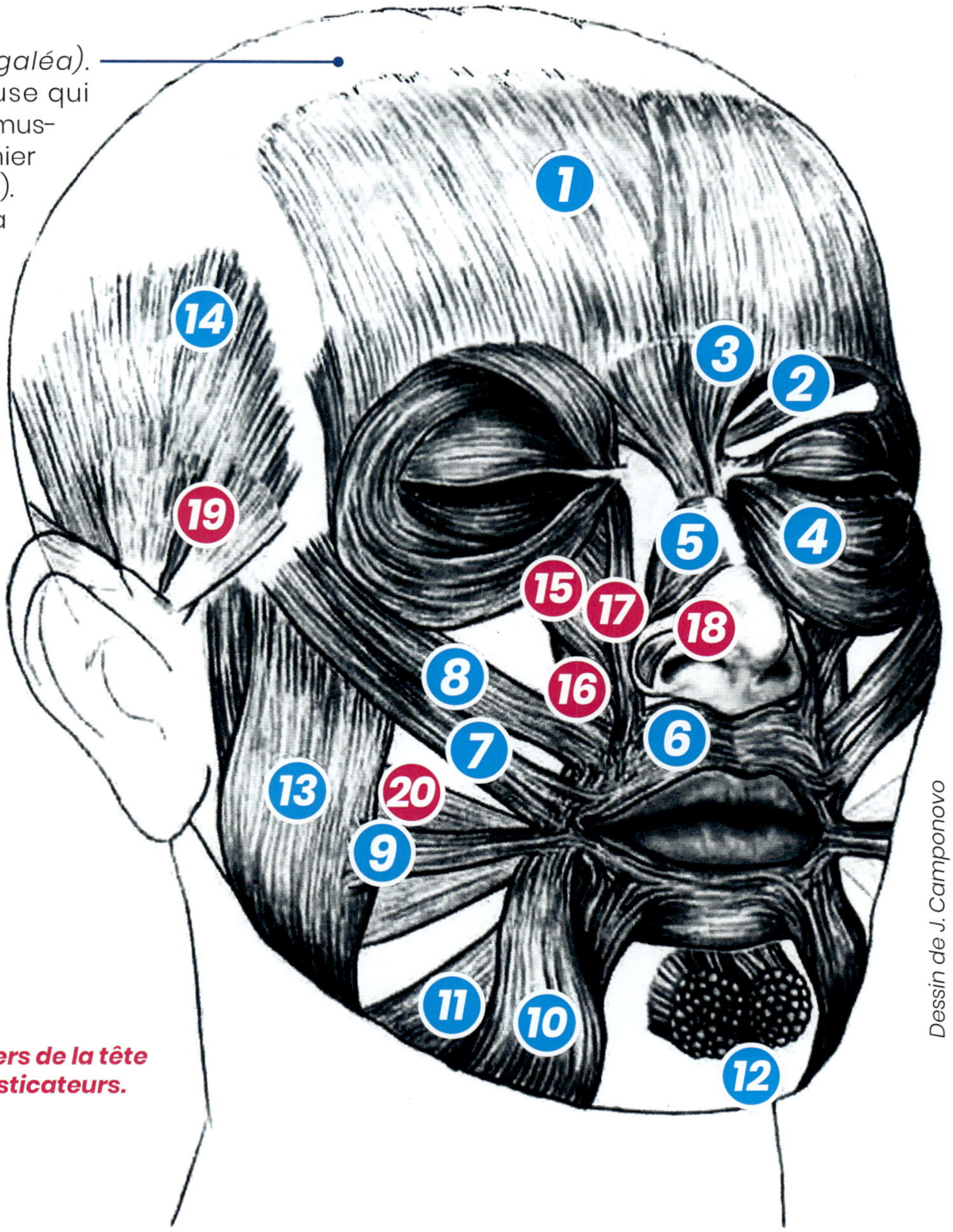

Les muscles peauciers de la tête et les muscles masticateurs.

1. **Frontal**
2. **Corrugateur du sourcil**
3. **Pyramidal**
4. **Orbiculaire de l'œil**
5. **Transverse du nez**
6. **Orbiculaire de la bouche**
7. **Grand zygomatique**
8. **Petit zygomatique**
9. **Risorius**
10. **Abaisseur de l'angle de la bouche**
11. **Abaisseur de la lèvre inférieure**
12. **Mentonnier**
13. **Masséter**
14. **Temporal**
15. **Releveur propre de la lèvre supérieure**
16. **Canin**
17. **Releveur commun de la lèvre supérieure et de l'aile du nez**
18. **Dilatateur de la narine**
19. **Auriculaires**
20. **Buccinateur**

L'action des muscles peauciers du visage et leur relation dans la création des rides d'expression

1

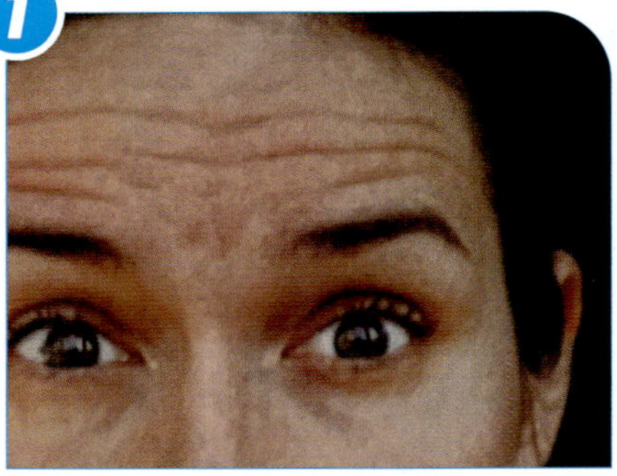

FRONTAL

Action • Élève les sourcils et p isse la peau du front.

Mimiques • Étonnement, attention.

Créé des rides horizontales, perpendiculaires au muscle frontal.

2

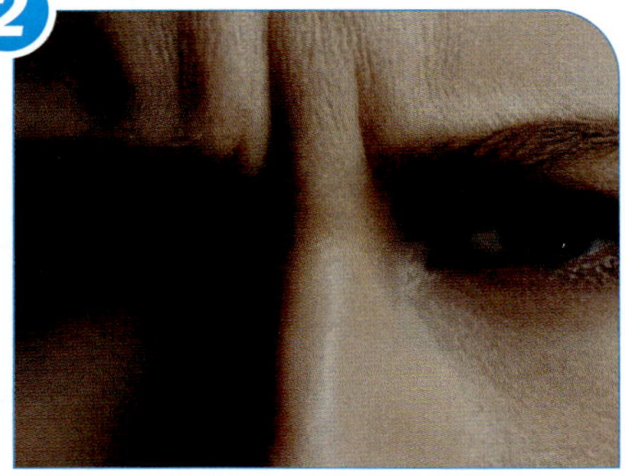

CORRUGATEUR DE SOURCIL

Action • Attire vers le bas la tête du sourcil.

Mimiques • Sévérité, douleur.

Créé des rides verticales entre les sourcils (rides du lion).

3

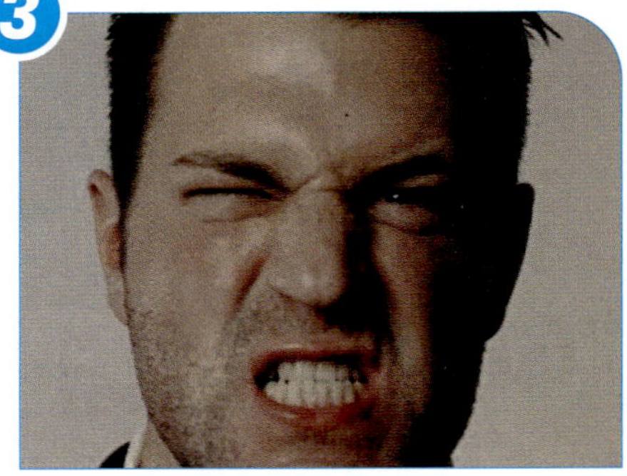

PYRAMIDAL

Action • Abaisse l'espace inter-sourcilier.

Mimique • Agressivité.

Créé des rides horizontales, à la racine du nez.

N.B. Les flèches montrent le sens de la contraction des muscles et donc, le mouvement de la peau.

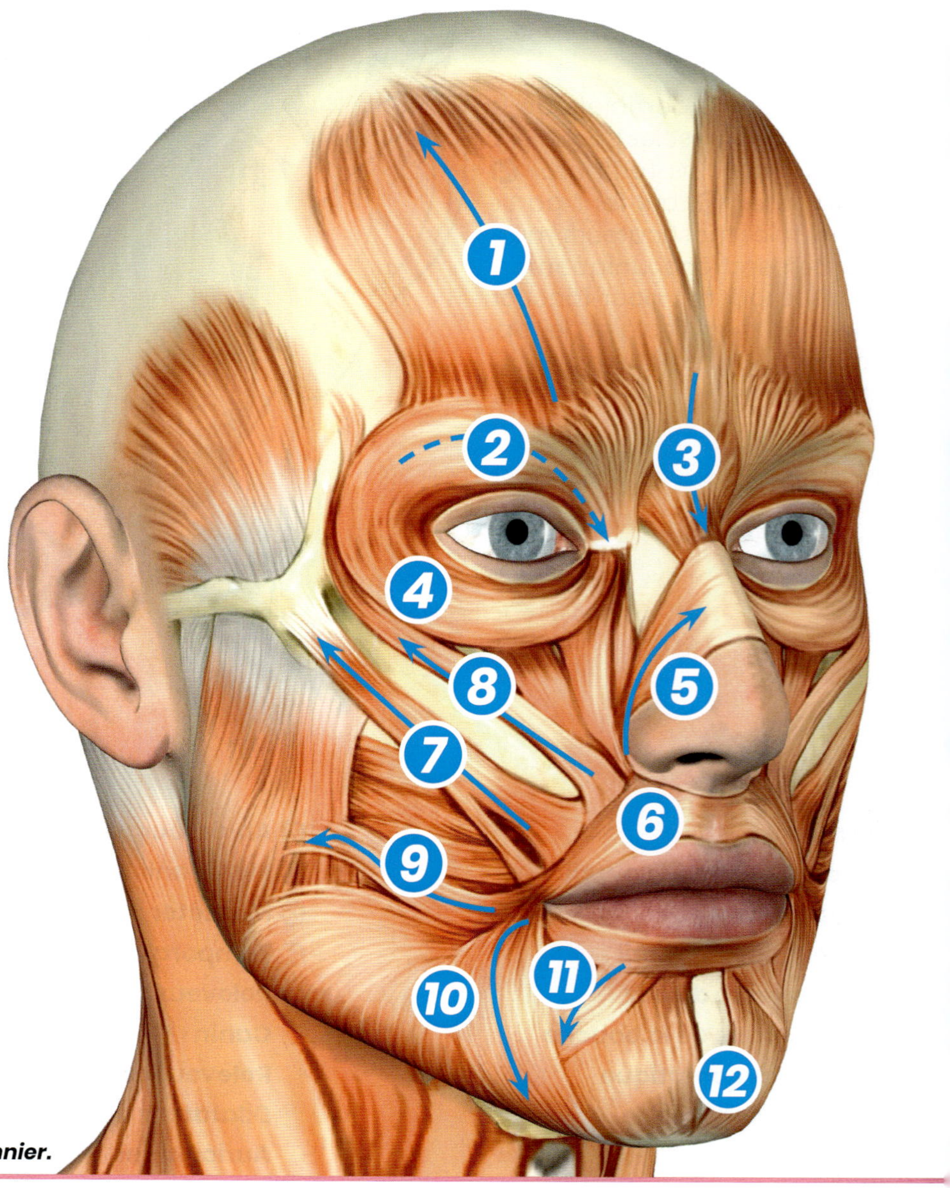

PODCAST

SCAN ME!

À propos du muscle mentonnier.

4

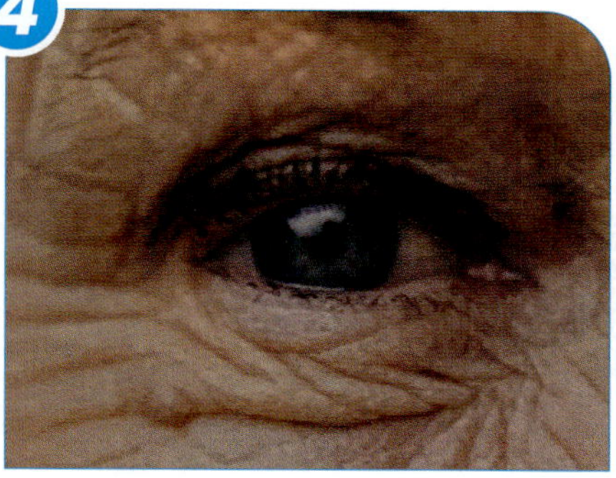

ORBICULAIRE DE L'ŒIL

Action • Assure les effets de battements de paupières et ferme les paupières.

Pas de mimiques pour ce muscle uniquement « fonctionnel ». Mais en se contractant, il provoque des rides rayonnantes au niveau de l'angle externe de l'œil dites « de la patte d'oie ».

5

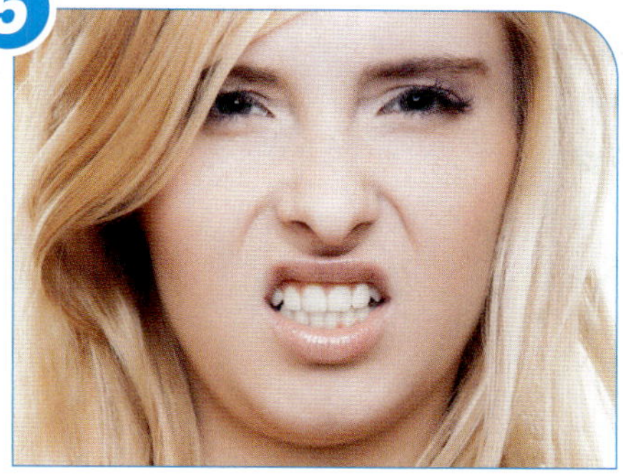

TRANSVERSE DU NEZ

Action • Dilate la narine.

Mimiques • Mauvaise humeur, mécontentement.

6

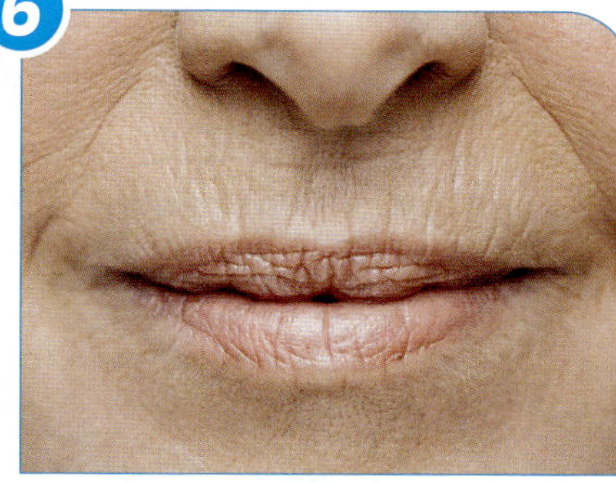

ORBICULAIRE DE LA BOUCHE

Action • Ferme la bouche.

Pas de mimiques pour ce muscle uniquement « fonctionnel ». Mais ses contractions provoquent des rides sur le pourtour de la bouche.

7 **8**

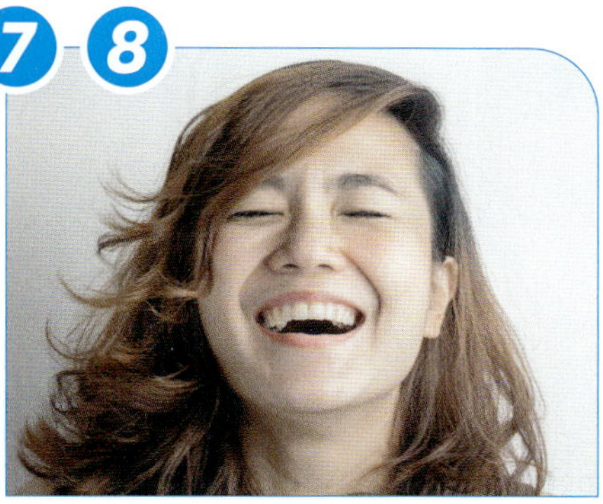

GRAND & PETIT ZYGOMATIQUES

Action • Élèvent les commissures des lèvres.

Mimique • Rire.

Ses contractions creusent les sillons naso-géniens.

9

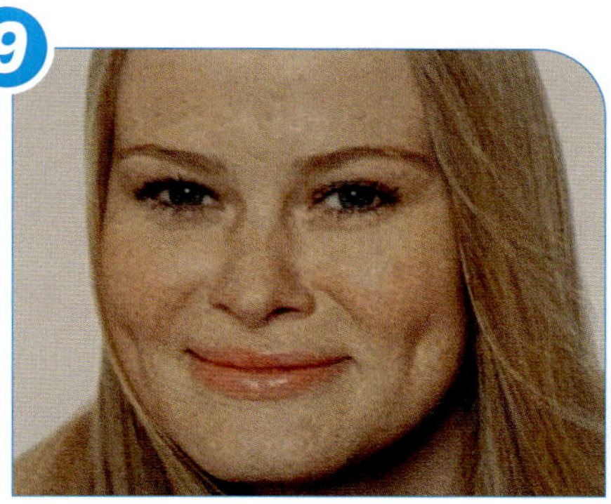

RISORIUS

Action • Tire doucement les commissures labiales vers l'arrière.

Mimique • Sourire.

Le risorius creuse la « fossette » de la joue. Ceci est dû à l'insertion de quelques faisceaux de ce muscle dans la peau qui recouvre le mosséter, son insertion d'origine.

10

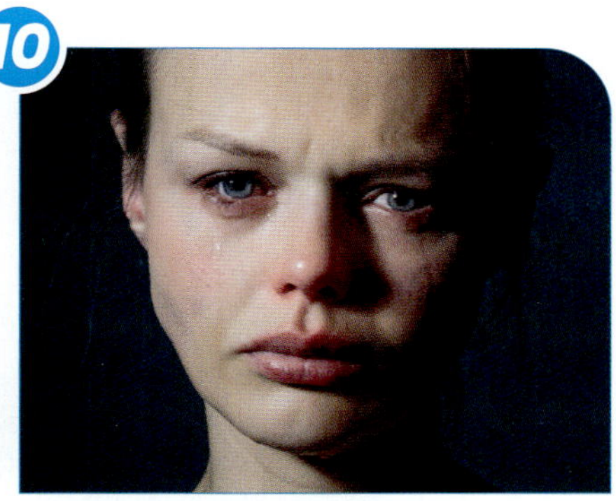

ABAISSEUR DE L'ANGLE DE LA BOUCHE

Action • Abaisse les commissures des lèvres.

Mimiques • Tristesse, douleur.

11

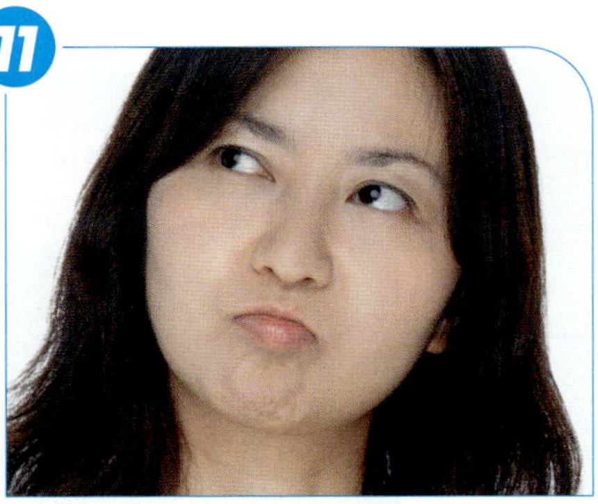

ABAISSEUR DE LA LÈVRE INFÉRIEURE

Action • Abaisse la lèvre inférieure en retournant vers l'extérieur son bord libre.

Mimiques • Dégoût, doute, action de bouder.

12

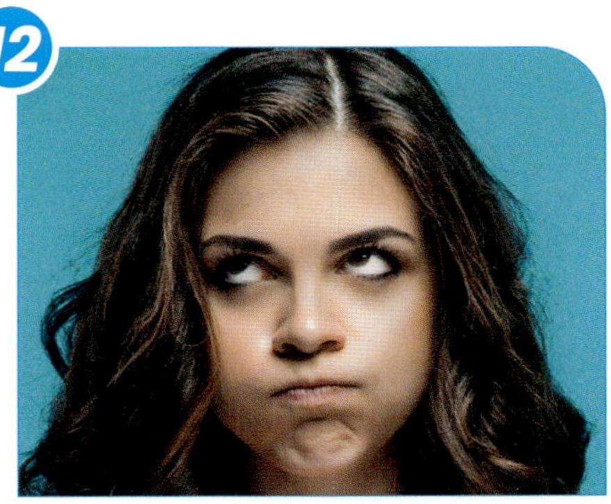

MENTONNIER

Action • Élève et plisse la peau du menton.

Mimiques • Doute, mécontentement.

Programmes BP / BAC PRO

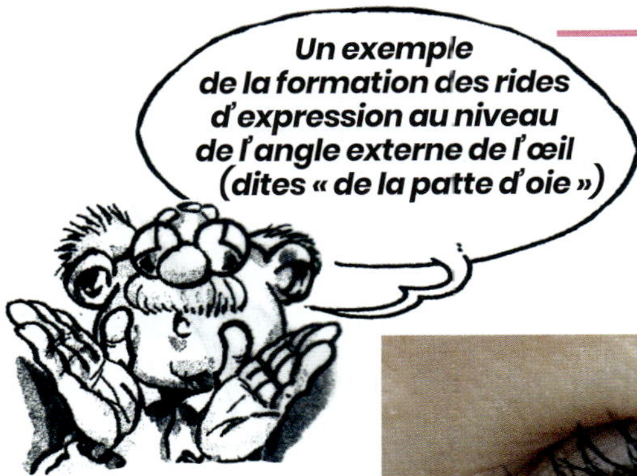

PODCAST

SCAN ME!

La peau du contour de l'œil.

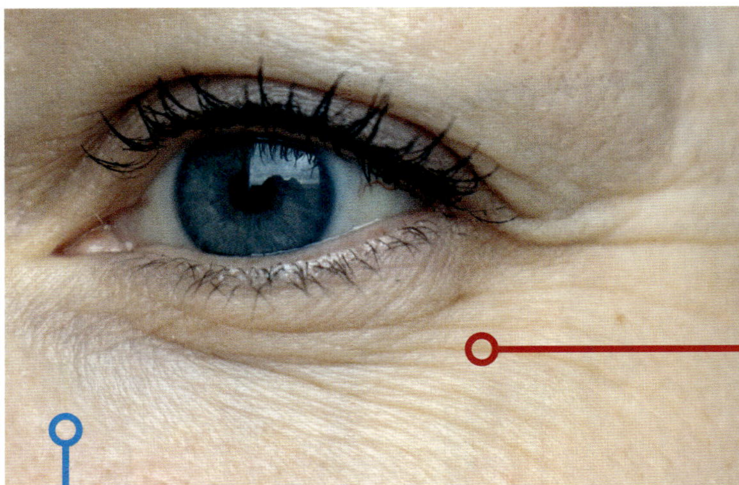

C'est la contraction répétitive du muscle orbiculaire de l'œil, qui provoque les rides d'expressions car le derme, en vieillissant, perd son « armature » de collagène pour résister aux tractions.

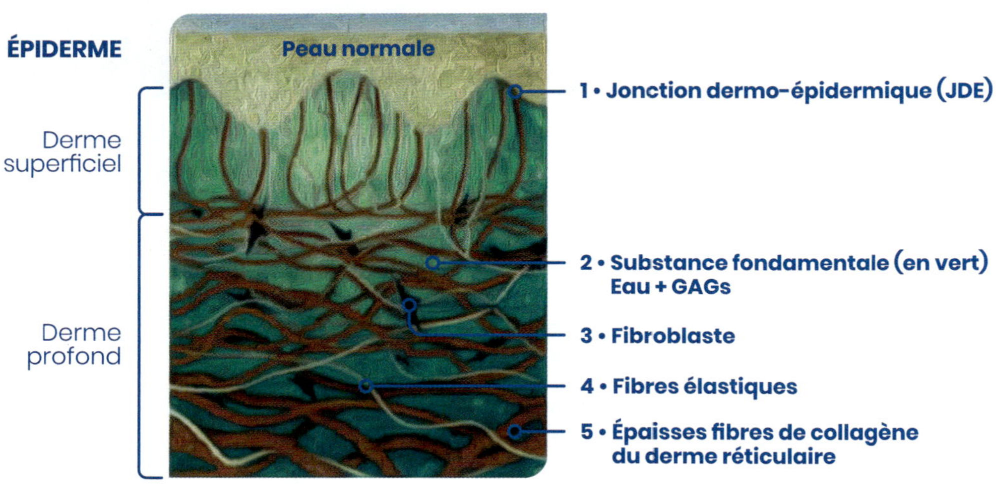

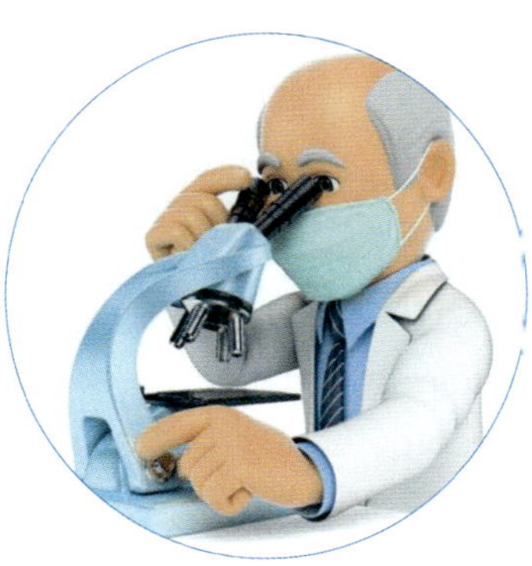

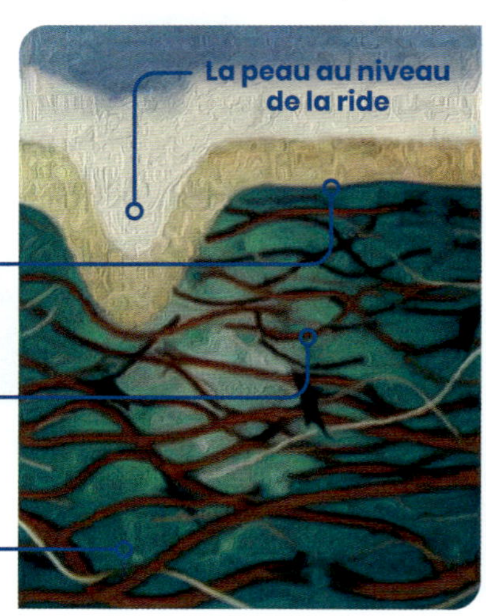

Aplatissement de la JDE

➔ *Diminution des échanges.*

Fragmentation des fibres élastiques et des fibres de collagène

➔ *Perte de la force de résistance et de l'élasticité de la peau.*

Diminution de la synthèse des GAGs

➔ *Diminution de l'eau dans le derme d'où diminution de la « tonicité » de la peau.*

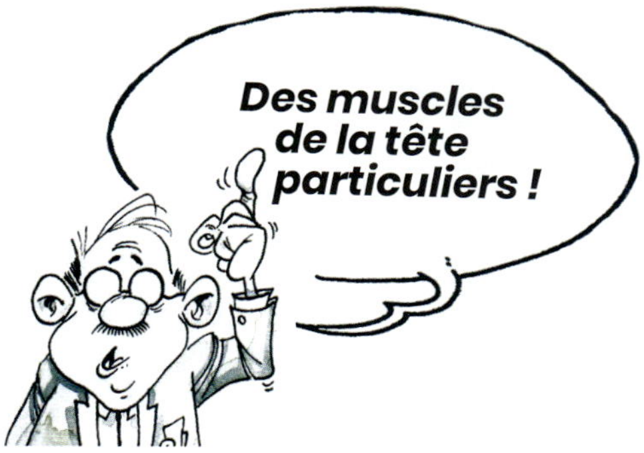

ATTENTION AUX PIÈGES !

1. Il existe un muscle peaucier peu visible sur les schémas présentés en général : le *muscle occipital*.

Il tire en arrière l'aponévrose épicrânienne, qui constitue un point fixe pour que le muscle frontal puisse lui-même effectuer sa fonction.

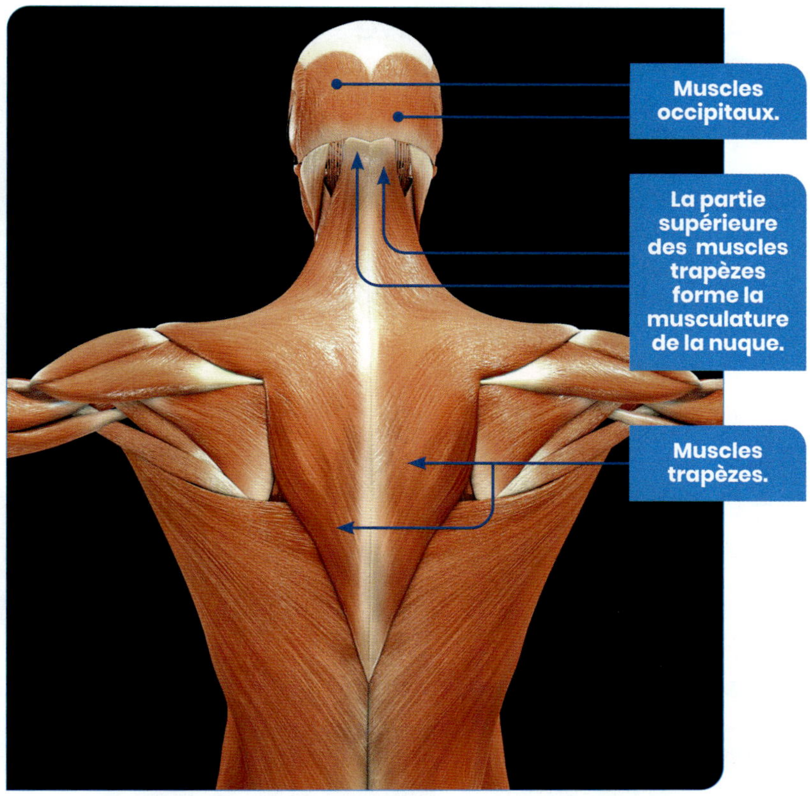

2. Deux muscles de la tête ne sont pas des muscles peauciers :

le *temporal* et le *masséter*, qui sont des *muscles masticateurs* solidement attachés à des os, sans insertions dans la peau.

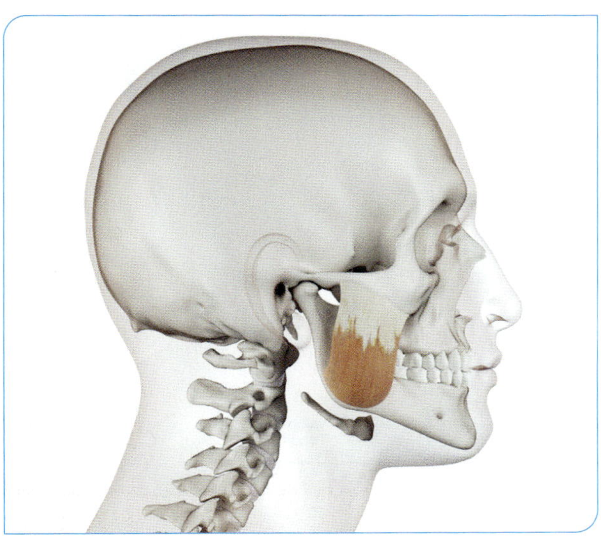

Muscle masséter droit.

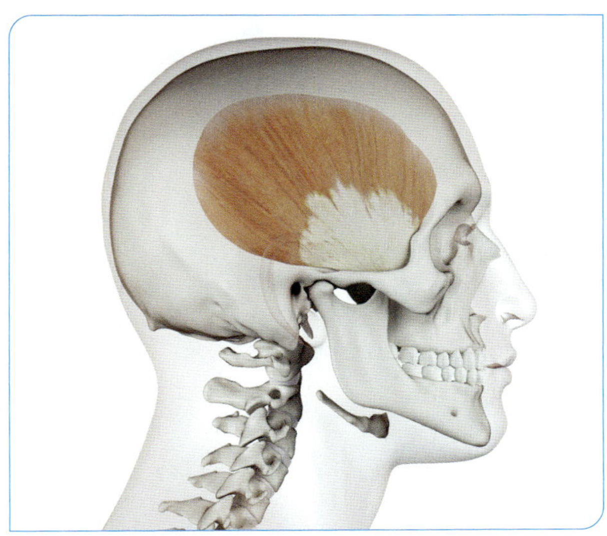

Muscle temporal droit.

3 • LES MUSCLES SUPERFICIELS DU COU

Anatomie de surface : situation des muscles superficiels du cou

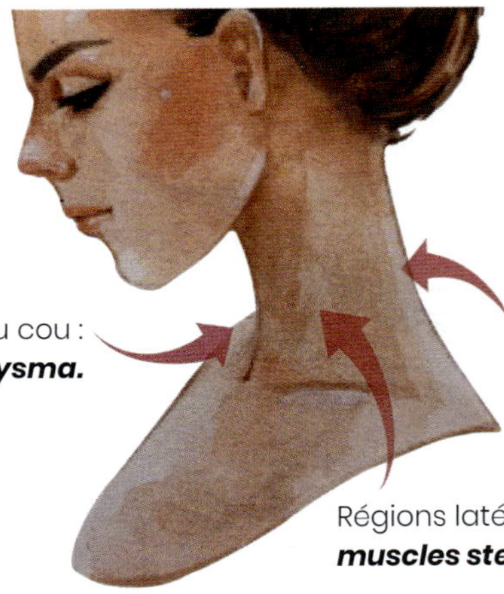

Anatomie descriptive des muscles du cou

• Le platysma

Muscle large et mince situé juste sous la peau qui recouvre tous les autres muscles de l'avant et une partie des régions latérales du cou.

À NOTER

Il envoie des expansions dans la peau du sein, ce qui ne rend pas vaines les manœuvres destinées à le « tonifier ».

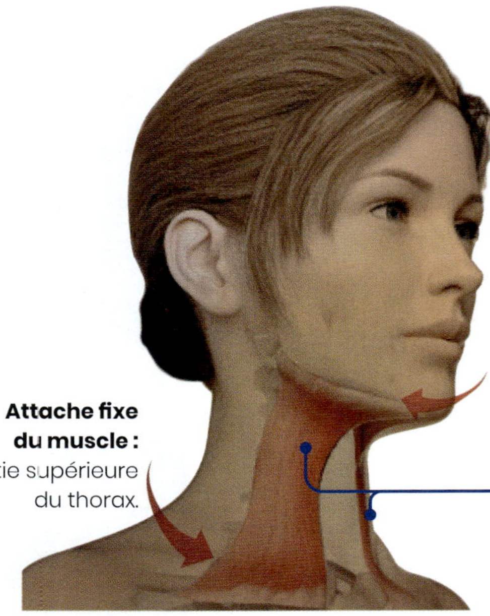

• Le sterno-cléido-mastoïdien

Muscle pair : chacun des muscles formant une masse oblique est localisé sur le côté et l'avant du cou.

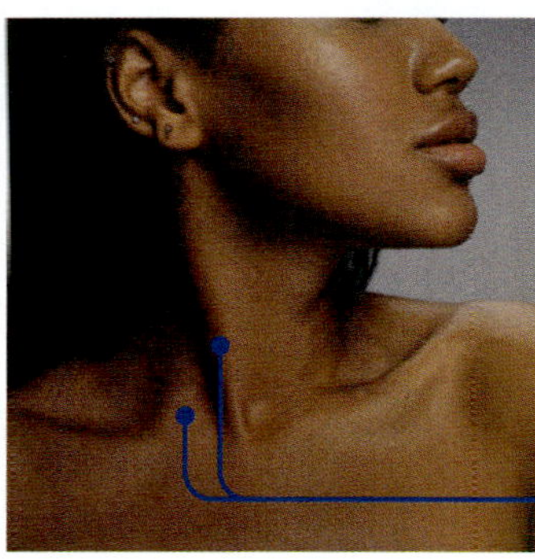

Actions
- Contraction d'un seul muscle :
  - inclinaison de la tête de son côté.
- Contraction des deux muscles :
  - flexion de la tête.

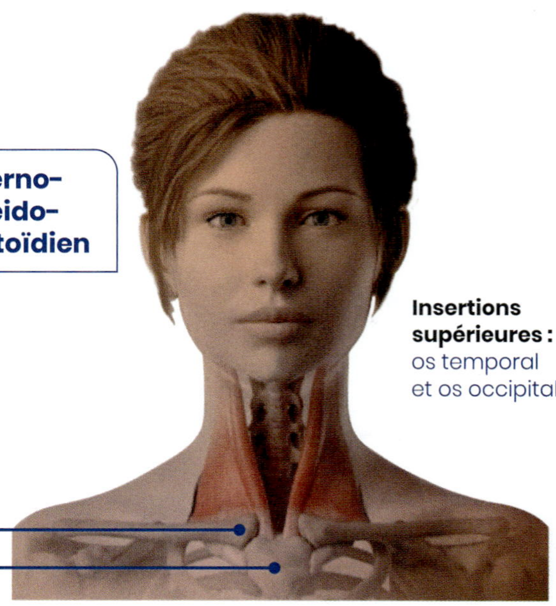

- **La partie superficielle des *muscles trapèzes* est située dans la région postérieure du cou. Ces muscles sont étudiés page 55.**

NOTES NOTES NOTES NOTES NOTES NOTES NOTES NOTES NOTES NOTES NOTES NOTES

4 • LES MUSCLES SUPERFICIELS DU DÉCOLLETÉ ET DE L'ÉPAULE

À propos du décolleté.

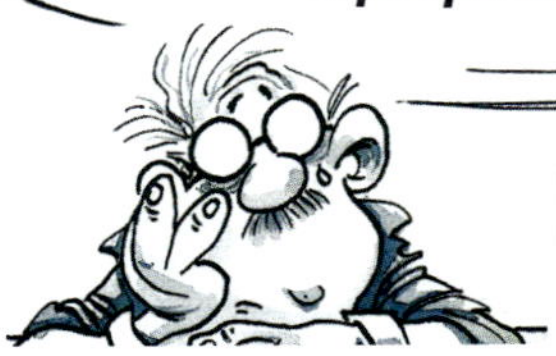

Des multiples définitions consultées, on peut extraire que l'on nomme ***« décolleté »***, l' « échancrure d'un vêtement » offrant un champ de vision plus ou moins large sur le haut du corps féminin.

En *anatomie*, on admet donc que le décolleté désigne les régions du corps dénudées par une telle ouverture d'un habit, c'est-à-dire ***le cou, une partie du dos et des épaules, et « la naissance de la poitrine »***, sans précisions sur les limites. Dès lors, on peut aussi nommer « muscles du décolleté », les muscles qui galbent ces régions.

Face antérieure du décolleté : les limites classiques.

Anatomie de surface : situation des muscles du décolleté antérieur concernés

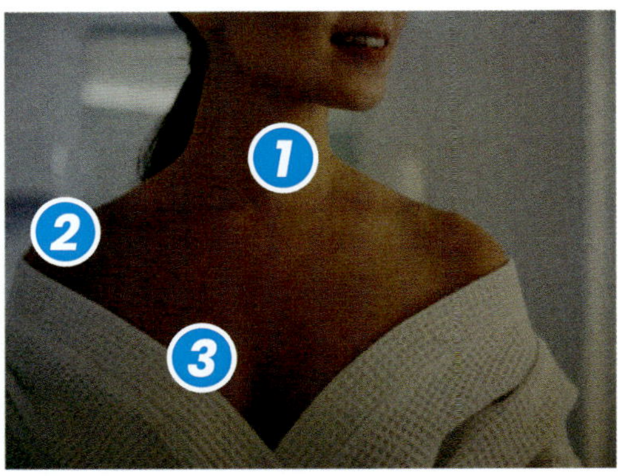

1 Région antérieure du cou.

2 Épaule.

3 Haut de la région antérieure du thorax.

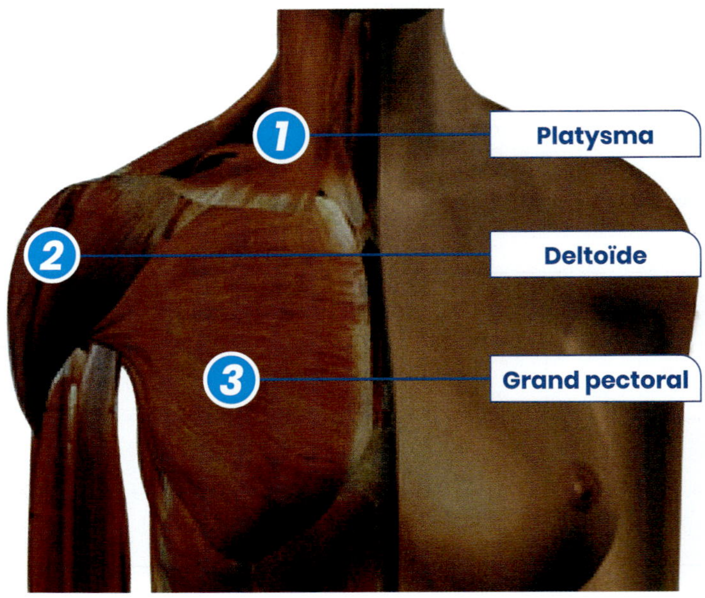

Anatomie descriptive des muscles du décolleté antérieur à connaître

• Deltoïde

Muscle en forme de demi-cône, qui galbe l'épaule.

Origine
Ceinture scapulaire (*clavicule, scapula*).

Terminaison
Partie haute de l'*humérus*.

Action
Écarte le bras du corps (abduction).

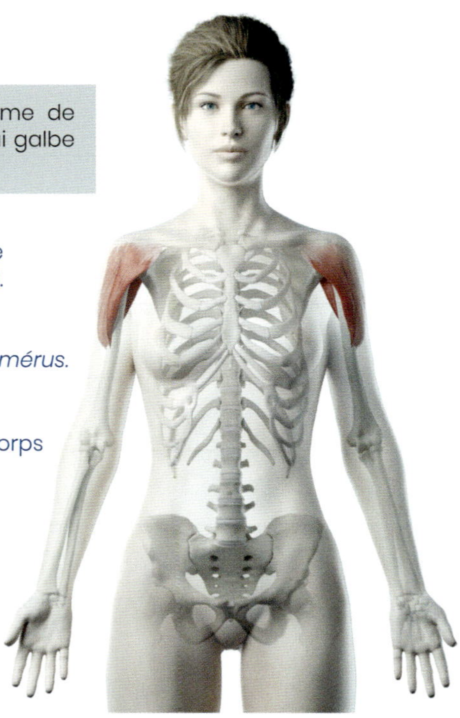

• Grand pectoral

Muscle triangulaire large qui s'étend du thorax à l'humérus.

Le sein repose sur le grand pectoral.

Origine
Clavicule 1
Sternum 2
Côtes 3

Terminaison
Humérus 4

Action
Muscle adducteur du bras.

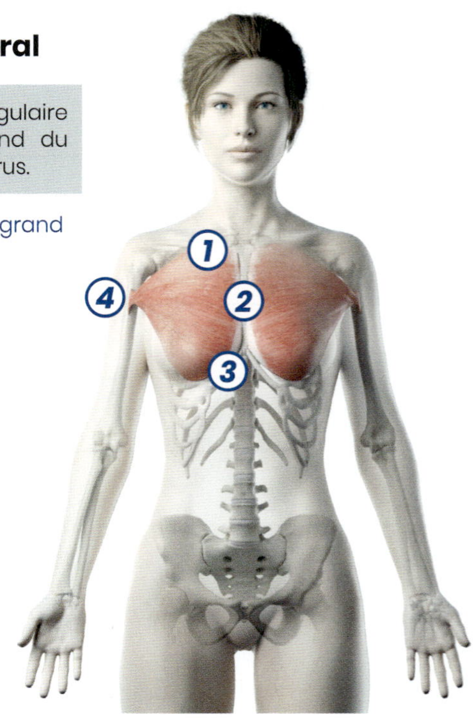

Face postérieure du décolleté : les limites classiques.

Anatomie de surface : situation des muscles du décolleté postérieur

1. **La nuque**
2. **Les épaules**
3. **Le haut du dos**
4. **Le bas du dos**

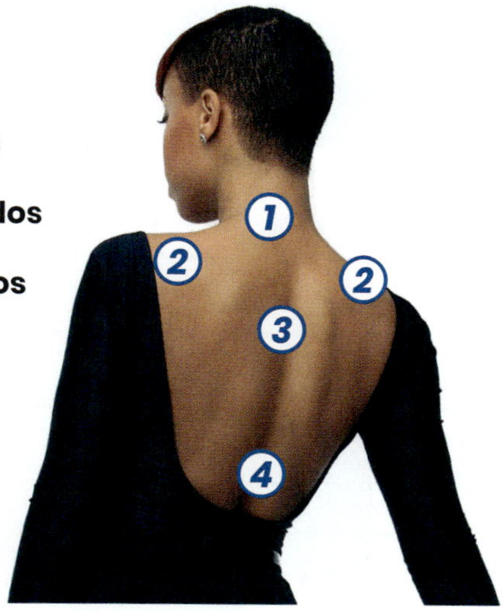

Les muscles concernés

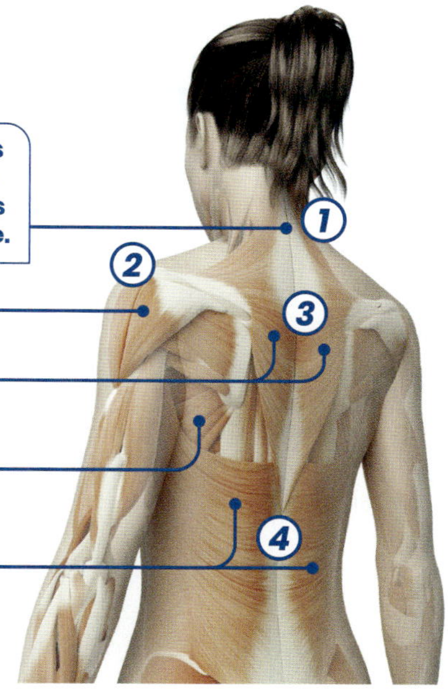

Anatomie descriptive des muscles du décolleté postérieur

- **Les muscles trapèzes**

Muscles triangulaires qui recouvrent la nuque et le haut du dos.

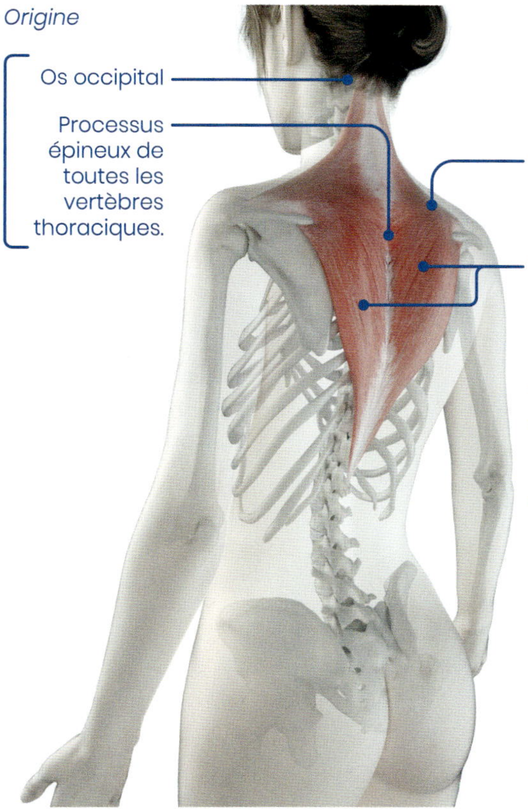

- **Les muscles grand dorsaux**

Muscles larges situés dans le bas du dos.

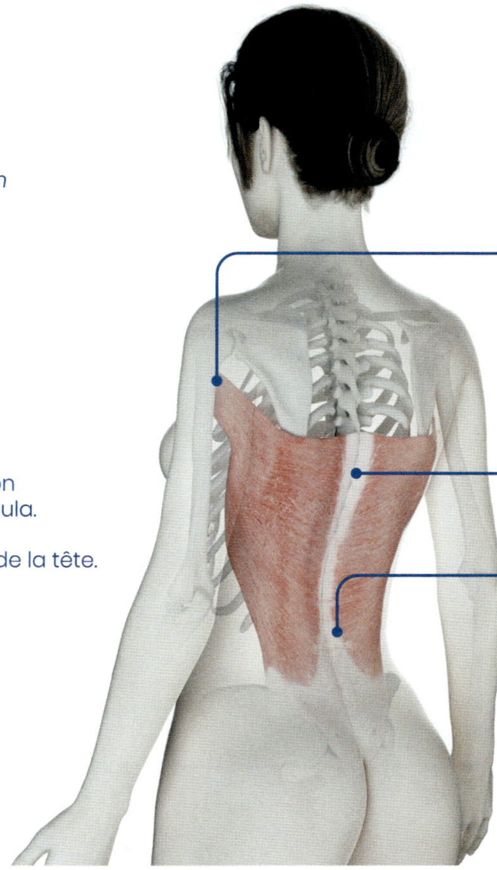

5 • LES MUSCLES SUPERFICIELS ANTÉRIEURS ET LATÉRAUX DU TRONC

Anatomie de surface : régions et muscles concernés

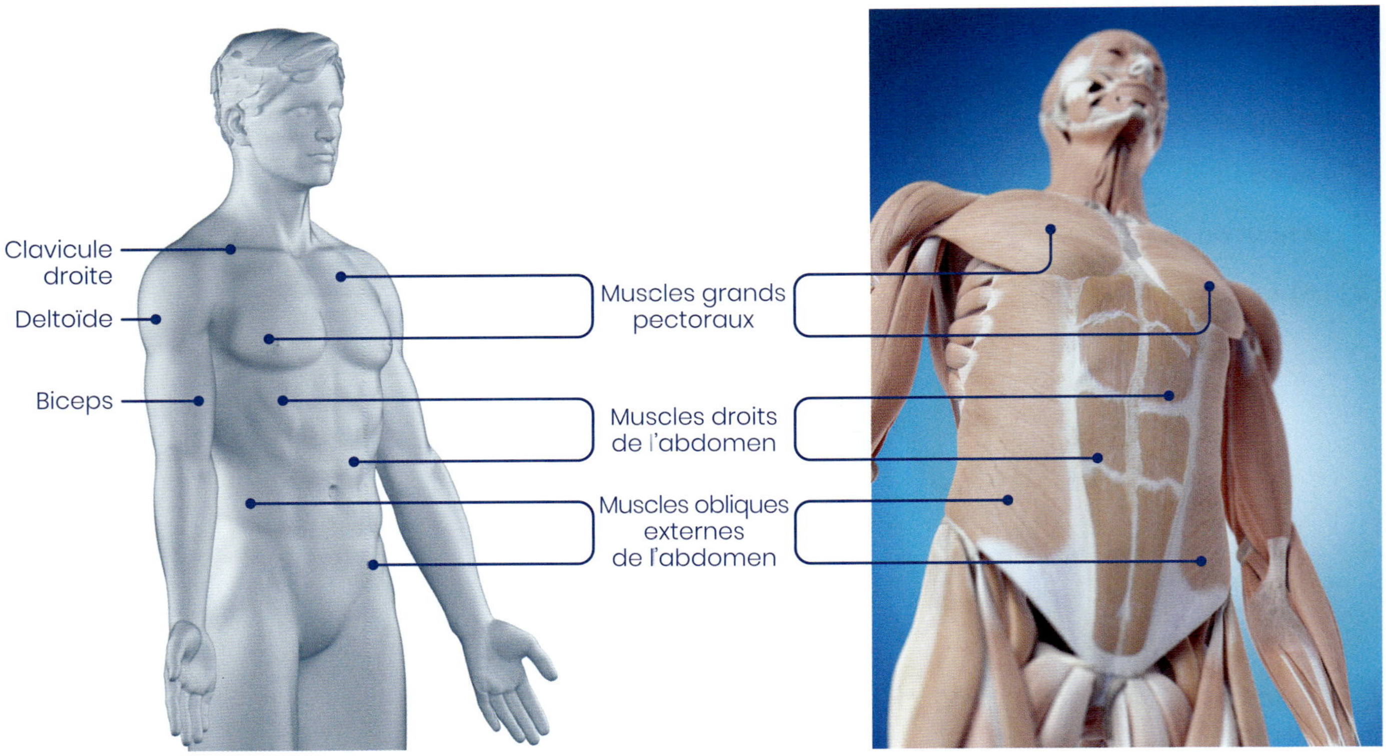

Anatomie descriptive

- **Le muscle grand pectoral (Voir page 54)**

- **Muscles obliques externes de l'abdomen**

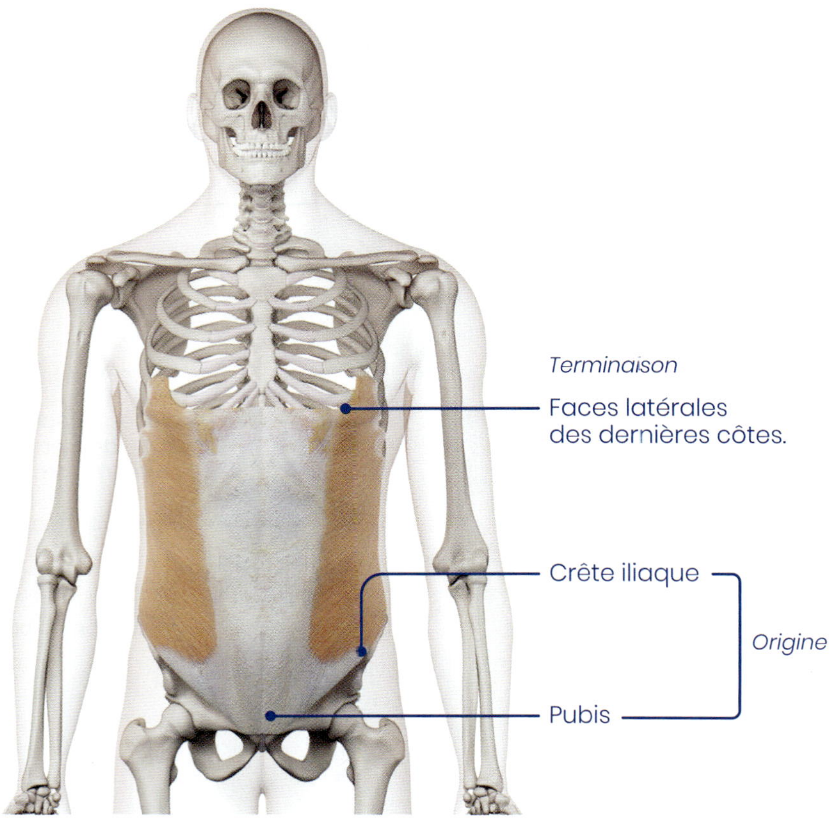

Action

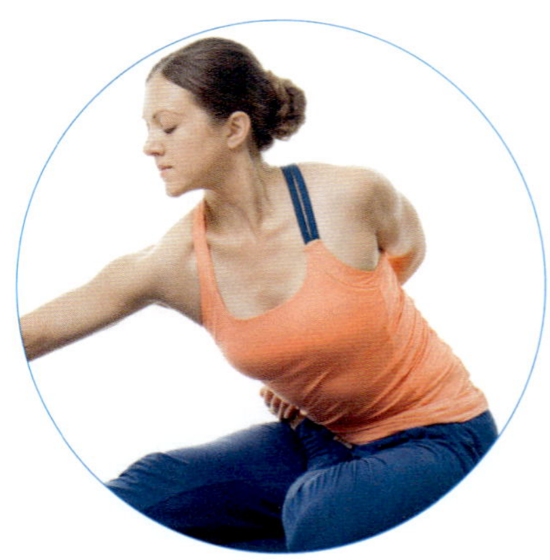

Flexion et inclinaison du tronc.

Programmes BP / BAC PRO

• Muscles droits de l'abdomen

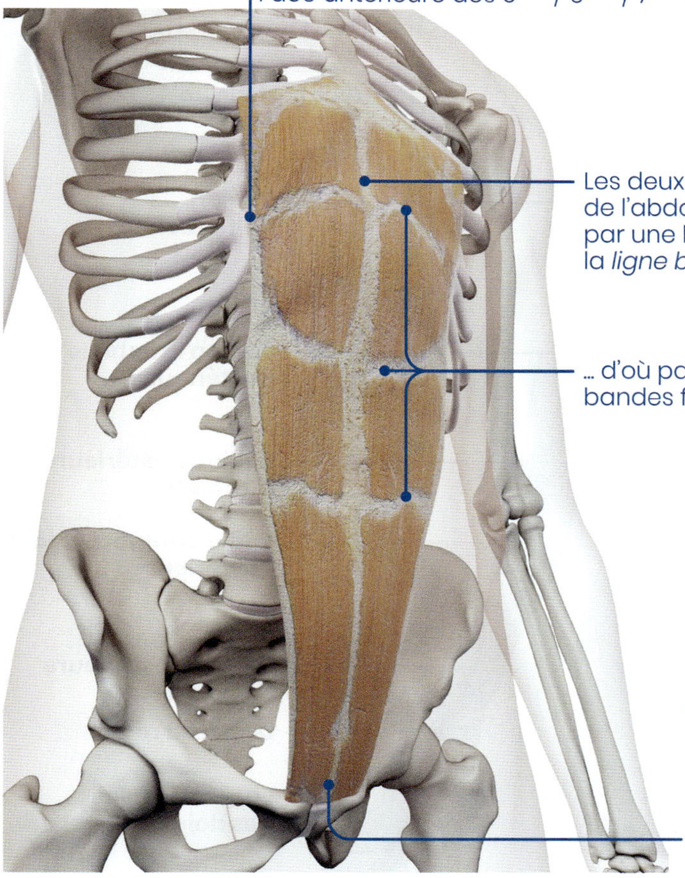

Action

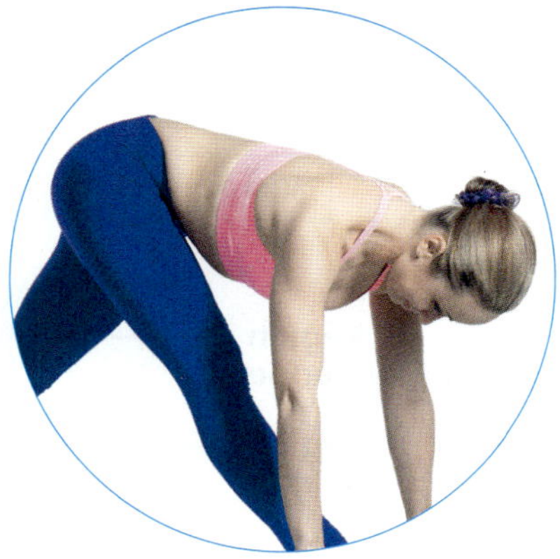

Flexion du tronc sur le bassin.

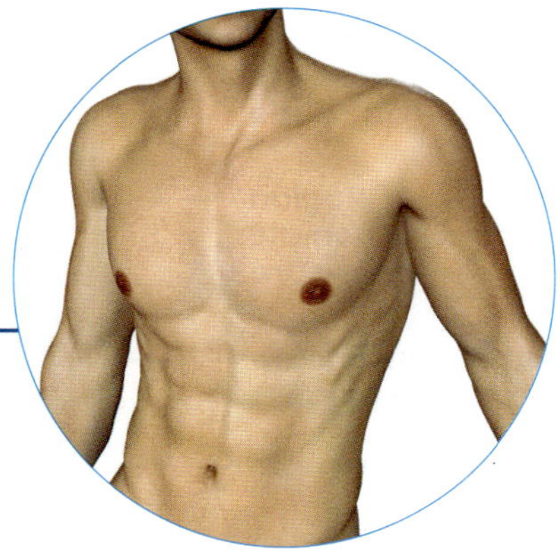

6 • LES MUSCLES SUPERFICIELS DE LA RÉGION POSTÉRIEURE DU TRONC

Ce sont les muscles du dos, représentés par les muscles trapèzes et grands dorsaux.

Ils sont étudiés page 55.

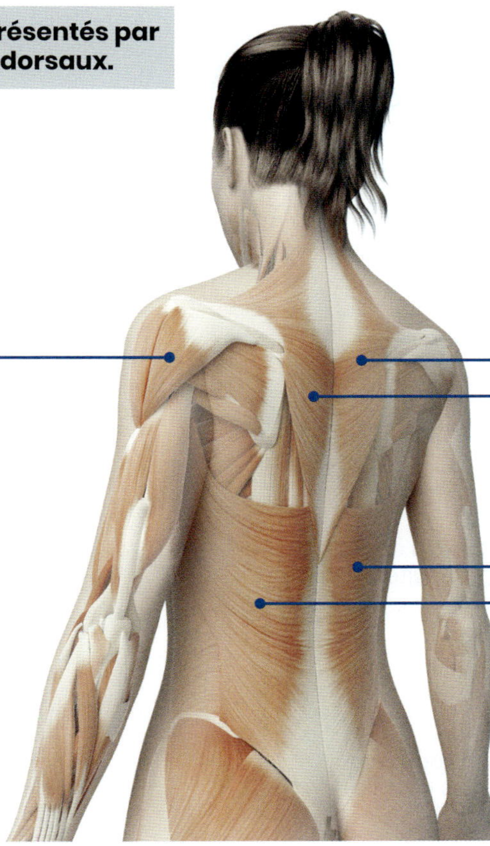

Programmes **BP / BAC PRO**

7 • LES MUSCLES SUPERFICIELS DU MEMBRE SUPÉRIEUR

Anatomie de surface : les régions anatomiques du membre supérieur

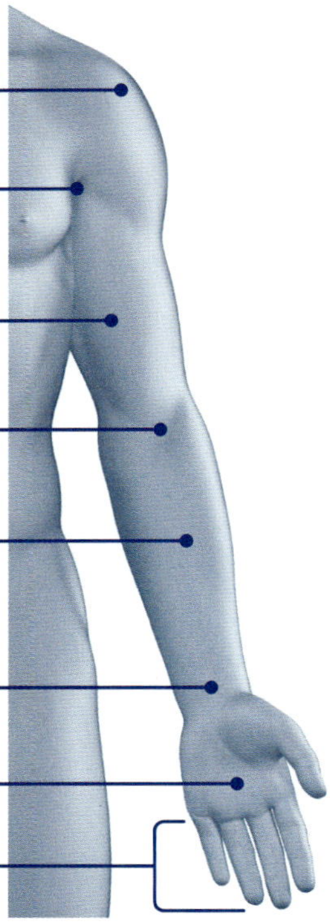

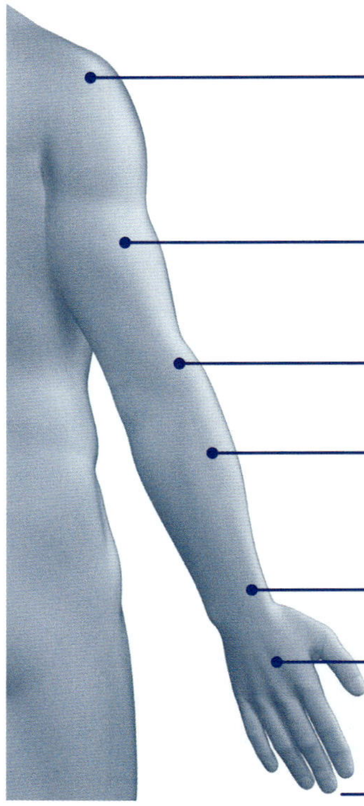

Anatomie descrptive

- **Le muscle deltoïde** **Voir page 54.**

- **Le muscle biceps brachial : un muscle du bras**

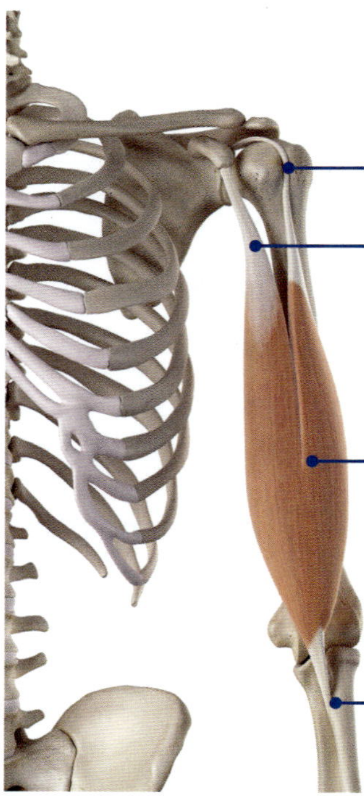

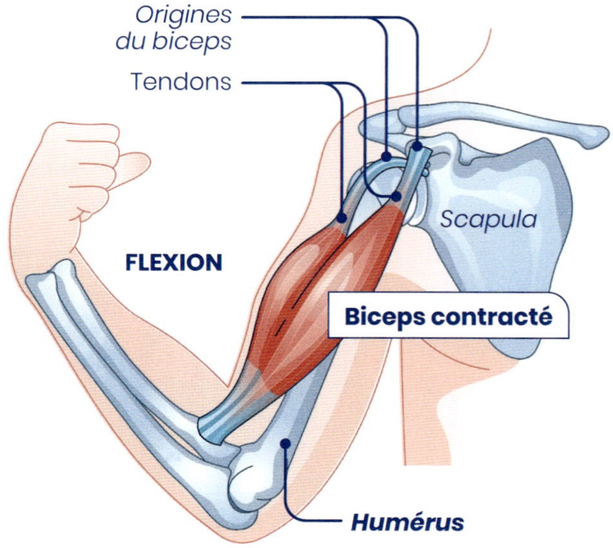

Programmes **BP / BAC PRO**

8 • LES MUSCLES SUPERFICIELS DU MEMBRE INFÉRIEUR

Anatomie de surface : les régions du membre inférieur

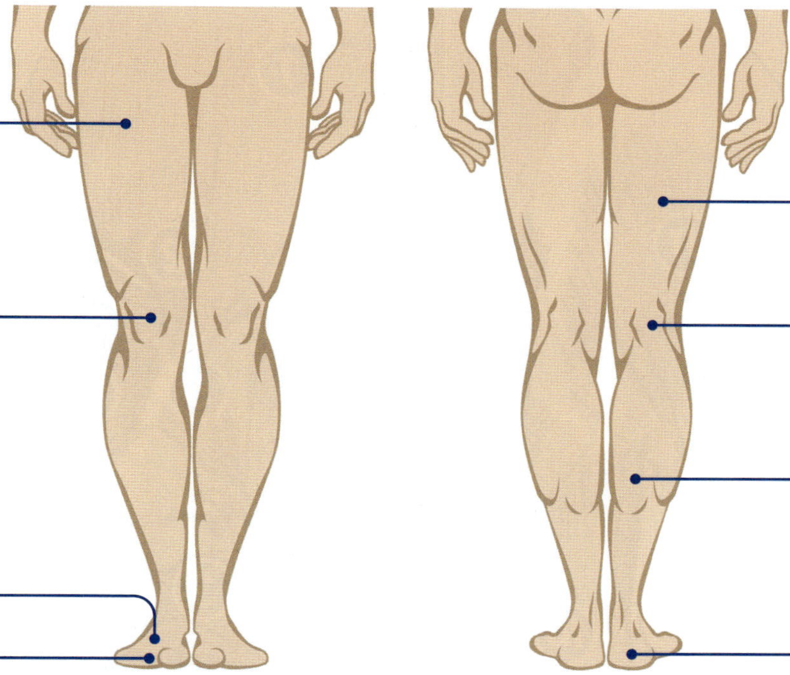

Anatomie descriptive

• Le muscle quadriceps fémoral

Le quadriceps fémoral est le muscle le plus développé du corps. Il est situé dans la face antérieure de la cuisse et il est constitué de quatre ventres musculaires.

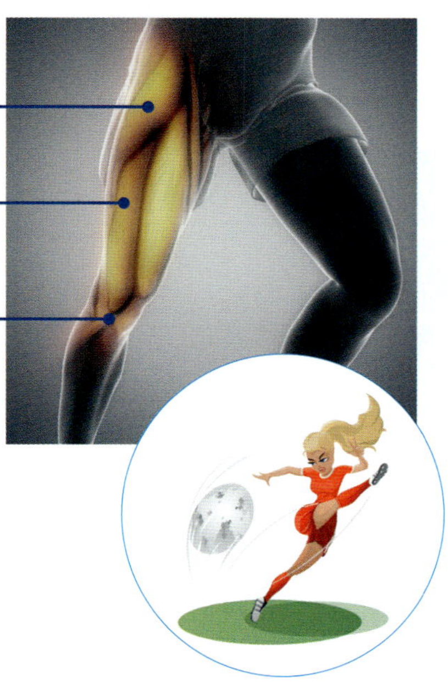

Action
Extension de la jambe sur la cuisse.

• Le muscle gastrocnémien (gauche)

Muscle de la face postérieure de la jambe.

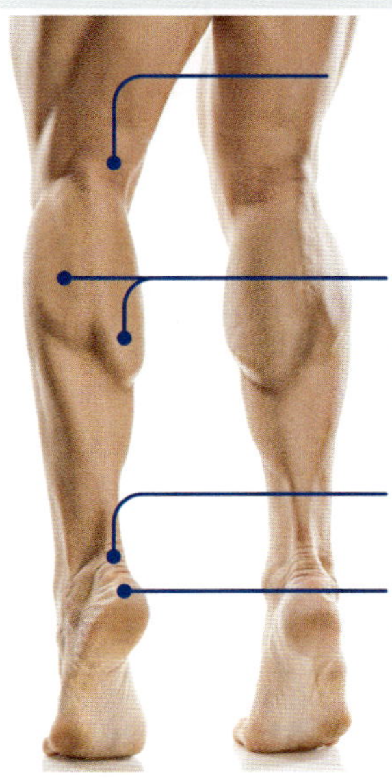

Action
Le gastrocnémien permet d'étendre le pied, et ainsi de se dresser sur la pointe du pied, ce qui est impossible en cas de rupture du tendon d'Achille.

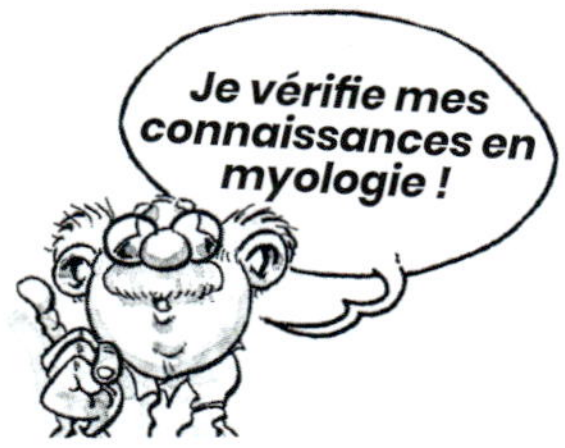

Q. 1. Indiquer dans le tableau le nom des muscles numérotés en bleu.

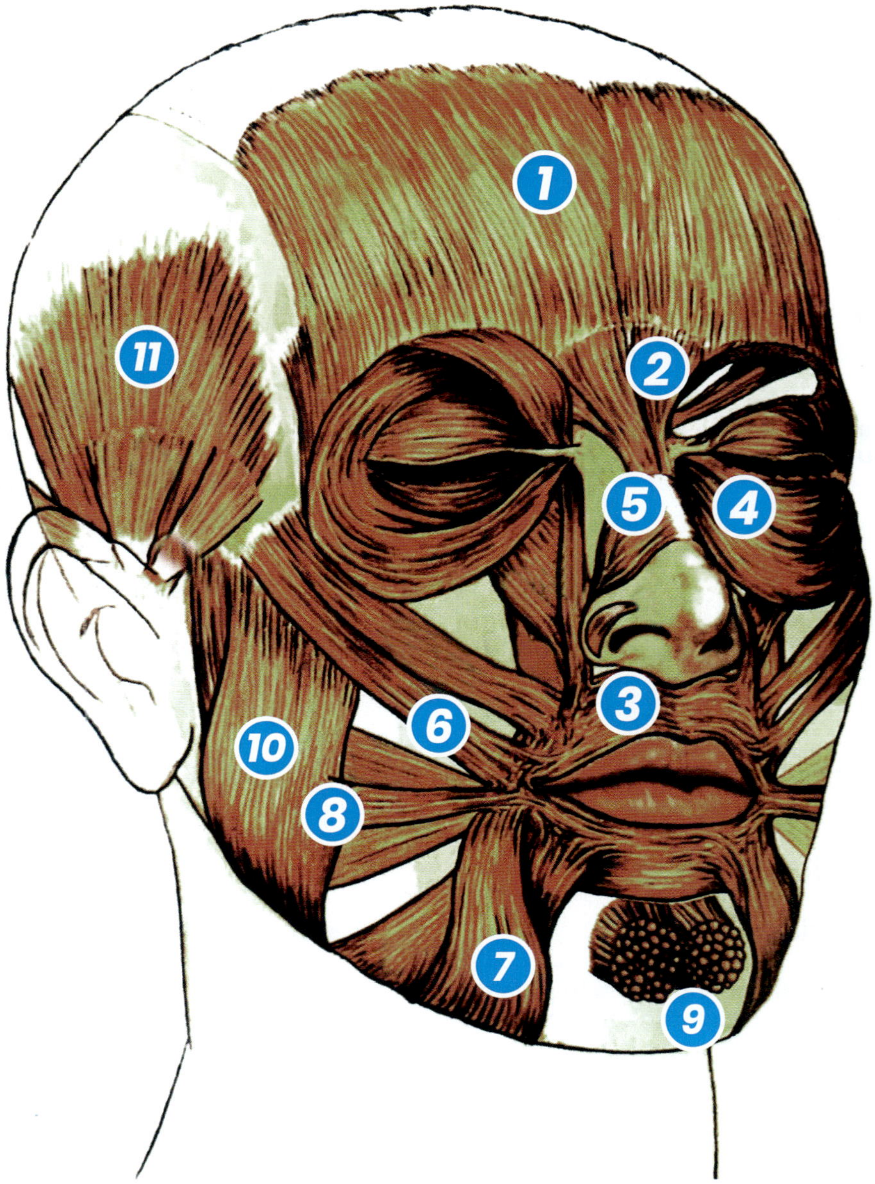

Dessin original de J. Camponovo

1		6	
2		7	
3		8	
4		9	
5		10	
		11	

Q. 2. Indiquer le nom des muscles peauciers du visage responsables des rides d'expressions représentées.

RIDES	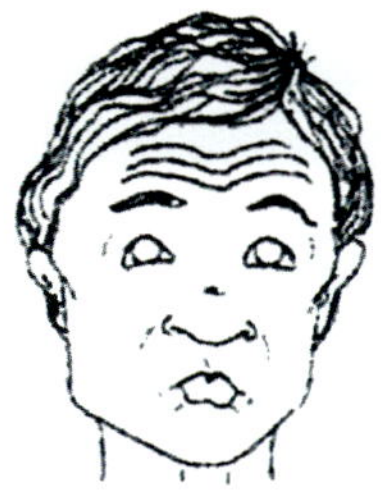	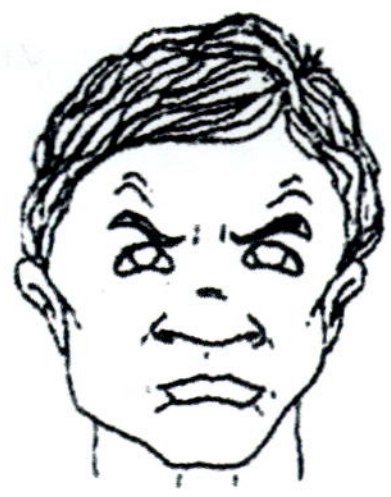	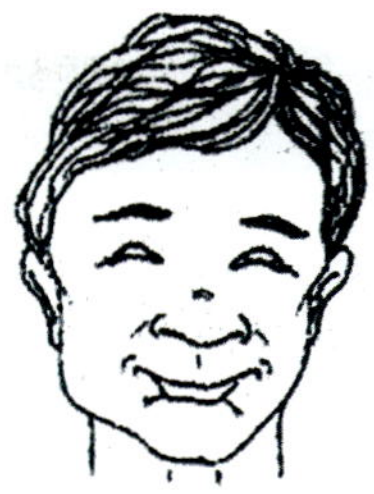	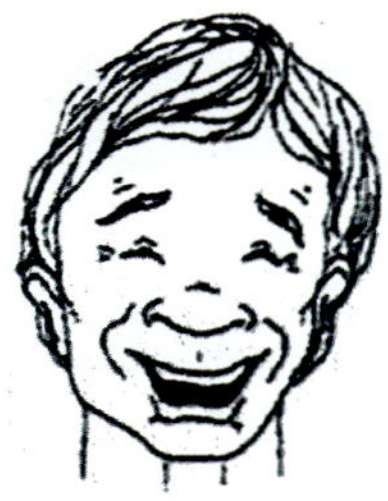
MUSCLES CONCERNÉS				

Q. 3. Indiquer le nom des muscles numérotés de ① à ⑧ sur le schéma ci-dessous.

Q. 4. Indiquer le nom de la structure numérotée ⑨.

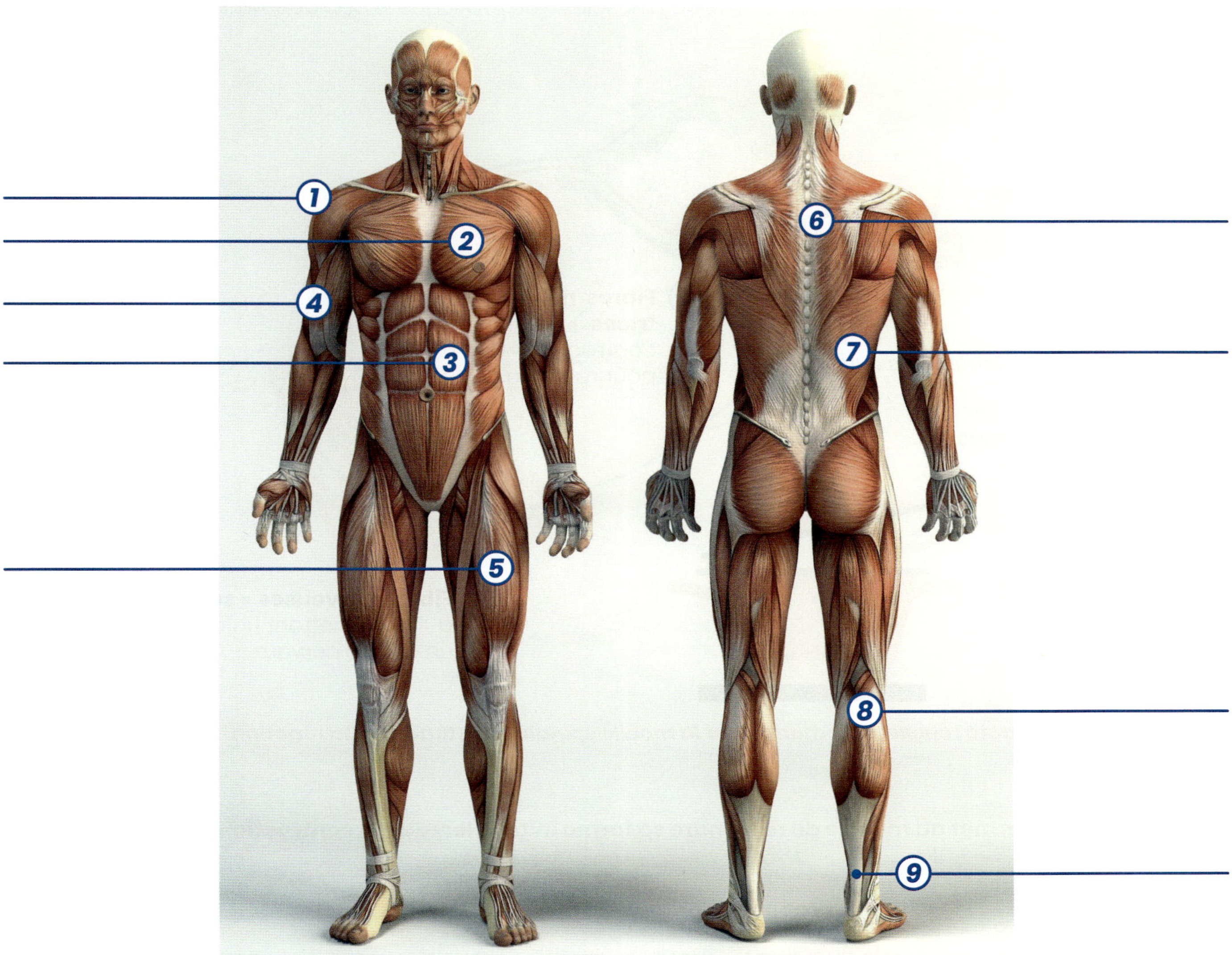

Q. 5. Le *risorius* a une particularité anatomique : son insertion d'origine ne se fait pas sur un os, comme les autres muscles de la tête, mais sur un autre muscle. Indiquer le nom de ce muscle sur lequel est inséré le risorius.

....

2 LA PHYSIOLOGIE DES MUSCLES STRIÉS

L'énoncé et l'explication des propriétés des muscles striés

Les propriétés des muscles striés résultent des propriétés des innombrables fibres musculaires striées qui les constituent. Ce sont l'excitabilité, la contractilité et l'élasticité.

L'excitabilité

L'excitabilité est la propriété que possède le muscle strié de réagir à une excitation, nommée stimulus.

L'excitant naturel du muscle est l'***influx nerveux*** (« potentiel d'action »), signal électrique qui parcourt les axones des neurones qui constituent les nerfs moteurs.

La contractilité

La réaction du muscle à une excitation est une *contraction* : le muscle se raccourcit, entraînant son gonflement et son durcissement.

La contractilité est la propriété caractéristique des muscles : *elle provoque le déplacement des leviers osseux sur lesquels ils sont insérés.*

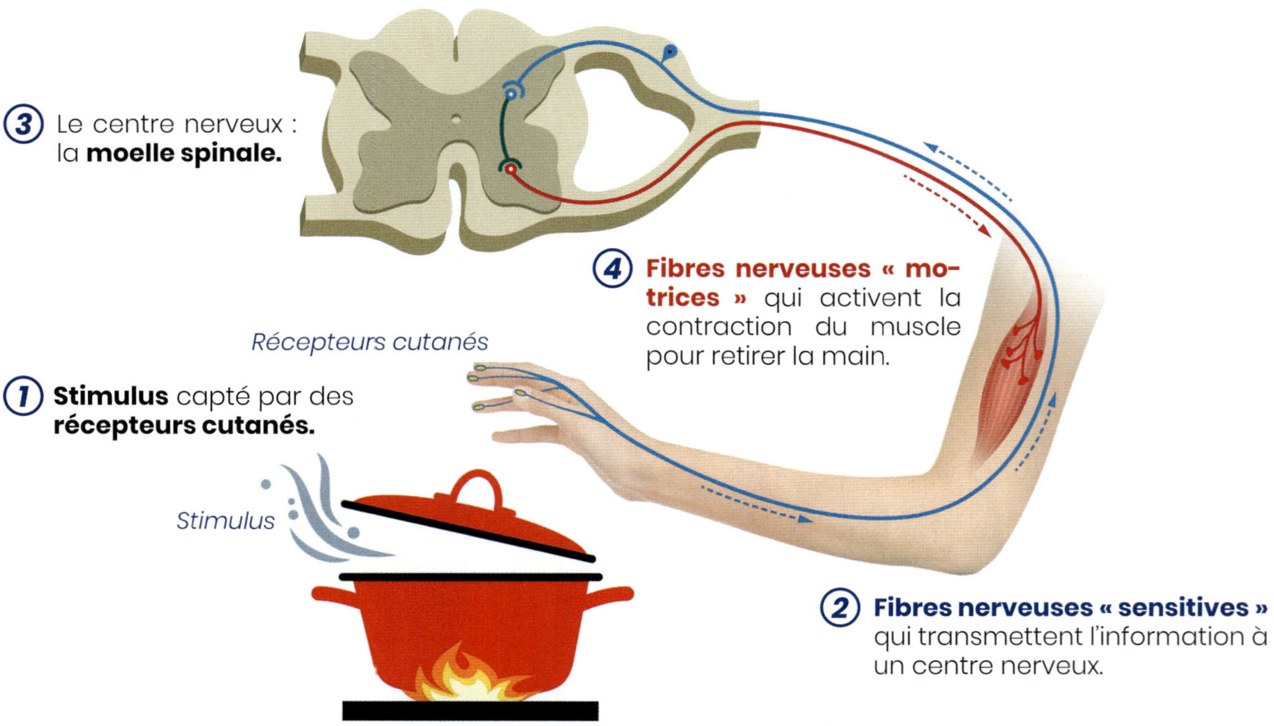

L'acte réflexe, commandé par la moelle spinale : du stimulus à la réaction.

L'élasticité

Cette propriété permet au muscle de reprendre sa forme initiale lorsque la contraction s'arrête.

À propos de l'origine du mot « muscle ».

L'origine du mot « muscle » a de quoi surprendre : il provient du mot latin *musculus*, qui désignait une « petite souris », car les Romains trouvaient qu'un muscle qui se contracte sous la peau a l'apparence de ce petit rongeur lorsqu'il bouge.

Plus étonnant, on a conservé un souvenir de cette étymologie dans un morceau de notre gigot pascal : une partie très appréciée n'est-elle pas ce petit muscle que l'on nomme précisément « la souris » ?

Programmes **BP / BAC PRO**

Excitabilité et contractilité du muscle squelettique*

***Mise en relation de l'excitabilité et de la contractilité du muscle squelettique (strié) avec les techniques esthétiques utilisant le courant électrique.**

La réponse du muscle à une excitation

- ***La secousse musculaire***

Le muscle répond à une excitation nerveuse isolée par une contraction brève, à laquelle on donne le nom de secousse musculaire élémentaire.

Ce type de contraction est assez rare naturellement. Un exemple : clignement des paupières.

- ***Le tétanos***

En général, plusieurs stimulations successives arrivent au muscle. *La réponse naturelle du muscle est l'addition de toutes les contractions. Elle correspond à un tétanos complet.*

Tétanos incomplet / Tétanos complet

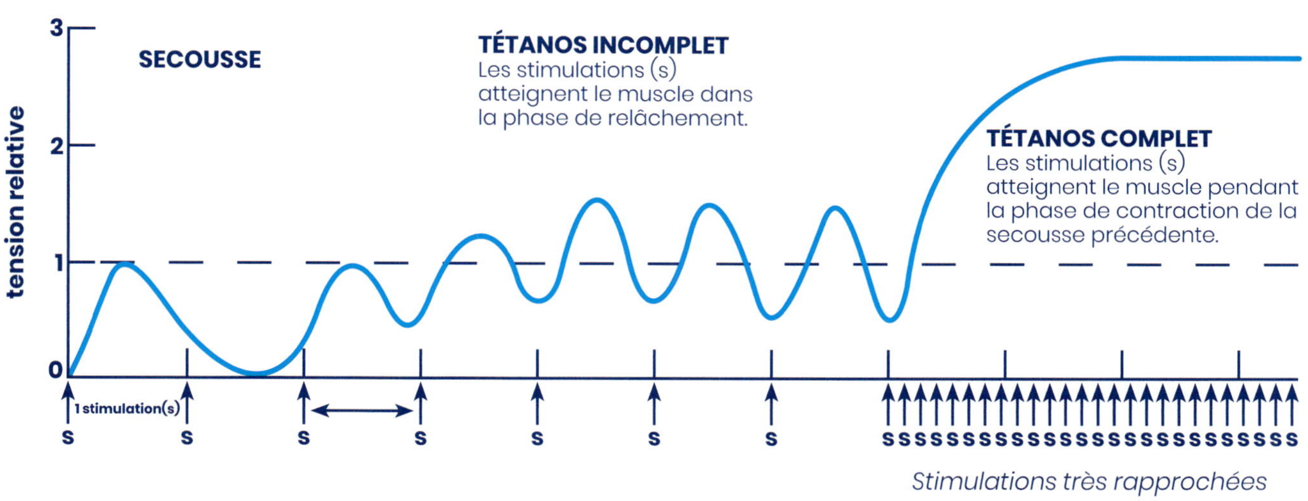

Les incidences physiologiques de la contraction musculaire

- ***Le tonus musculaire***

On donne le nom de *tonus musculaire* à la très légère contraction que possèdent les muscles squelettiques même lorsqu'ils sont au repos.

Le tonus musculaire a de multiples rôles :
- il assure la bonne statique du squelette et notamment de la colonne vertébrale ;
- il permet le maintien des attitudes et des positions ;
- il permet aux muscles de rester prêts à répondre à une stimulation et de développer des gestes harmonieux, sans brusquerie.

- ***Contraction isotonique / Contraction isométrique***

Contraction isotonique **(ou concentrique) : le muscle se raccourcit et provoque le déplacement des leviers osseux.**

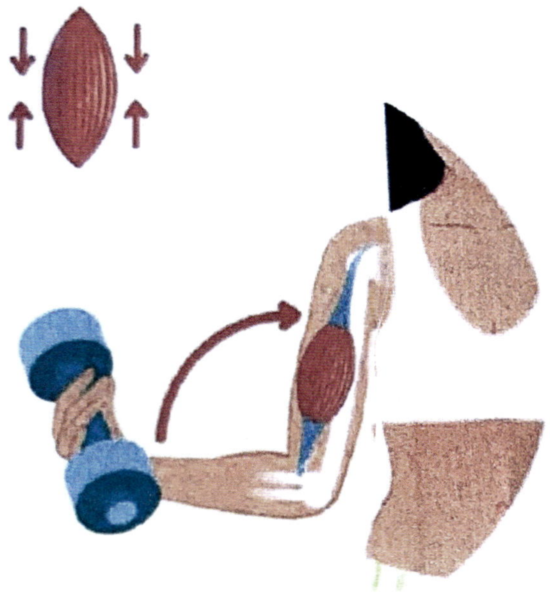

Contraction isométrique **: le muscle est en tension mais ne se raccourcit pas (Ex : les muscles assurant la position debout).**

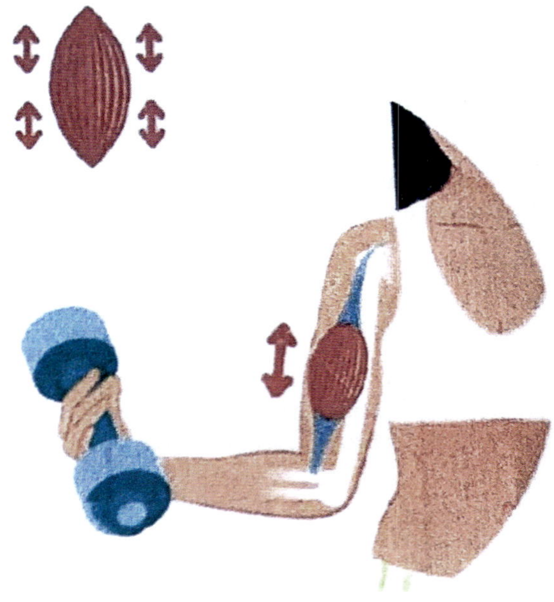

- ***Dégagement de chaleur pendant l'activité musculaire***

Seulement 20 % de l'énergie libérée par la contraction musculaire est convertie en *énergie mécanique* pour développer un travail utile. Le reste est transformé en *chaleur*.

C'est la raison pour laquelle l'exercice musculaire s'accompagne d'une sensation de chaleur liée à l'élévation de la température du sang. Cette chaleur est inutilisable, sinon pour assurer la température corporelle. Elle est donc, en partie, éliminée à l'extérieur.

Effets de l'exercice physique sur les muscles et ses limites

- ***L'épaississement du muscle***

Un entraînement intensif en musculation fait doubler, et plus, la masse d'un muscle.

L'entraînement physique provoque donc le grossissement du muscle, mais sans faire apparaître de nouvelles cellules musculaires. L'augmentation de la masse d'un muscle est due uniquement à l'*hypertrophie des fibres musculaires striées*.

- ***La fatigue musculaire***

La fatigue musculaire est l'incapacité physiologique des muscles à se contracter. Elle est due au fait que le muscle ne peut pas produire suffisamment d'énergie sous forme d'ATP (Voir page 70).

NOTES NOTES NOTES NOTES NOTES NOTES NOTES NOTES NOTES NOTES NOTES NOTES

Programmes BP / BAC PRO

Les constituants structuraux et énergétiques du muscle squelettique et leur rôle

Chaque muscle squelettique est formé de centaines, voire de milliers de cellules allongées nommées **fibres musculaires striées (ou myocytes)**. Plusieurs fibres sont regroupées en paquets appelés **fascicules** ou faisceaux. Chaque fascicule est entouré par une gaine de tissu conjonctif, le **périmysium**. Les fascicules sont eux-mêmes engainés dans un revêtement de tissu conjonctif dense, l'**épimysium**, qui enveloppe l'ensemble du muscle. A l'extérieur se trouve enfin le **fascia**, structure conjonctive épaisse qui peut regrouper plusieurs muscles.

➔ **Le muscle squelettique apparaît donc composé d'innombrables cylindres, réunis par un tissu conjonctif qui assure le rôle de tissu d'emballage. De nombreux capillaires pénètrent ce tissu pour alimenter les muscles en oxygène et en glucose, fournissant l'énergie nécessaire à la contraction.**

• Ultrastructure de la fibre musculaire striée, unité structurale du muscle squelettique

La fibre musculaire striée est une cellule géante, long filament cylindrique de quelques millimètres à plusieurs centimètres (jusqu'à 30 cm). Son diamètre est de 10 à 100µm : dans un volume de muscle équivalent à celui d'une épingle, on compte 200 fibres musculaires.
La fibre musculaire est limitée par le **sarcolemme** constitué d'une membrane plasmique et d'une lame basale. Elle renferme de nombreux noyaux situés en périphérie de la cellule juste au-dessous du sarcolemme.
Le cytoplasme, appelé sarcoplasme, contient un grand nombre de **myofibrilles** parallèles qui parcourent toute la longueur de la cellule par centaines jusqu'à des milliers. Le sarcoplasme contient des réserves importantes de glycogène, de **myoglobine** ainsi que de nombreuses mitochondries. La myoglobine est une chromoprotéine qui s'apparente à l'hémoglobine : comme elle, il s'agit d'un pigment rouge qui se lie à l'oxygène de manière réversible. Elle libère l'oxygène nécessaire à la contraction musculaire.

• Les myofibrilles et les myofilaments

➔ Chaque myofibrille est constituée de structures nommées **myofilaments**, dont il existe deux types : les **myofilaments minces d'actine** et les **myofilaments épais de myosine**. L'actine et la myosine sont des protéines.

Leur disposition dans la myofibrille conduit à une alternance de bandes sombres (nommées *stries A*) et claires (nommées *stries I*), qui explique la « striation » transversale des cellules musculaires squelettiques au microscope optique et l'appellation de muscles « striés ». Au milieu des bandes claires I existe une zone plus foncée, la *ligne Z*.

- Un filament mince a une structure hélicoïdale qui ressemble à deux colliers de perles entrelacés, les perles étant des molécules d'**actine**.

- Un filament épais est un faisceau de quelques centaines de molécules de **myosine**, chacune d'elles étant constituée d'une queue et de deux têtes globuleuses en forme de crosse de hockey. L'assemblage est tel que les têtes font saillie autour du filament épais, constituant autant de sites de liaison possibles avec les molécules d'actine des filaments fins voisins.

Structure et ultrastructure du muscle squelettique strié.

Du muscle, composé de cellules particulières à sa structure moléculaire

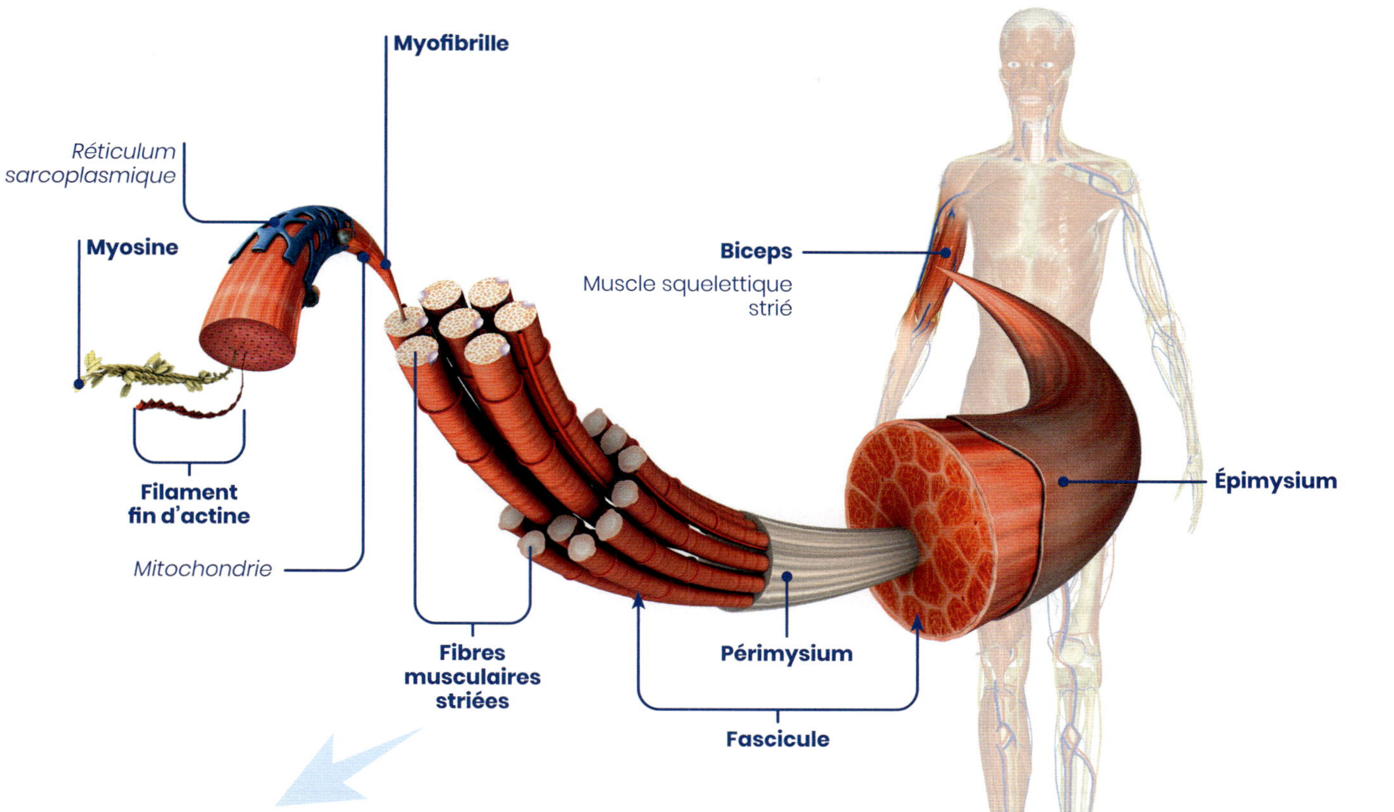

- **La fibre musculaire striée :**

une cellule géante plurinucléée, occupée à 80 % par des myofibrilles.

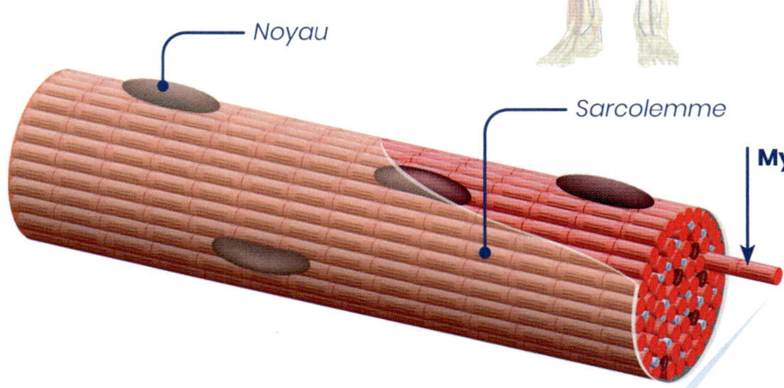

- **La myofibrille :**

unité contractile du muscle qui présente une striation transversale.

- **Les myofilaments :**

des protéines contractiles qui composent les myofibrilles.

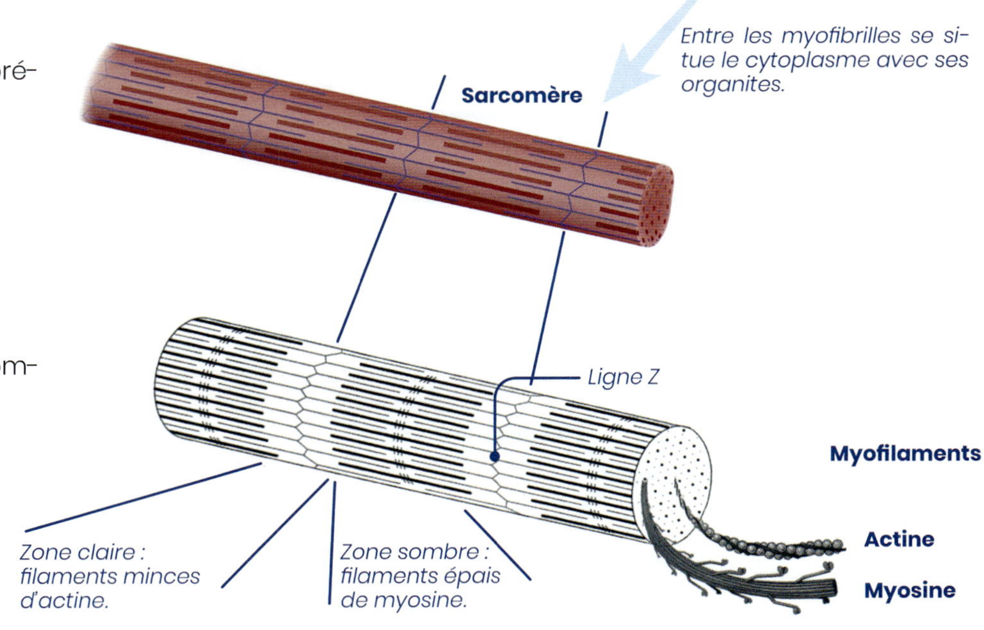

Programme **BTS** ++

La contraction musculaire à l'échelle du sarcomère : un moteur moléculaire

Le sarcomère : unité fonctionnelle du muscle squelettique, responsable de la contraction.

On appelle *sarcomère* la région comprise entre deux lignes Z successives, composée d'une bande sombre bordée de deux moitiés de bandes claires, chaque myofibrille étant un enchaînement de sarcomères placés bout à bout.

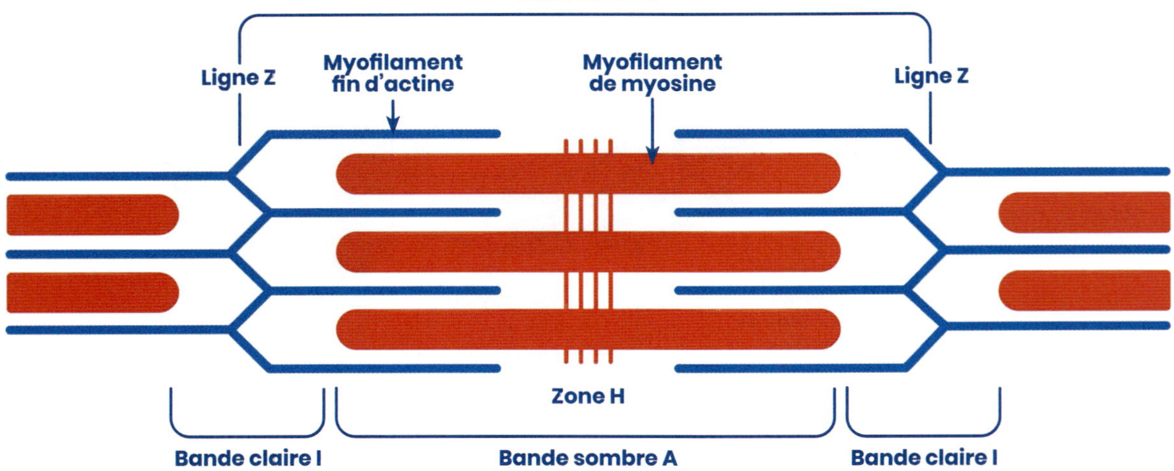

• *Le mécanisme du raccourcissement du muscle strié*

Différences entre un sarcomère à l'état relâché et un sarcomère à l'état contracté.

Le raccourcissement du muscle est assuré par le glissement des filaments minces (actine) le long des filaments épais (myosine). Il s'ensuit que le sarcomère se raccourcit comme un tube télescopique.

Sarcomère relâché

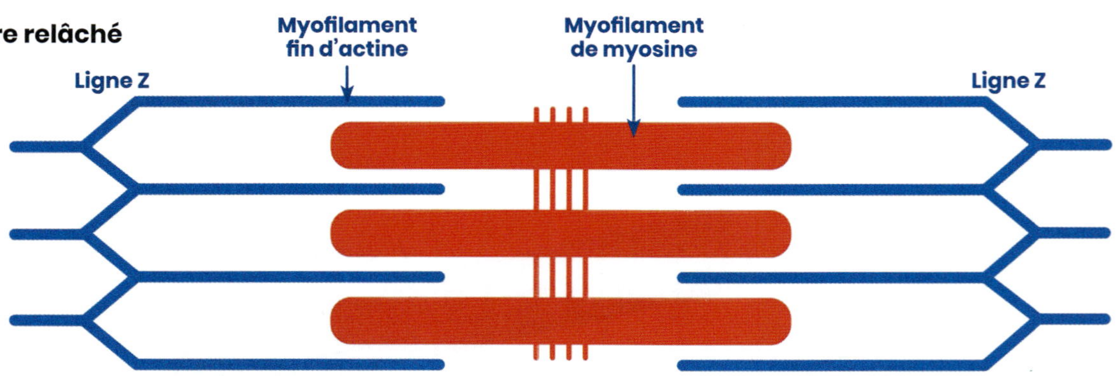

Sarcomère contracté

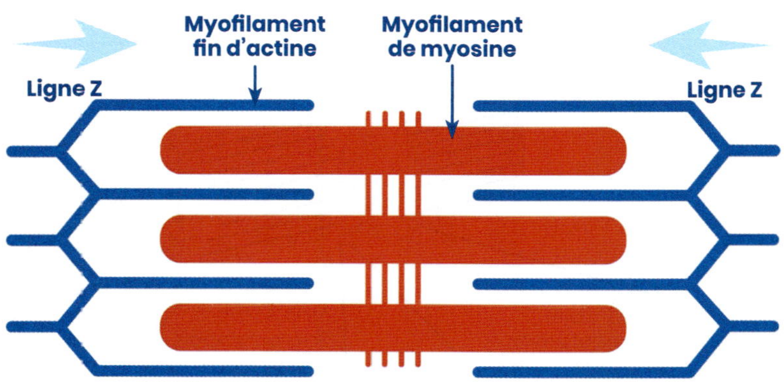

Programme BTS ++

• Comment ça marche ?

Le raccourcissement du muscle est assuré par le glissement des filaments minces (actine) le long des filaments épais (myosine). Il s'ensuit que le sarcomère se raccourcit comme un tube télescopique.
Les filaments fins d'actine sont disposées en deux chaînes enroulées sur elles-mêmes en hélice. Sur ces chaînes se trouvent des molécules de tropomyosine qui recouvrent partiellement les sites de liaison de la myosine sur l'actine. Chaque molécule de tropomyosine est maintenue dans cette position de blocage par une molécule de troponine.

Au repos les têtes de myosine ne sont pas liées à l'actine et les filaments peuvent glisser facilement les uns sur les autres lorsque le muscle est étiré passivement.
Lorsqu'un potentiel d'action, en provenance d'un nerf moteur, arrive sur la membrane plasmique d'une fibre musculaire il se produit une libération massive de calcium provenant du réticulum sarcoplasmique. Le calcium va se fixer sur les molécules de troponine, provoquant la libération des sites de liaison de l'actine par la tropomyosine et la fixation des têtes de myosine sur l'actine.

Dès qu'une tête de myosine entre en liaison avec un filament d'actine une molécule d'ATP est hydrolysée.
Les têtes de myosine vont alors effectuer une rotation provoquant le déplacement de l'actine et le raccourcissement du sarcomère.

Le fonctionnement des têtes de myosine ressemble à l'action des rameurs sur une barque sauf que les têtes de myosine ne sont pas toutes synchronisées. Au cours d'une contraction, chaque tête accomplit plusieurs cycles « liaison-rotation » indépendants les uns des autres.

La contraction s'arrête lorsque le potentiel d'action disparaît. Le calcium retourne dans le reticulum sarcoplasmique et la tropomyosine reprend sa place sur les sites de fixation de l'actine, empêchant toute liaison actine-myosine.

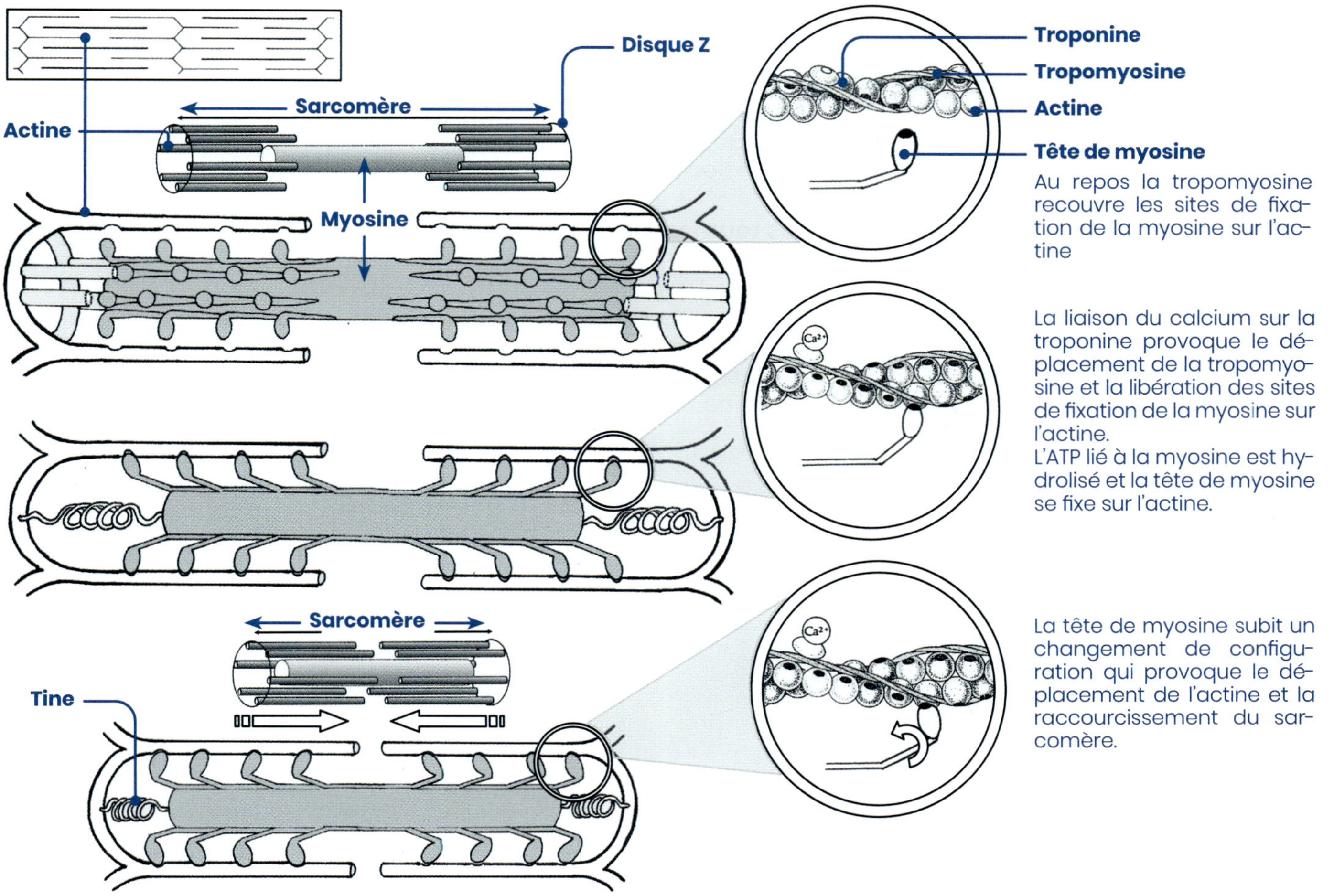

Programme **BTS**

Le mécanisme de la contraction musculaire et de la thermogenèse

• *La source d'énergie pour alimenter la contraction des muscles squelettiques*

➔ *L'adénosine triphosphate* (ou ATP) est la seule source d'énergie directement utilisée par les fibres musculaires pendant la contraction.

➔ L'ATP intervient dans l'interaction entre les myofilaments d'actine et de myosine ainsi que dans leur glissement qui aboutit à la contraction du muscle.

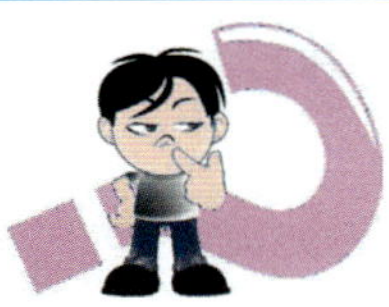

C'est quoi l'ATP ?

Les sources d'énergie présentes dans la nourriture ne peuvent pas servir directement à alimenter les fonctions de l'organisme. Une partie de cette énergie est stockée sous forme de liaisons chimiques dans une substance nommée *adénosine triphosphate*, ou *ATP*. Lorsque ces liaisons chimiques sont rompues, elles libèrent leur énergie, qui peut alors être utilisée par la cellule. C'est ce qui se passe au niveau des cellules musculaires pour leur permettre de se contracter et de produire un travail mécanique.

Conséquence. La seule source d'énergie pour alimenter la contraction musculaire étant l'ATP, il s'ensuit que les nombreuses molécules d'ATP consommées au fur et à mesure de la contraction doivent être régénérées pour que la contraction puisse se poursuivre.

La régénération de l'ATP est assurée par le glucose apporté par le sang et la réserve de glycogène musculaire. Le glucose et le glycogène sont métabolisés par les mitochondries pour libérer l'énergie stockée dans les liaisons chimiques de l'ATP.

• *Le mécanisme de la production de chaleur*

Presque toutes les étapes du métabolisme sont des ruptures de liaison chimiques qui libèrent de l'énergie pour la transférer à une nouvelle liaison dans autre molécule.

➔ Comme les niveaux d'énergie ne sont pas tous les mêmes, il y a toujours un peu d'énergie excédentaire qui est libérée sous forme de chaleur.

Dans le cas du muscle, il y a production d'ATP à partir d'énergie contenue dans le glucose.
Cet ATP permettra d'obtenir une énergie mécanique nécessaire à la contraction du muscle.
Cependant, le rendement n'étant pas de 100 %, seulement 40 % de l'énergie du glucose sera converti en ATP, le reste sera évacué sous forme de chaleur. *De ce fait, le processus de contraction musculaire produit de la chaleur.*

En cas de forte activité musculaire, il existe une forte production de chaleur qui devra être réduite par des mécanismes de thermorégulation.

Programmes BP / BAC PRO

Les muscles et les techniques esthétiques : l'électrostimulation

L'électrostimulation est une *impulsion électrique variable en intensité** et en durée, transmise à différents muscles par l'entremise de deux ou plusieurs électrodes.**

*En électricité, on appelle impulsion la croissance brusque de l'intensité du courant à partir d'une valeur nulle pour atteindre une amplitude maximale, qui reste constante pendant une certaine durée, avant de redescende brusquement à son niveau bas.

**Le muscle ne répond qu'à partir d'une certaine intensité. Ensuite, la contraction sera proportionnelle à l'augmentation de l'intensité.

L'impulsion provoque la contraction du ou des muscles choisis sans que le système nerveux somato-sensoriel n'intervienne.

REMEMBER

- **« L'électrostimulation est, à ce jour, la seule technique à avoir un effet tenseur sur le muscle [...], l'effet premier et quasi le seul* ».**
  *Thomas Gruot, Beauty Tech. Les Nouvelles Esthétiques Septembre 2020 – page 75.
- **Les appareils d'électrostimulation utilisés en Esthétique n'ont donc pas vocation à pratiquer une « rééducation musculaire », qui est du domaine médical.**
- **Le but est d'*améliorer la tonicité de muscles sains*, et ainsi de parfaire la morphologie du corps. Il n'y a pas d'augmentation de la masse musculaire, obtenue seulement par l'activité sportive.**

• *Principe de fonctionnement des appareils d'électrostimulation*

Un générateur de courant de basse ou moyenne fréquence envoie un train d'impulsions au niveau des muscles traités, qui engendre provoquent une contraction passive des muscles, correspondant à des secousses musculaires telles qu'elles sont décrites page 62.
Les trains d'impulsions sont séparés par des périodes de repos (qui doivent être égales au double de la période de stimulation).

• *Effets recherchés / Dans quelles situations professionnelles ?*

Augmentation de la « tonicité » des muscles peauciers du visage, du cou, du décolleté.
Ne pas oublier que le platysma envoie des fibres musculaires dans la peau du sein ce qui ne rend pas vaines les stimulations de ce muscle.

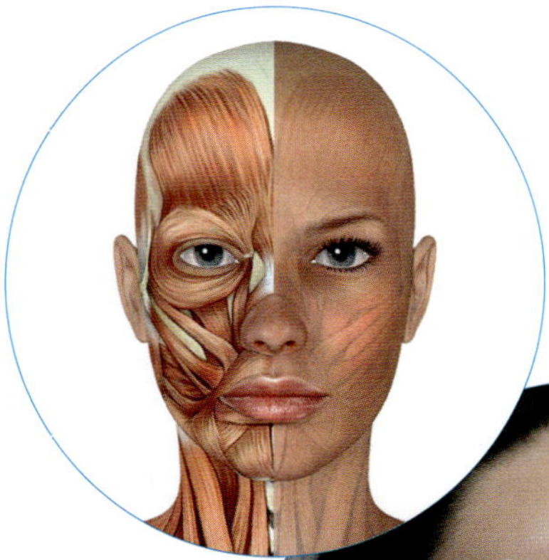

Dans les régions gynoïdes, où est localisée la cellulite, l'électrostimulation des muscles sous-jacents atténue son aspect. Jumelée au cours d'une même séance à l'ionophorèse d'un produit anti cellulitique, *favorise la diffusion de celui-ci*, car les contractions musculaires augmentent le flux sanguin.

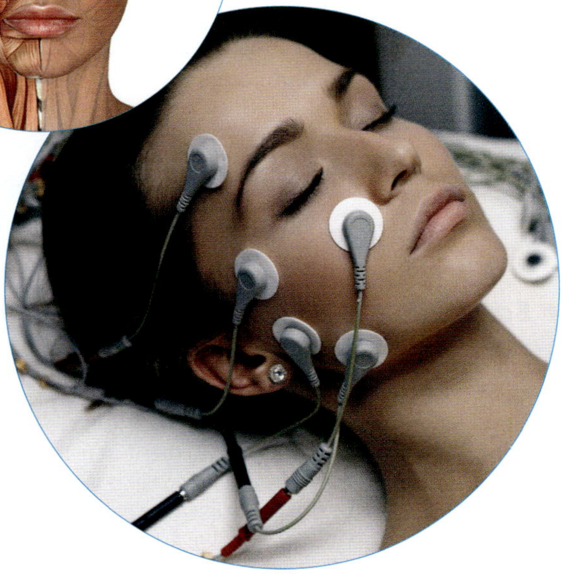

Au niveau des membres inférieurs, les stimulations des muscles gastrocnémiens en particulier, favorisent le retour du sang veineux et de la lymphe (drainage veino-lymphatique pour jambes lourdes).

Programme **BTS ++**

La toxine botulique

• Présentation de la toxine botulique.

La toxine botulique est produite par un micro-organisme (*Clostridium botulinum*) provoquant la paralysie des muscles squelettiques.

En médecine esthétique, on bloque la transmission entre les neurones et certains muscles en y injectant une petite dose de toxine, ce qui entraîne une diminution de la contraction du muscle concerné et permet d'effacer transitoirement les rides dont il est responsable.
En février 2003, l'Afssaps (qui s'appelle maintenant l'ANSM [Agence Nationale de la Sécurité du Médicament]) a octroyé la première Autorisation de Mise sur le Marché (AMM) à une spécialité destinée à traiter les rides inter sourcilières.
Une autre spécialité a obtenu l'AMM en 2009, et bien d'autres depuis.

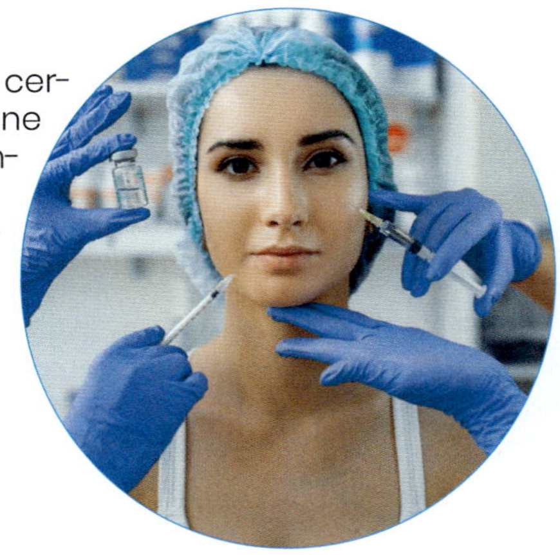

• Mode d'action en un schéma.

Le blocage de la contraction musculaire par la toxine botulique.

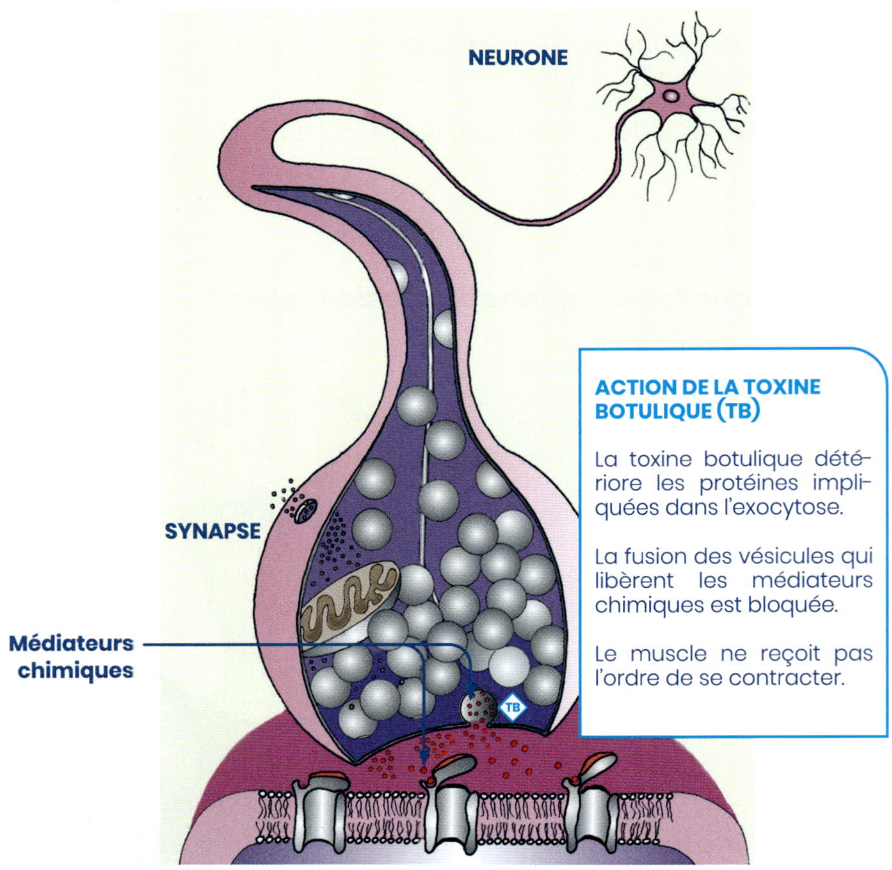

• Son utilisation dans certains produits cosmétiques en fonction de la législation en vigueur. Trois points connus.

- **Point 1.** Actuellement, la réglementation ne concerne que la toxine botulique en injection, qui ne peut être délivrée qu'à des professionnels de santé habilités.
- **Point 2.** Les crèmes actuellement sur le marché ne contiennent pas de toxine botulique *stricto sensu*, telles que les crèmes « botox-like » ou à base de « botox végétal » (?).
- **Point 3.** Des tests sont réalisés aux USA. En Europe, pas d'aval pour l'instant.

Source : Professeur M.C. Martini - 2023.

CHAPITRE 4

L'ANATOMIE ET LA PHYSIOLOGIE DU SYSTÈME CARDIO-VASCULAIRE

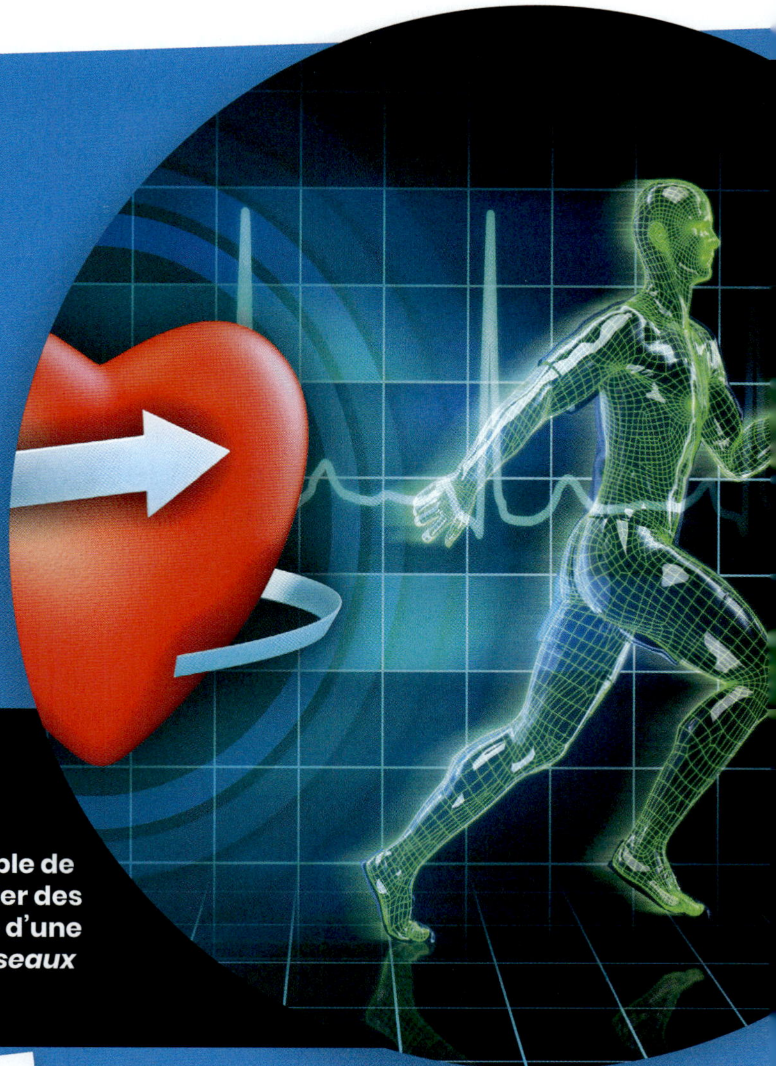

Message clé

Le système cardio-vasculaire est un ensemble de structures anatomiques destinées à véhiculer des liquides, le *sang* et la *lymphe*. Il est constitué d'une pompe, le *cœur*, et de canalisations, les *vaisseaux sanguins* et les *vaisseaux lymphatiques*.

Je dois savoir :

BP / BAC PRO

- ☐ les interdépendances anatomiques entre la circulation sanguine et la circulation lymphatique ;
- ☐ expliquer la formation de la lymphe et les relations entre lymphe interstitielle et lymphe canalisée ;
- ☐ les territoires de l'organisme drainés par le canal thoracique et le canal lymphatique droit ;
- ☐ les rôles de la lymphe ;
- ☐ les effets des techniques de drainage esthétique ;
- ☐ caractériser et reconnaître un œdème et un hématome, préciser les limites d'intervention de l'esthéticien(ne) et citer les précautions à prendre lors des soins esthétiques ;

BTS

- ☐ circulation sanguine et lympathique.

1 LES INTERDÉPENDANCES ENTRE LA CIRCULATION SANGUINE ET LA CIRCULATION LYMPHATIQUE

1 • LE CŒUR : AU CENTRE DE LA CIRCULATION SANGUINE ET LYMPHATIQUE

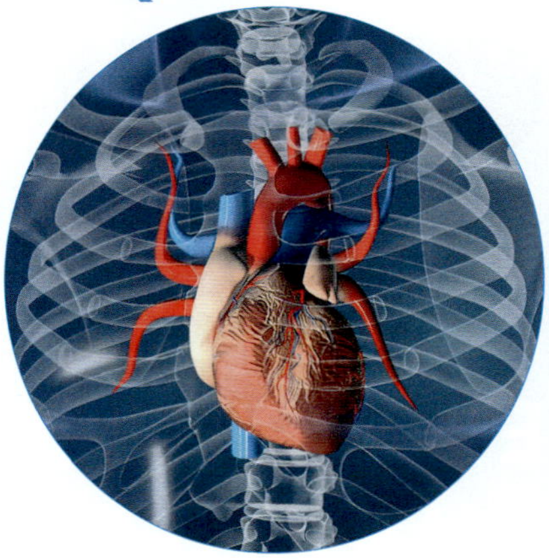

Le cœur tel qu'il apparaît à l'ouverture du thorax

- *Situation :* dans le thorax, un peu à gauche de la ligne médiane. Il repose sur le diaphragme.
- *Grosseur :* 1,5 fois le poing de son propriétaire.
- *Poids chez l'adulte :* 300 g.

Le cœur à ciel ouvert et les gros vaisseaux qui en partent et qui y arrivent

- Le cœur est un muscle creux, le *myocarde*. Il est divisé en deux parties, le cœur gauche et le cœur droit, séparées par une épaisse cloison.
- Chaque cœur comprend un *atrium* (anciennement oreillette) à parois minces et un *ventricule* à parois épaisses.
- Des *valves*, structures membraneuses qui fonctionnent comme les portes d'une écluse, empêchent le sang de refluer dans les atriums lorsque les ventricules se contractent : *valve tricuspide* à droite et *valve bicuspide (ou valve mitrale)* à gauche.

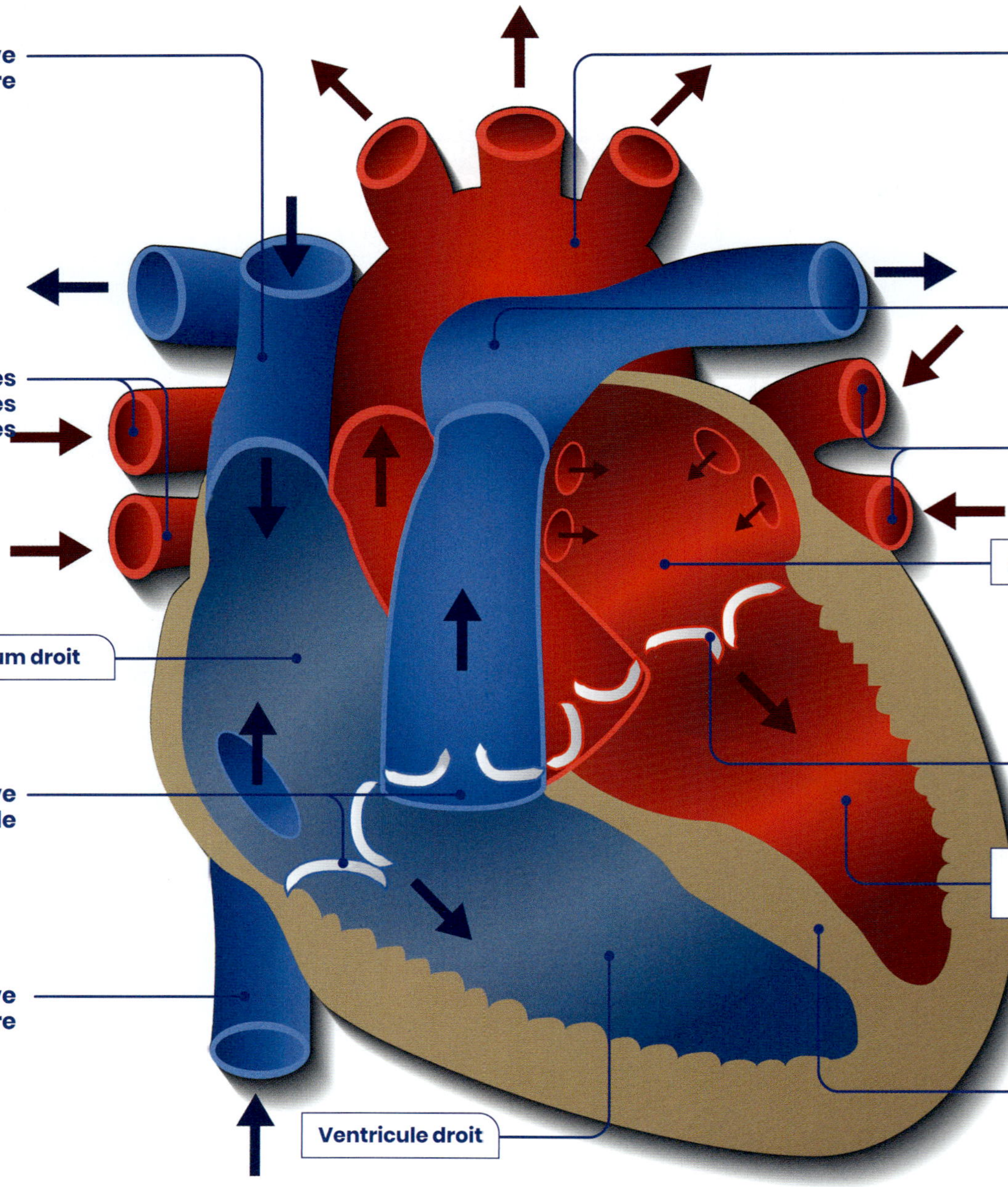

2 • LA CIRCULATION SANGUINE

Le sang circule à sens unique dans le cœur : des atriums aux ventricules. Il est éjecté des ventricules dans les deux grosses artères qui en partent : l'aorte et le tronc pulmonaire.

Un réseau de « canalisations » véhicule le sang : *les vaisseaux sanguins*. Il en existe 3 types :

les ***artères***, qui transportent le sang du cœur vers le reste du corps, les ***veines***, qui collectent le sang du corps et le transportent vers le cœur, et les ***capillaires sanguins***, qui relient les artères aux veines. Ces vaisseaux sanguins de très petit calibre (5 à 30 µm), s'infiltrent dans tous les tissus de l'organisme, et c'est à travers leur paroi que se font les *échanges de substances et de gaz* (Voir ③ et ④ dans le schéma) entre le sang et les cellules des tissus environnants.

Anatomiquement, il existe à partir du cœur un double circuit : *la circulation systémique, issue du ventricule gauche par l'aorte et la circulation pulmonaire où le sang, ramené au cœur par la grande circulation, est lancé vers les poumons par le ventricule droit pour être recyclé.*

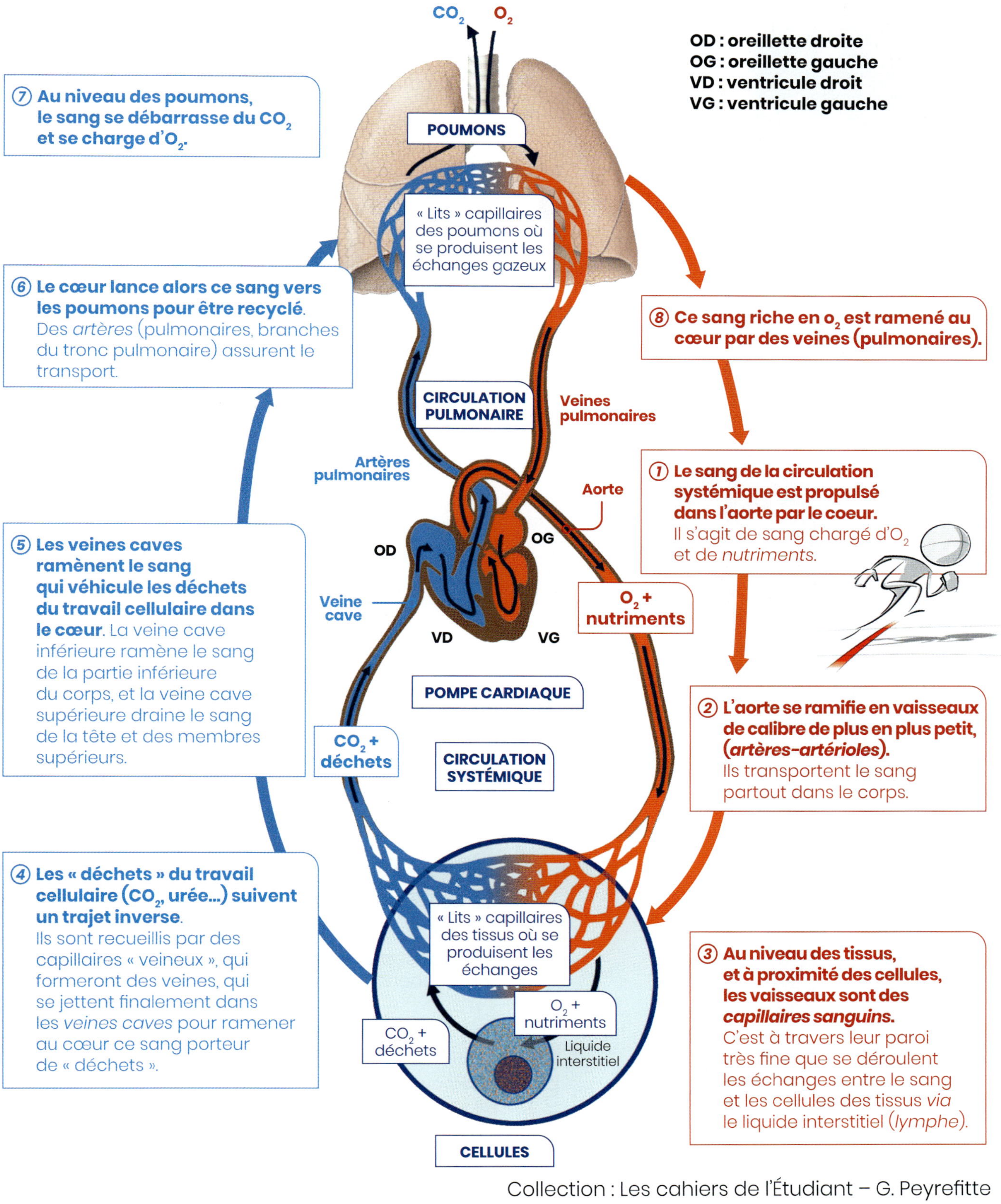

3 • LA CIRCULATION LYMPHATIQUE

L'interdépendance anatomique entre circulations sanguine et lymphatique : la lymphe rejoint la circulation sanguine

La circulation lymphatique est un réseau de canalisations qui naissent dans toutes les régions du corps et forment une voie à sens unique aboutissant dans de grosses veines de la base du cou* rejoignant ainsi la circulation sanguine.

*Les grosses veines de la base du cou sont les veines sous-clavières qui forment elles-mêmes la veine cave supérieure.

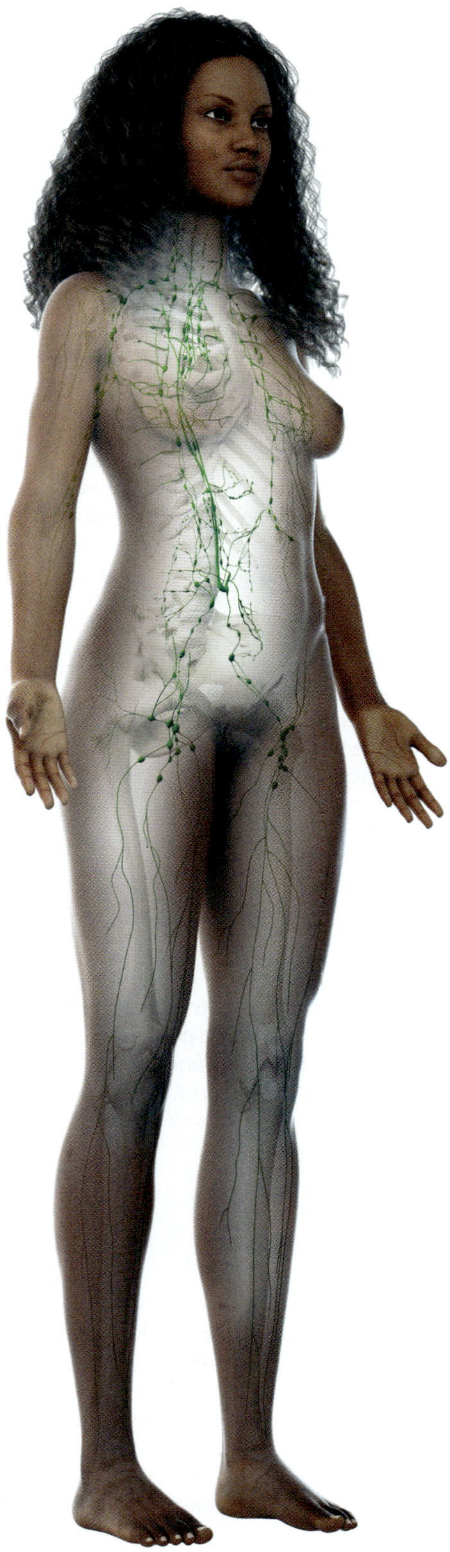

3 **Les gros vaisseaux collecteurs se rejoignent pour former finalement deux gros vaisseaux :**

- le *conduit thoracique ;*
- et le *conduit lymphatique* droit.

2 **Les *vaisseaux collecteurs* se constituent en un réseau dense.**

- Le long de ces vaisseaux existent les ***nœuds (ex « ganglions ») lymphatiques***, des renflements ovoïdes, du volume d'un pois, échelonnés le long des vaisseaux lymphatiques.
- Il en existe des centaines, soit isolés, soit groupés en *lymphocentres*, des lieux de rencontre lymphe-sang, où la lymphe s'enrichit de cellules immunitaires, les *lymphocytes*.
- ***La citerne du chyle (ex-citerne de Pecquet)*** est un gros nœud lymphatique où aboutissent les canaux lymphatiques de l'intestin grêle, dont la lymphe véhicule les produits de la digestion des graisses.

1 ***Au départ de la circulation lymphatique se trouvent des capillaires lymphatiques.***

- Leur extrémité est en cul-de-sac, comme des doigts de gant.
- Ces capillaires sont faits d'une seule couche de cellules très plates et peu jointives, permettant le passage des grosses molécules.
- Ils convergent pour former des vaisseaux de plus en plus gros, nommés ***vaisseaux collecteurs***.
- Les vaisseaux collecteurs sont munis de *valvules*, qui empêchent la lymphe de refluer.

À NOTER

Vaisseaux lymphatiques et veines suivent des trajets anatomiques identiques.

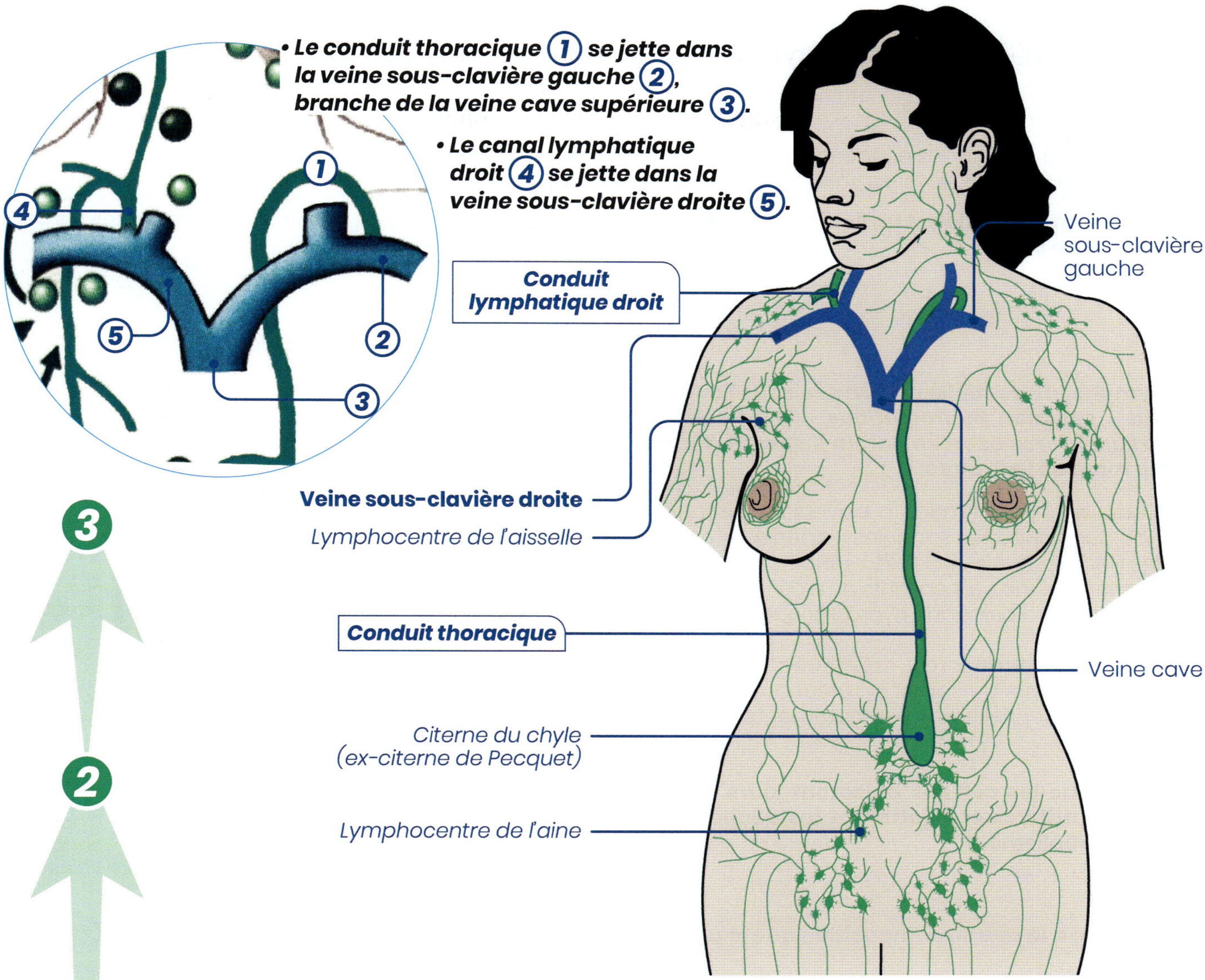

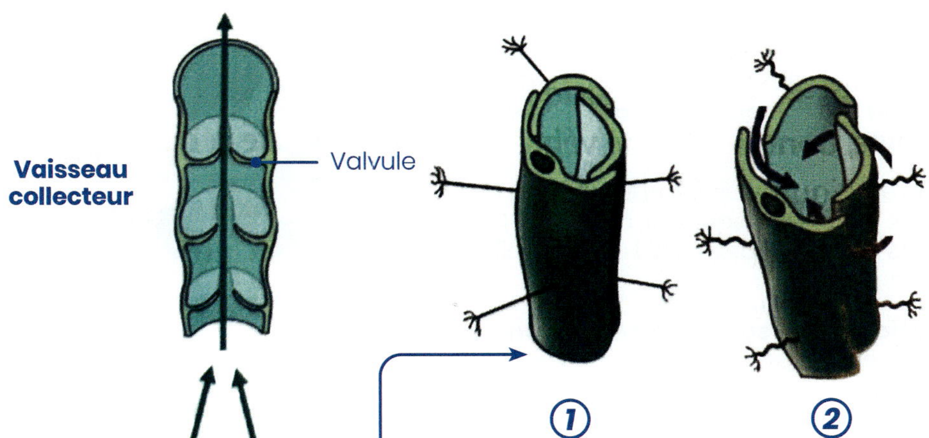

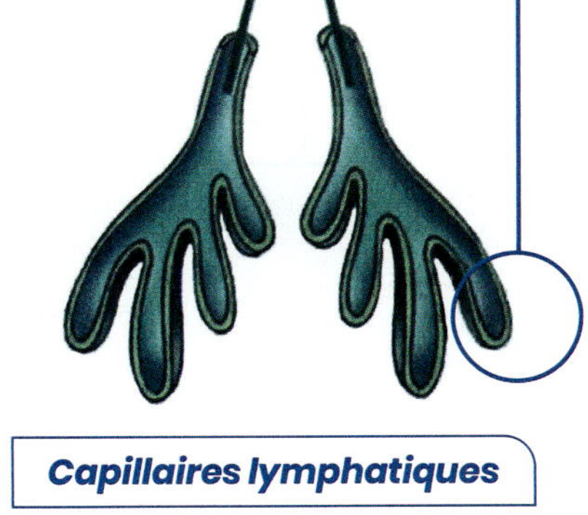

Extrémités du lymphatique initial
Des filaments de collagène fixent les cellules qui forment la paroi des capillaires lymphatiques dans le tissu environnant. C'est ainsi qu'elles ouvriront (2) ou fermeront (1) les espaces qui les séparent, permettant ou non le passage des éléments de la lymphe interstitielle dans un sens ou dans un autre en fonction des différences entre les pressions hydrostatique et oncotique.

L'interdépendance physiologique : formation, composition de la lymphe

On distingue :

- la lymphe qui occupe les espaces intercellulaires, nommée *lymphe interstitielle* ;
- la lymphe qui circule dans les vaisseaux lymphatiques, dite *lymphe canalisée.*

La lymphe interstitielle est un liquide incolore en perpétuel renouvellement, qui circule entre toutes les cellules de notre corps.

1

La lymphe interstitielle est formée sous l'action de la « *pression hydrostatique* » *(hydrostatic pressure)*, force exercée par un fluide en raison de la force de la gravité.

Elle naît ainsi par filtration à travers la paroi très mince des capillaires sanguins « artériels » (capillaires dans lesquels circule du sang riche en O_2 et en nutriments) de composants du plasma sanguin, sous l'effet de la pression « hydrostatique ».

Le liquide de filtration est constitué d'une partie des constituants du sang : eau, leucocytes (lymphocytes essentiellement) et nutriments, sauf les protéines.

C'est là que les cellules puiseront leurs substances nutritives et rejetteront les déchets de leur métabolisme.

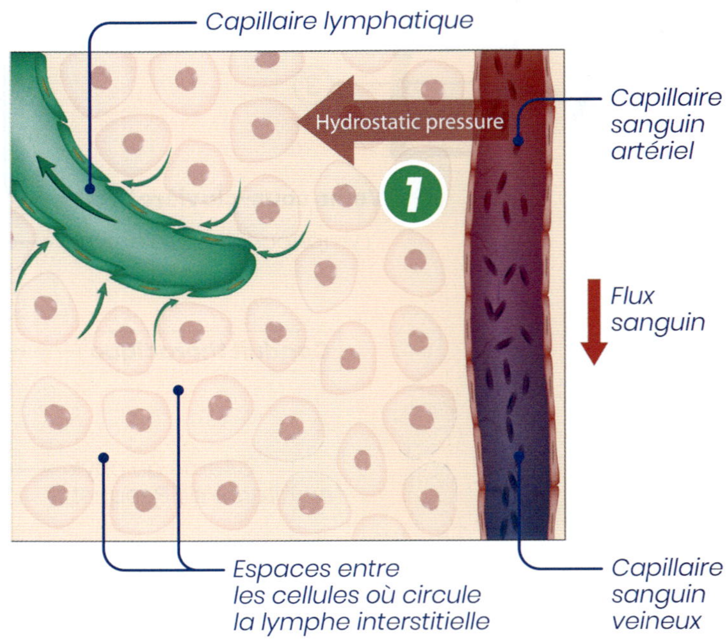

La lymphe a la même composition que le plasma sans les protéines et les lipoprotéines.

2

La lymphe interstitielle doit être régénérée pour se réapprovisionner en nutriments et en éliminer les déchets du travail cellulaire qui ne peuvent pas s'accumuler à l'infini.

Le liquide interstitiel est *réabsorbé* par les capillaires veineux (capillaires qui ont récupéré le CO_2 et les déchets du travail cellulaire) et les capillaires lymphatiques.

La réabsorption se fait sous l'effet de la « *pression oncotique* » *(oncotic pressure)*, *force exercée par les protéines du plasma, qui attire l'eau dans le système circulatoire.*

Cette « réintégration » d'eau chargée des déchets du métabolisme cellulaire dans le système circulatoire s'effectue *lorsque la pression oncotique est supérieure à la pression hydrostatique.*
Ce renouvellement se fait à 90 % par voie sanguine, et 10 % par voie lymphatique.
C'est ainsi que plus de 20 litres d'eau sont filtrés chaque jour à travers les capillaires artériels et sont ensuite « réintégrés » dans le système circulatoire, *via* les capillaires veineux et lymphatiques.

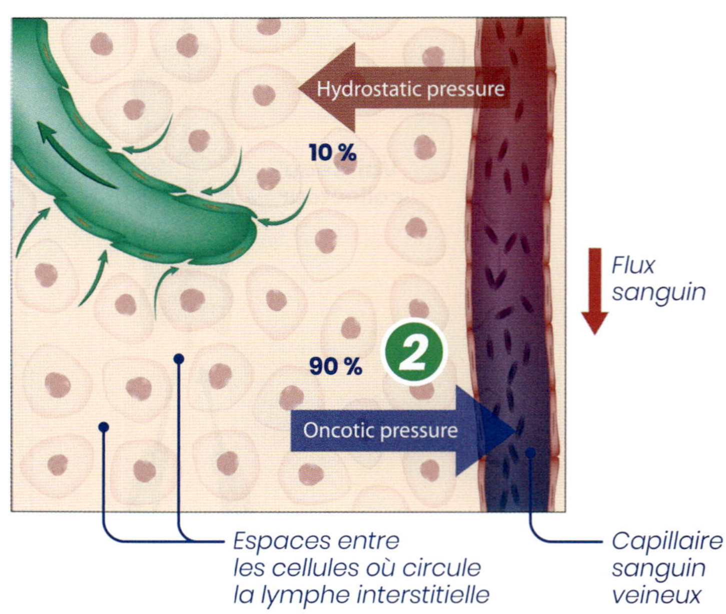

La lymphe interstitielle joue donc le *rôle d'intermédiaire entre le sang et les cellules* qu'elle baigne en leur apportant les éléments nutritifs et en recueillant leurs déchets.

REMEMBER

- Si la pression hydrostatique est supérieure à la pression oncontique ➔ formation de lymphe interstielle.
- Si la pression hydrostatique est inférieure à la pression oncotique ➔ réintégration d'eau chargée de déchets dans le système circulatoire.

Le schéma-résumé.

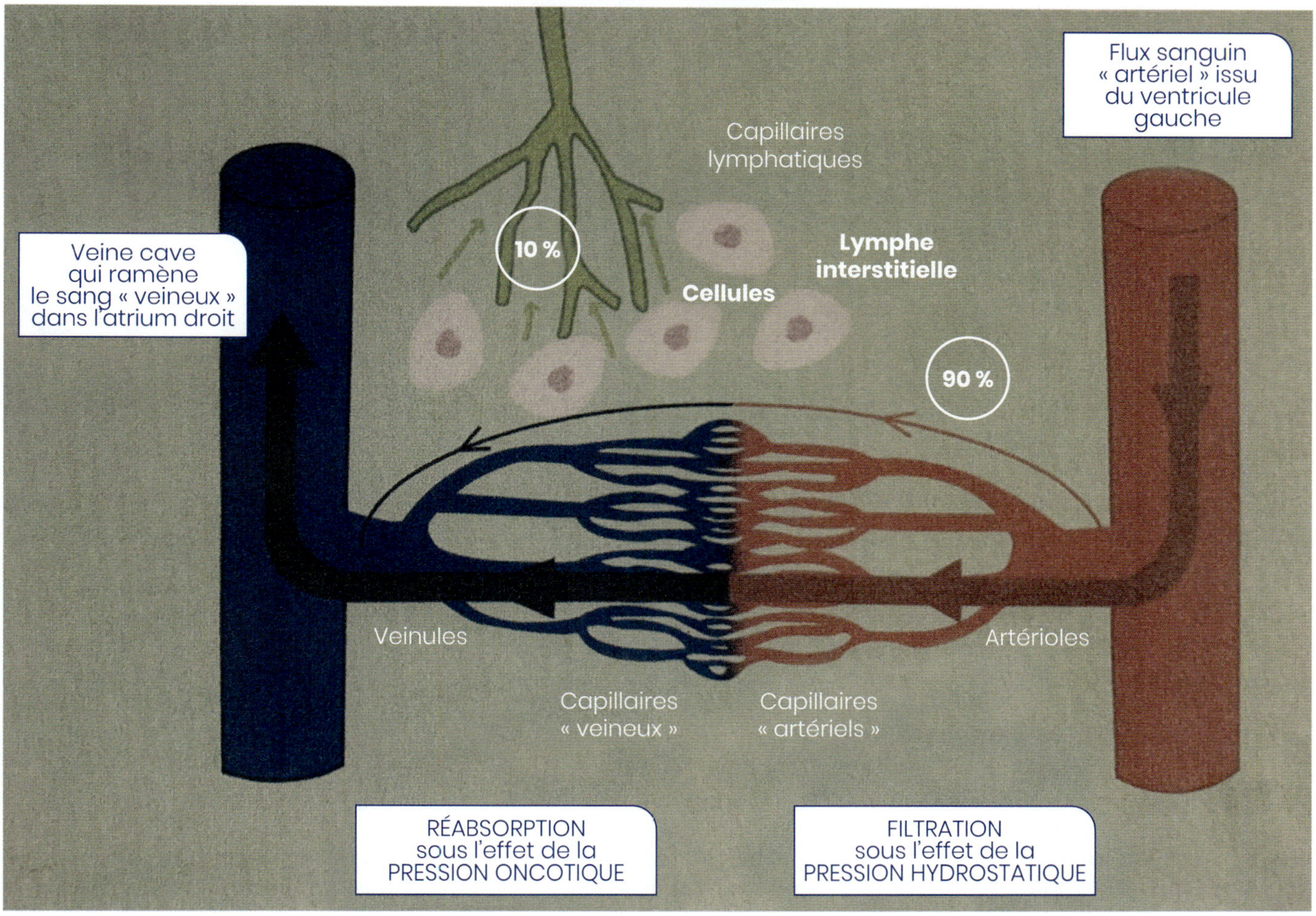

La lymphe canalisée est déversée dans les gros vaisseaux de la base du cou.

Les rôles physiologiques de la lymphe

- ***Le rôle immunitaire.*** La lymphe joue un rôle important dans la défense immunitaire en dirigeant les antigènes microbiens depuis les tissus infectés vers les nœuds lymphatiques, où gîtent les lymphocytes. Au contact des antigènes, ces leucocytes sont alors activés, ce qui entraîne l'activation de la réponse immunitaire (et le gonflement des nœuds lymphatiques). Si ces lymphocytes sont des lymphocytes B, ils produisent des anticorps ; si ce sont des lymphocytes T, ils se transforment en lymphocytes T cytotoxiques capables de détruire les microbes à l'origine de ces antigènes en allant sur le site de l'infection *via* les vaisseaux lympathiques.
- ***Le rôle nutritif.*** La lymphe apporte dans le sang les graisses recueillies dans l'intestin grêle.
- ***Le rôle de drainage.*** La lymphe véhicule des déchets cellulaires. Elle draine aussi les liquides en excès dans les tissus pour éviter les œdèmes. Elle véhicule aussi les cellules cancéreuses, qui iront créer des métastases.

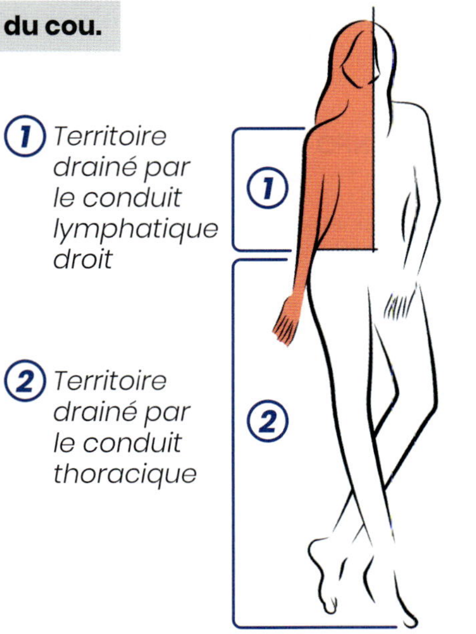

Le drainage des différentes parties du corps se fait comme décrit sur le schéma ci-contre.

2 LES EFFETS DES TECHNIQUES DE DRAINAGE ESTHÉTIQUE

Les techniques manuelles

Les techniques manuelles de bien-être et de confort sur la circulation sanguine et lymphatique ont pour rôle essentiel d'aider le « retour » du sang veineux et de la lymphe des membres inférieurs vers le cœur, un retour difficile car cette masse liquidienne doit progresser contre les lois de la pesanteur.

Ces techniques intéressent donc le système veineux et le système lymphatique dont les trajets anatomiques sont parallèles.
Il existe une « solidarité veino-lymphatique », si bien que le système veineux et le système lymphatique bénéficient dans le même temps des techniques employées, destinées à aider la progression du sang et de la lymphe vers le haut.
Par voie de conséquence, elles sont bénéfiques à la *prévention de la maladie veineuse*, qui touche de nombreuses femmes (mais aussi les hommes) et qui passe souvent inaperçue.

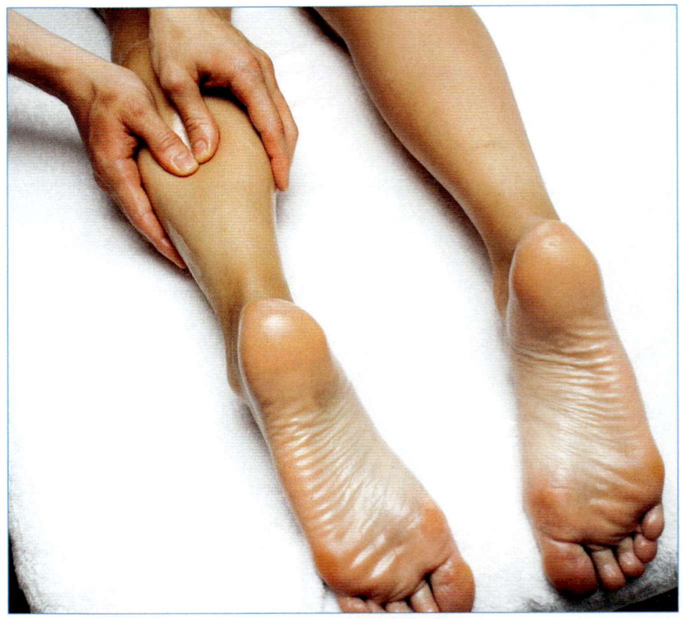

Le drainage veino-lymphatique : une technique manuelle de bien-être et de confort pour la circulation sanguine et lymphatique.

« Le drainage lymphatique réalisé lors de la prise en charge d'une patiente ayant subi une intervention chirurgicale d'un cancer du sein doit être réalisé impérativement par un masseur-kinésithérapeute diplômé (...). »

Communiqué de l'Ordre des Masseurs-Kinésithérapeutes paru dans la revue professionnelle « Les Nouvelles esthétiques » de Janvier 2021-page 81.

Une kinésithérapeute précise également dans le même numéro de cette revue (page 81) :
« Le drainage lymphatique médical ne peut être effectué que par des kinésithérapeutes. Pour le drainage lymphatique de confort, il y a une tolérance mais dans un cadre spécifique de respect du protocole et de vérification des contre-indications. Lors de ma formation de kinésithérapeute il nous a bien été précisé le **principe de la non-douleur**. Un massage doit toujours être supportable [...].
Si la pression est trop forte, elle va écraser les vaisseaux lymphatiques et veineux, voire les endommager.

FLASH INFO ***Une adaptation de la nature à la vie de la girafe !***

Le sang veineux de la girafe, pour revenir de l'extrémité de ses longues pattes jusqu'au cœur, doit remonter plus de deux mètres !
Pour l'y aider, la nature a pourvu la partie inférieure des pattes de cet animal d'une peau très épaisse qui constitue une sorte de « collant de contention naturel », un aménagement qui s'avère très efficace dans la propulsion du sang vers le cœur.

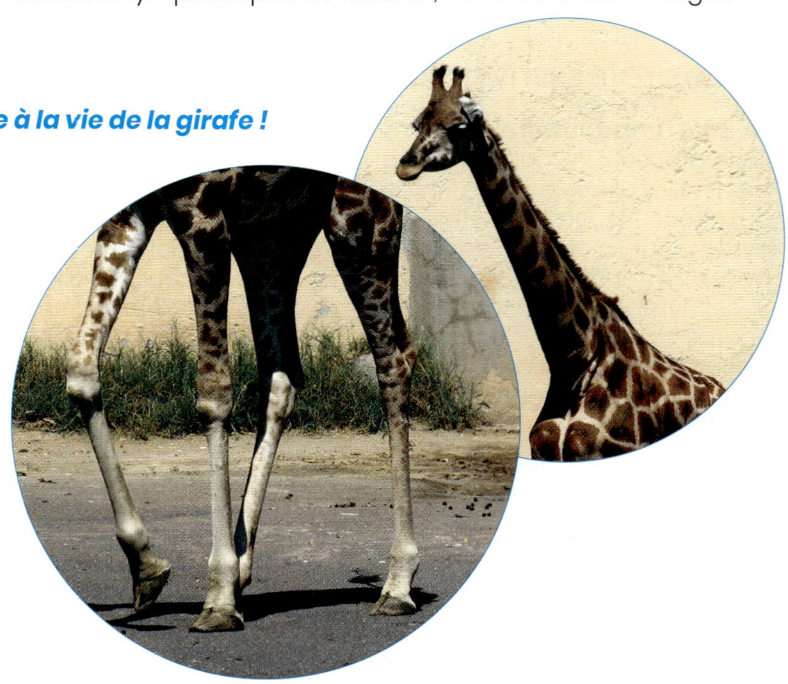

L'appareil de presso-esthétique

• *Fonction globale et principe de fonctionnement*

Appareil électrique qui permet de faciliter le retour des liquides veino-lymphatiques au moyen d'un système mécanique et pneumatique sous pression.

Il produit un *massage alternant des compressions et décompressions dans des « bottes »* (ou des manchons pour les bras ou une ceinture pour le ventre), munies de compartiments gonflables indépendants reliées à un compresseur qui leur envoie de l'air par l'intermédiaire de tubes souples.
Ceux-ci se gonflent progressivement afin d'exercer, à intervalles réguliers, une pression plus ou moins forte, continue ou séquentielle, selon l'effet recherché.
En somme, il s'agit d'un succédané mécanique du drainage manuel.

• *Description de l'appareil et accessoires*

L'appareil est constitué d'un coffret métallique ou plastique muni de :
- un *compresseur* ou pompe capable de produire des pressions plus ou moins élevées ;
- un *écran de programmation* relié au compresseur ;
- un *ordinateur de régulation et de contrôle de différents programmes* ;
- différents *boutons de réglage* (pression, durée du traitement, temps de gonflage).

Les accessoires : des *tubes flexibles d'alimentation des bottes, manchons et ceinture abdominale*, reliant les sorties d'air aux *compartiments gonflables indépendants*.

• *Techniques d'utilisation*

- Appliquer un gel rafraîchissant sur l'ensemble des jambes.
- Protéger les jambes avec un pantalon plastifié jetable.
- Enfiler les bottes, l'une après l'autre. Veiller à bien les fermer.
- Surélever légèrement les jambes.

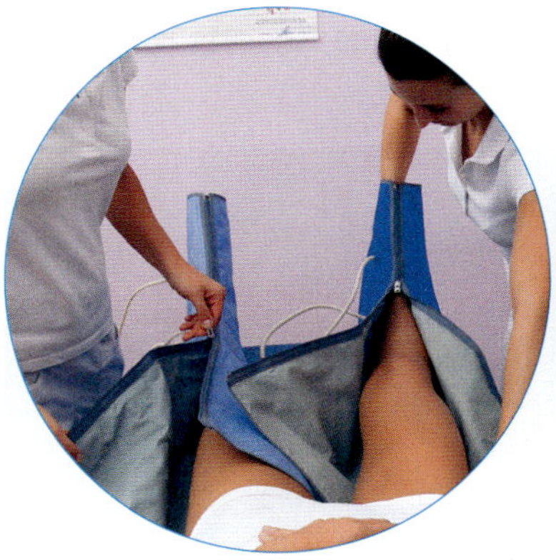

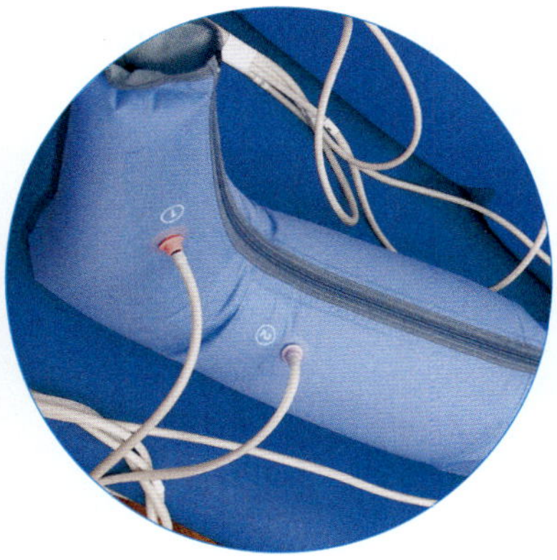

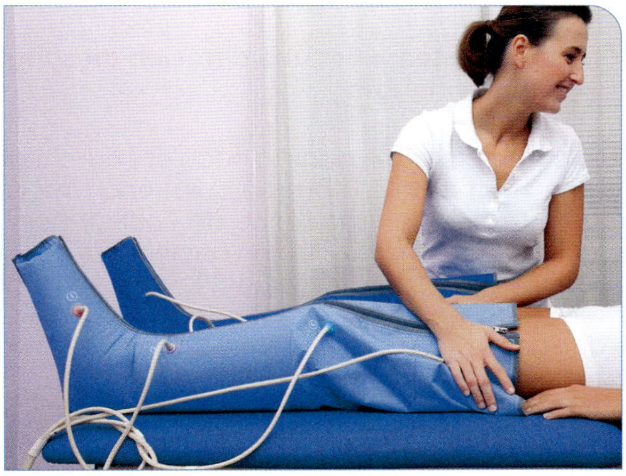

• *Dans quelles situations professionnelles ?*

Jambes lourdes

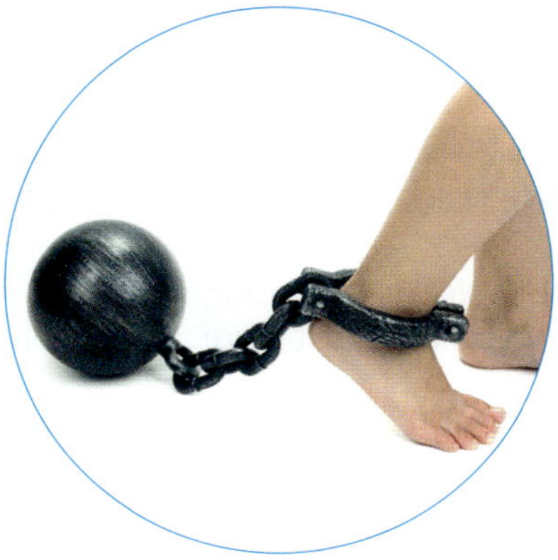

Effet relaxant.

Cellulite « aqueuse »

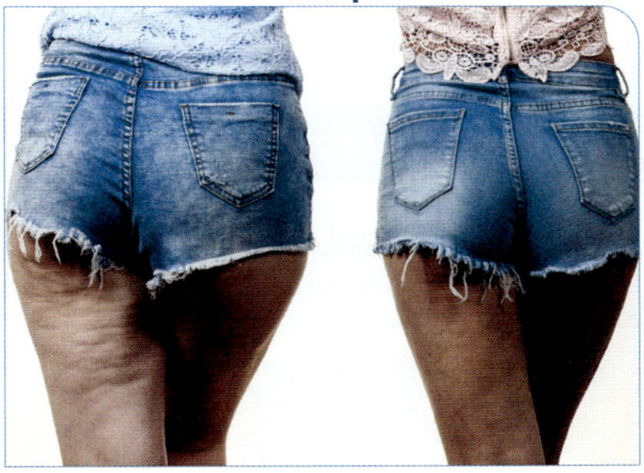

Atténuation de l'aspect « peau d'orange ».

Et aussi...

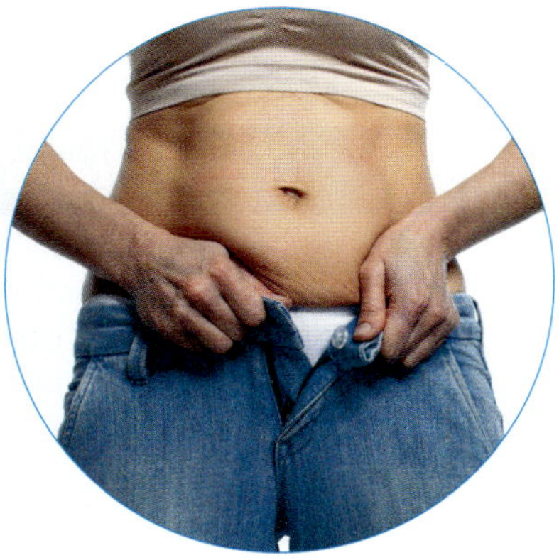

3 LES ŒDÈMES ET LES HÉMATOMES

Les caractéristiques et les signes de reconnaissance

Un œdème est une infiltration de liquide interstitiel (ou « *sérosité »), dans divers tissus, dont la peau. Il se traduit par un gonflement diffus.**

*Le terme « *sérosité* » définit un liquide organique transparent, c'est-à-dire le liquide interstitiel ou lymphe interstitielle.

L'œdème est dû à un mauvais renouvellement de la lymphe interstitielle, lui-même lié à des anomalies des gradients des pressions hydrostatique et oncotique.
Au niveau des membres inférieurs, ces anomalies sont d'origines diverses :

• phlébite, infection, etc, si l'œdème est d'un seul côté ;

• insuffisance cardiaque, rénale, troubles nutritionnels, etc., si l'œdème est bilatéral.

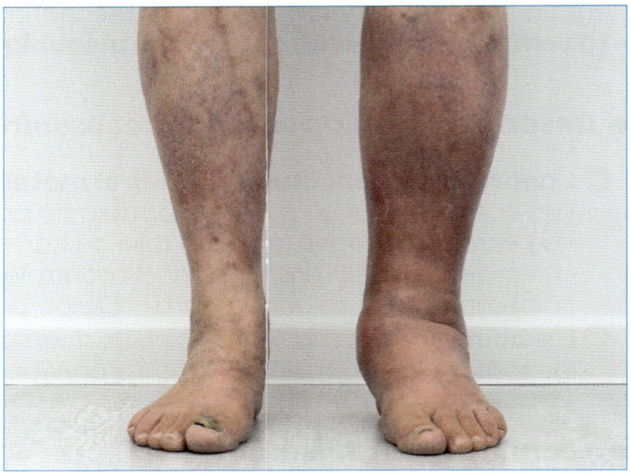

Œdème d'une jambe.

Un hématome est une diffusion de sang hors des vaisseaux dans un tissu, dû à des lésions de vaisseaux sanguins.

Lorsqu'il se produit dans la peau et / ou le tissu sous-cutané, l'hématome (nommé aussi ecchymose ou « bleu »), se traduit par une tache de couleur noire, brune ou jaunâtre en fonction de son ancienneté.
L'origine des hématomes est le plus souvent accidentelle mais peut être liée à un trouble de la coagulation du sang.

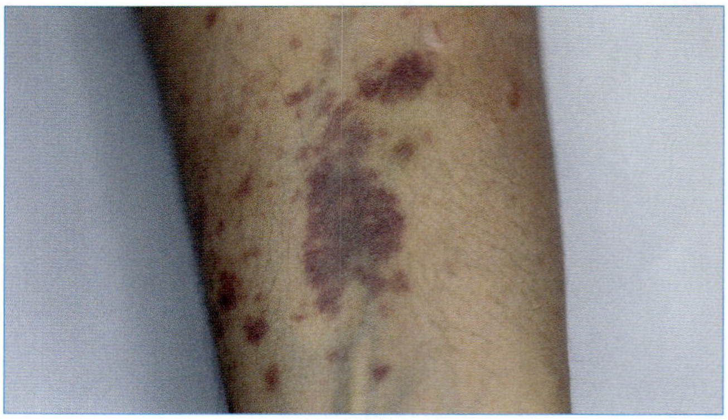

Hématomes.

Les limites d'intervention de l'esthéticien(ne) et les précautions à prendre

- *Œdème.* Pas de soins esthétiques sans *avis médical*, les causes de cette anomalie étant multiples.
- *Hématomes.* La plupart étant bénins et guérissant spontanément en trois semaines, on attendra ce délai pour intervenir, *toujours sous contrôle médical.*

CHAPITRE 5

L'ANATOMIE ET LA PHYSIOLOGIE DU SYSTÈME NERVEUX SOMATO-SENSORIEL

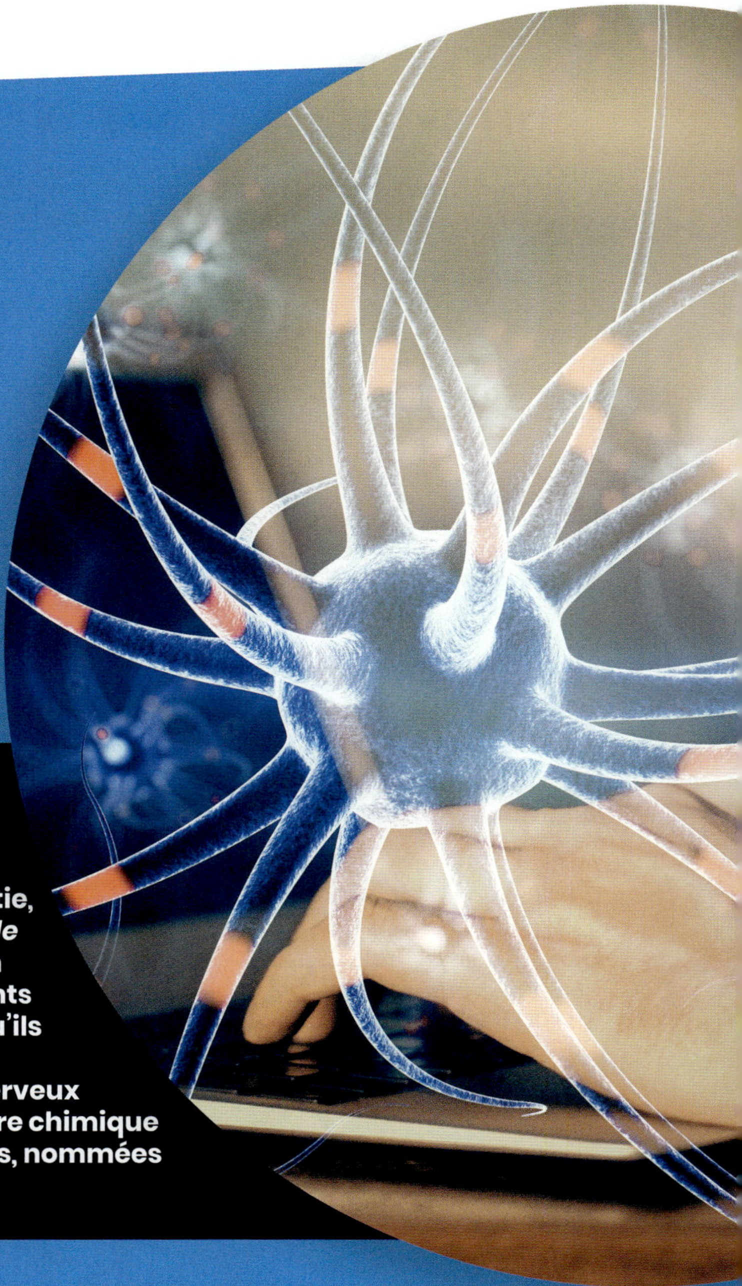

Message clé

Le *système nerveux somato-sensoriel* fait partie, avec le système endocrinien, des « *systèmes de régulation* » qui ont pour fonction d'assurer, en parfaite harmonie, la coordination des différents groupes cellulaires et organes du corps afin qu'ils réalisent convenablement une tâche donnée. Comme le système endocrinien, le système nerveux assure son rôle grâce à des messages de nature chimique qui seront détectés par des cellules réceptrices, nommées « *cellules cibles* ».

« Internet est devenu depuis longtemps le système nerveux de l'humain . »
Karl Olsberg

Je dois savoir :

BP / BAC PRO

- légender le système nerveux somato-sensoriel (anciennement nommé système nerveux cérébrospinal) ;
- indiquer les voies anatomiques des messages sensitifs tactiles et les mettre en relation avec les techniques professionnelles ;
- mettre en relation l'activité réflexe avec les techniques manuelles esthétiques.

1 LES NEURONES : LES CELLULES FONDAMENTALES DU SYSTÈME NERVEUX

Le système nerveux somato-sensoriel est constitué de cellules spécialisées, les *neurones*, qui transmettent à des cellules réceptrices (cellules-cibles) un message de nature chimique (nommé *neurotransmetteur*).

Le neurotransmetteur va déclencher une réaction de la *cellule cible* en une fraction de seconde : une nécessité, pour coordonner, par exemple, les contractions des différents muscles qui participent à un mouvement donné.
Le système nerveux nous donne également la capacité de recueillir instantanément des informations du monde extérieur grâce à des structures capables de les détecter, les *organes des sens*. Le système nerveux rassemble et traite ces informations.

À NOTER

Il existe « un autre » système nerveux, le *système neurovégétatif* qui fonctionne de façon quasi-indépendante. Il innerve les viscères (cœur, vaisseaux, muscles du tube digestif...) et certaines glandes pour contrôler et réguler différentes fonctions dites « végétatives ».

La structure des neurones

Chaque neurone est constitué d'un corps cellulaire d'où s'échappent deux sortes de prolongements : les *dendrites* et l'*axone*.

Structure d'un neurone.

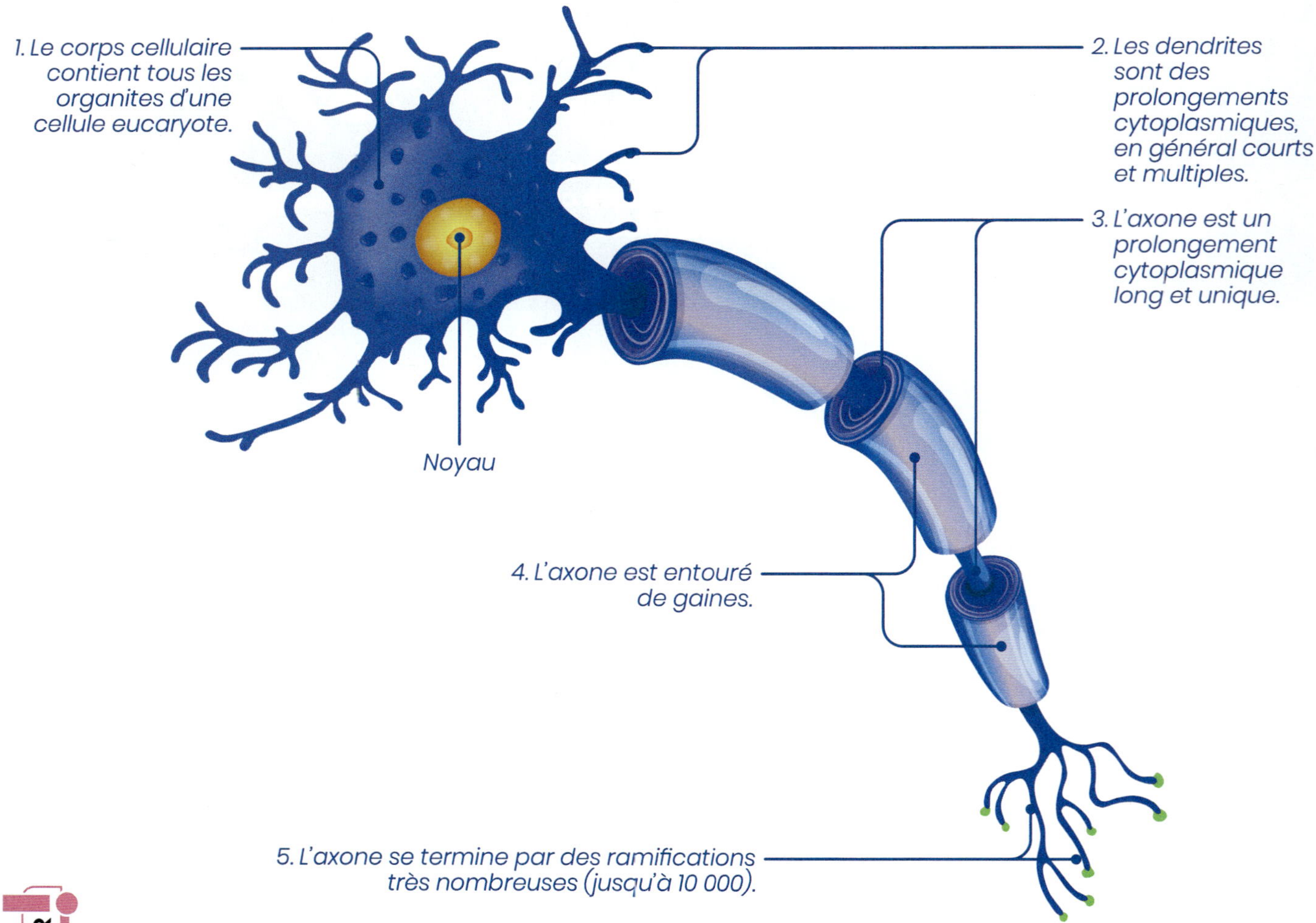

À NOTER

D'autres cellules entrent dans la constitution du tissu nerveux : des cellules qui forment la *neuroglie*, sorte de tissu conjonctif qui a, entre autres fonctions, un rôle de « soutien » des neurones.

Le mode de fonctionnement des neurones

Les neurones sont des cellules spécialisées dans la communication : ils établissent des connexions entre eux et avec d'autres tissus ou organes, comme les muscles. Ces connexions s'effectuent au niveau de zones nommées *synapses*.

Les synapses sont des zones qui assurent la transmission de l'information d'une cellule à une autre, grâce à l'action d'une substance appelée *neurotransmetteur*, qui agit dans l'espace entre ces cellules.

Une synapse entre deux neurones.

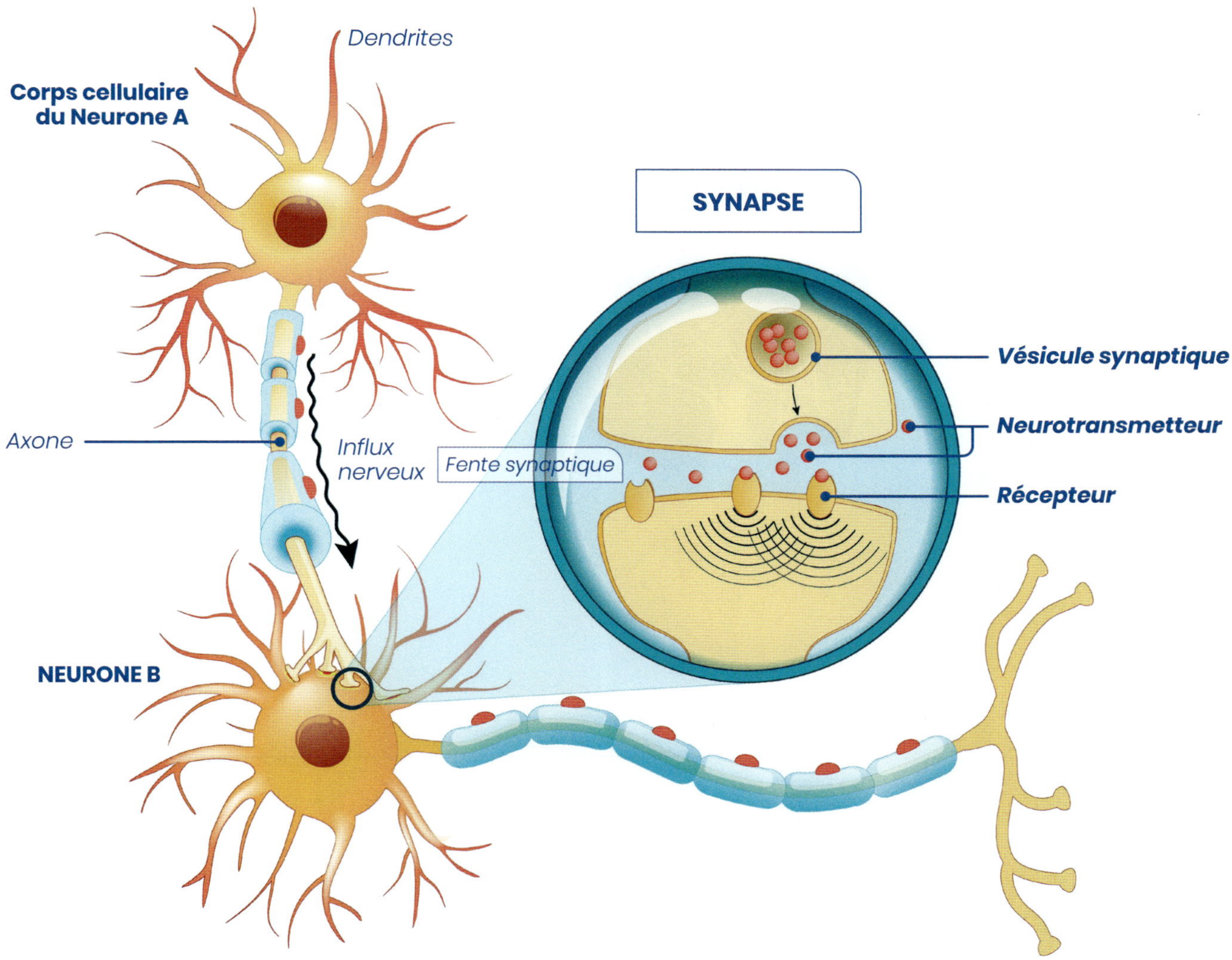

Tous les neurones fonctionnent sur le même schéma :

- ils réceptionnent des informations qui leur parviennent de l'environnement et de l'intérieur de l'organisme par leurs dendrites ;
- ils traitent ces informations ;
- ils produisent un signal, l'*influx nerveux*, qu'ils conduisent et transmettent soit à un autre neurone, soit à un organe, appelé « effecteur », par l'axone.

L'influx nerveux parcourt le neurone en sens unique :
dendrite ➔ corps cellulaire et corps cellulaire ➔ axone.

« La peine, la souffrance, la compassion qu'on ressent envers les êtres humains, se réduisent à la biochimie – hormones et neurotransmetteurs inhibés ou relâchés. »

Paolo Giordano
« Le corps humain » - 2013

2 LA DESCRIPTION DU SYSTÈME NERVEUX SOMATO-SENSORIEL

La vue d'ensemble du système nerveux somato-sensoriel

On distingue :
- le *système nerveux central* formé de l'*encéphale* et de la *moelle spinale*;
- le *système nerveux périphérique* composé de nombreux *nerfs*, regroupement de fibres nerveuses qui relient le système nerveux central à l'ensemble du reste du corps.

Les principaux organes du système nerveux somato-sensoriel.

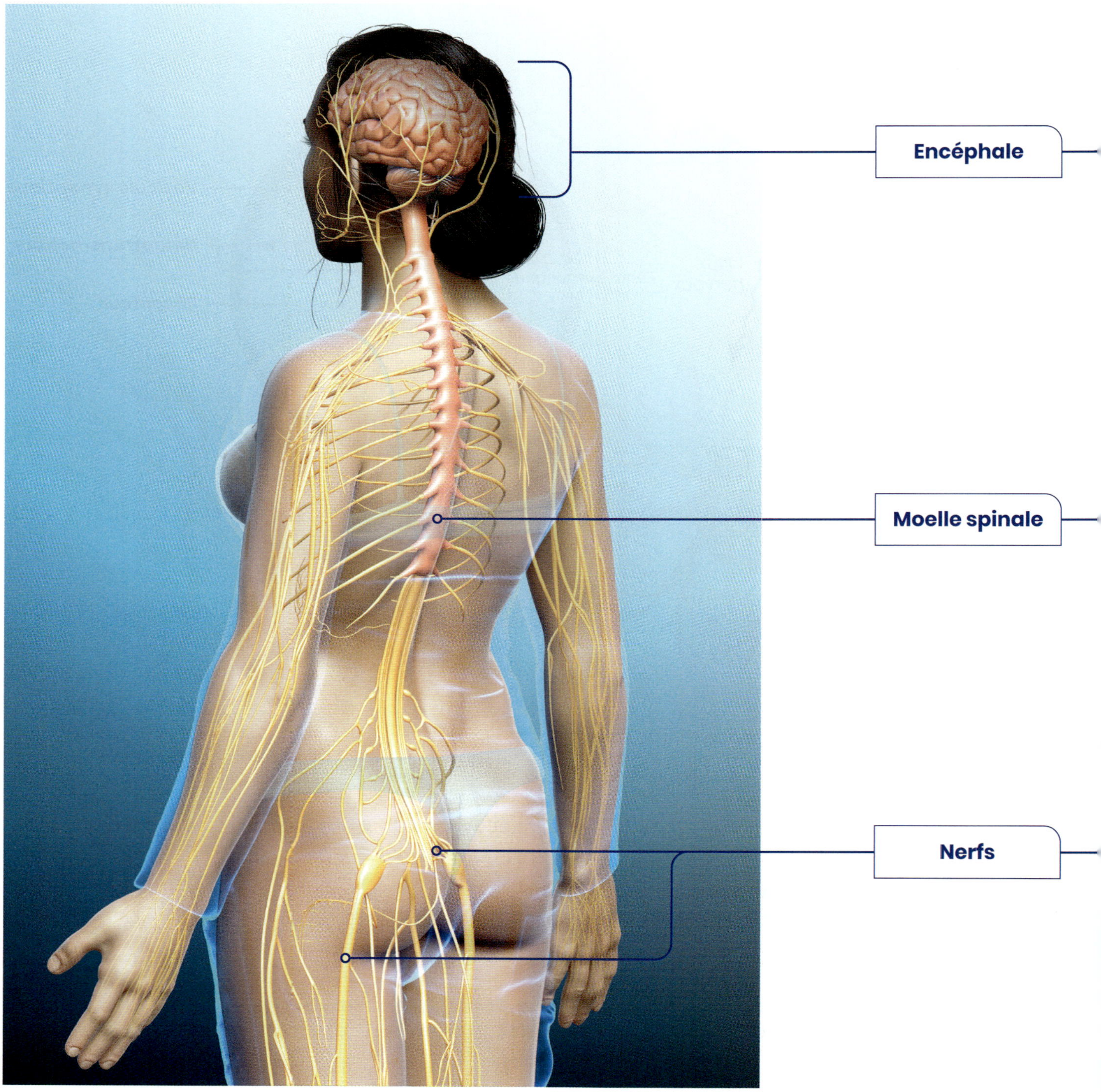

Les différentes régions de l'encéphale en place (vue latérale gauche).

Encéphale

L'encéphale humain est constitué du *cerveau* qui surmonte le *tronc cérébral* relié au *cervelet*.

Cerveau
- Formé de deux *hémisphères cérébraux* symétriques.
- Le *cortex cérébral* est la région la plus superficielle du cerveau. Il est le siège des fonctions « élaborées ».

Tronc cérébral
- Voie de passage de groupes de fibres nerveuses.
- Il est formé du pont (1) et du bulbe (2).

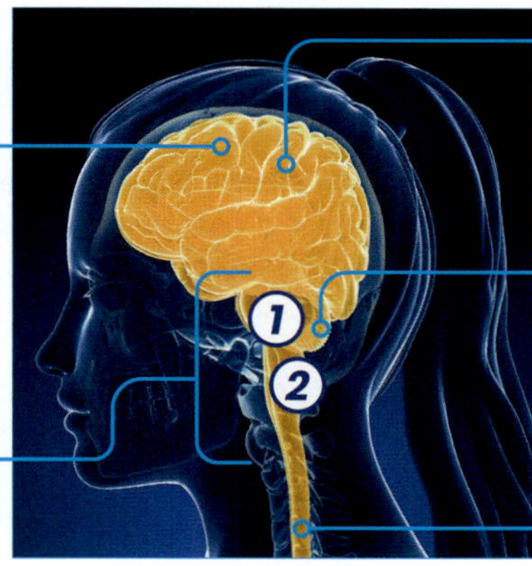

Hémisphère cérébral gauche

Cervelet
- Situé au-dessous du cerveau.
- Contrôle l'équilibre et la coordination des mouvements.

Moelle spinale

Moelle spinale

- La moelle spinale est une tige cylindrique de consistance molle.
- Elle est bien abritée dans le couloir osseux formé par les trous vertébraux des vertèbres,
- Longueur : 50 cm,
- Circonférence : taille d'un doigt.
- S'étend de la 1ère vertèbre cervicale à la 2e vertèbre lombale.
- Comme l'encéphale, elle est entourée de trois membranes, les méninges.
- Une coupe transversale montre qu'elle est constituée de deux régions : la *substance grise* et la *substance blanche*.

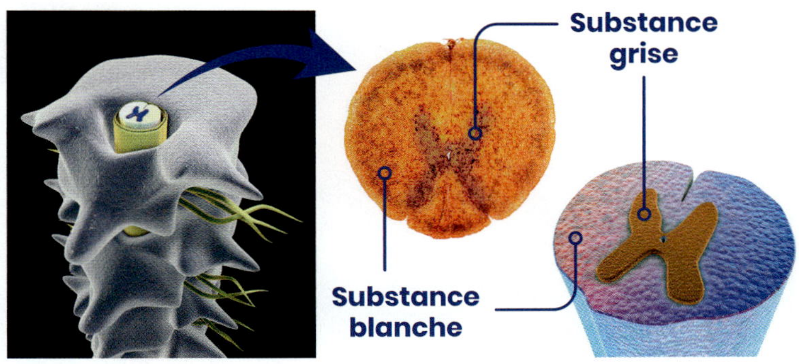

Nerfs

Les nerfs renferment :

- des *fibres dites afférentes*, qui conduisent les informations de la périphérie vers un centre nerveux ;
- et des *fibres efférentes* qui conduisent des influx nerveux d'un centre vers la périphérie.

En fonction de leur position, il existe des *nerfs crâniens* et des *nerfs spinaux*.

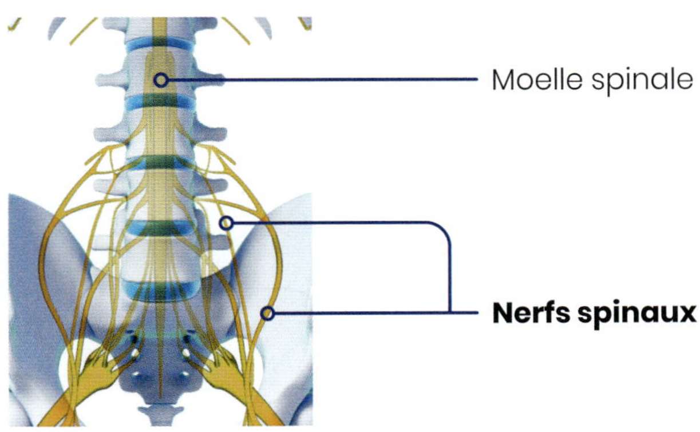

BON A SAVOIR *Le cerveau humain, cette merveille.*

- **Des chiffres fascinants.**

• **1,4 kg :** poids moyen du cerveau humain, ce qui représente 2 % de notre masse corporelle. Un pourcentage important quand on sait que ce qui compte, c'est le rapport entre la masse du cerveau et celle du corps : le cachalot, par exemple, a un cerveau bien plus lourd que le nôtre (9 kg), mais qui ne représente que 0,02 % du poids de son corps !
• **100 milliards :** nombre de neurones qui peuplent le cerveau humain.
• **1 000 au minimum :** nombre de contacts que reçoit chaque neurone des neurones voisins, *via* les synapses.
• **20 % de l'oxygène et 25 % du glucose corporel :** consommation en oxygène et en glucose du cerveau, très gourmand en énergie.
• **100 000 :** nombre de réactions chimiques qui se produisent dans notre cerveau, chaque seconde.
• **100 ans et plus :** durée de vie des neurones.
(Sources : « Ça m'intéresse » – Février 2015 / « Le Point » Février 2014).

- **Le cerveau est constitué de zones spécialisées : les « aires » du cortex cérébral.**

Chacun des deux hémisphères cérébraux du cerveau est divisé en six lobes dont quatre sont visibles à l'extérieur. Dans ces différents lobes cérébraux existent des « aires » directement reliées par des nerfs à un organe sensoriel, comme l'œil par le nerf optique, qui transmet à l'« aire visuelle » ses informations, alors que de l'« aire motrice » naît le contrôle des mouvements.

D'autres zones du cerveau présentent des connexions avec d'autres zones et remplissent des fonctions complexes, comme la coordination motrice volontaire dans le lobe frontal, ou encore l'analyse consciente d'une image.

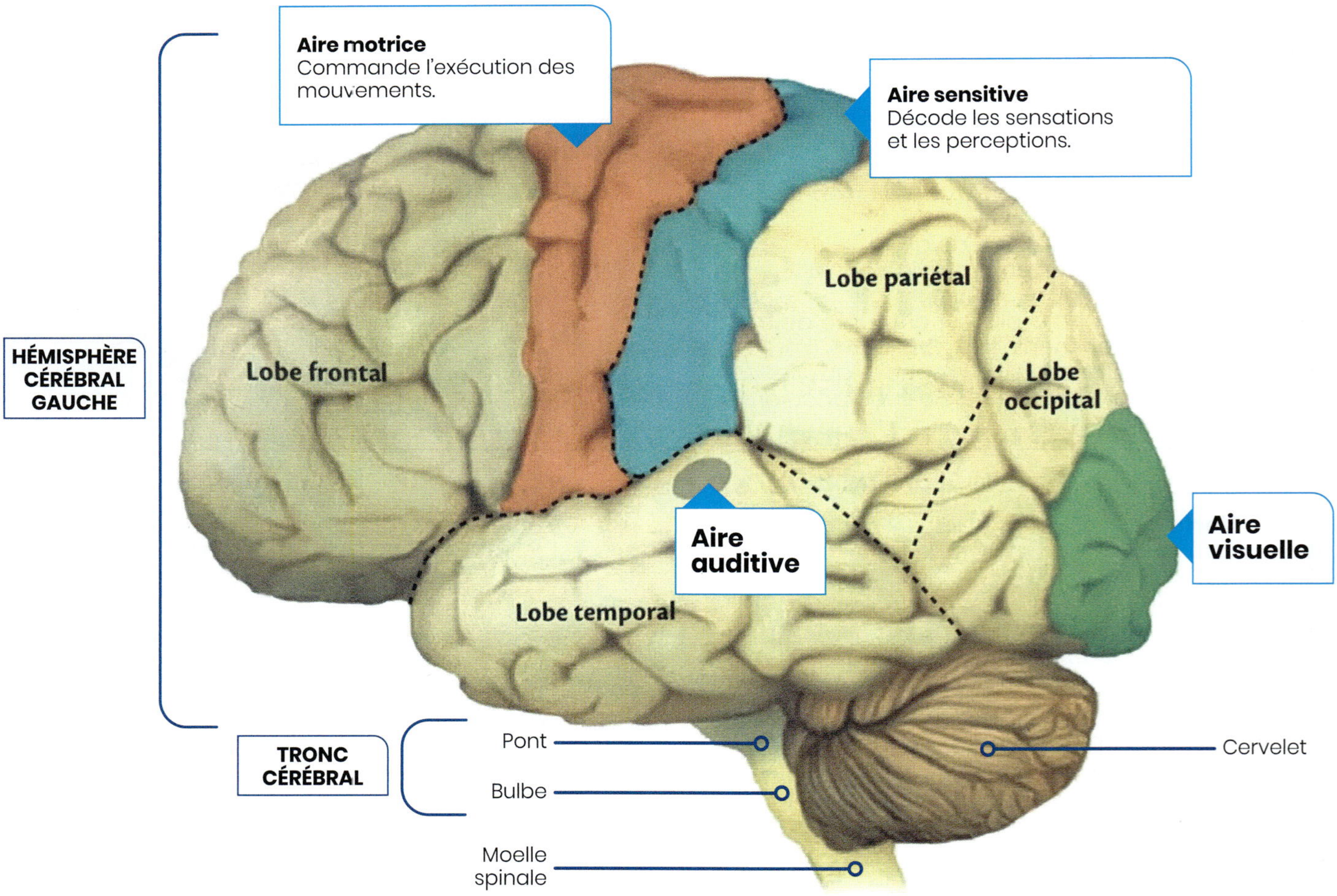

Des « aires » dans le cortex cérébral.

À NOTER

Les multiples replis du cortex de l'homme permettent au cerveau, malgré sa grande surface (environ deux mètres carrés), de se loger dans la boîte crânienne.
Pour la Science-n°378-Avril 2009- p.42.

NOTES NOTES NOTES NOTES NOTES NOTES NOTES NOTES NOTES NOTES NOTES NOTES

3 LE SENS DU TOUCHER

L'organisme dispose d'« antennes » qui nous permettent d'être renseignés sur les variations du monde qui nous entoure, les *appareils sensoriels*. Ces structures complexes recueillent des informations (nommées « *messages sensitifs* » ou « *stimulus* »*) visuelles, auditives, gustatives, tactiles, olfactives grâce à des *récepteurs*. Ces messages sont transmis par des fibres nerveuses au *cerveau*, où ils sont transformés en représentations intellectuelles (nommées *perceptions*).

*On appelle *stimulus* (un stimulus, des stimulus ou des stimuli) une « cause externe ou interne capable de provoquer la réaction d'un système excitable ». Le Robert

L'organisation anatomique du sens du toucher est identique à celle de tous les organes des sens et comporte :
- **des *récepteurs* situés dans la peau ;**
- **des *fibres nerveuses dites sensitives* ;**
- **un *centre nerveux* situé dans le *cerveau*.**

1 • LES VOIES ANATOMIQUES DE LA CONDUCTION DES MESSAGES SENSITIFS TACTILES

Mise en relation avec les techniques professionnelles.

Les récepteurs du sens du toucher

- **La peau est le siège de 600 000 à 800 000 récepteurs du sens du toucher**, qui captent des informations provenant du monde extérieur et les transforment en signaux nerveux.

- **Il existe trois sortes de *stimulus* :**
  - *stimulus mécaniques* (pressions, vibrations...), captés par des *mécanorécepteurs* ;
  - *stimulus thermiques* (froid, chaud, avec mille nuances, captés par des *thermorécepteurs)* ;
  - *stimulus douloureux*, reconnus par des *nocirécepteurs*.

- **Les récepteurs du sens du toucher sont des terminaisons nerveuses.**
  - soit « *libres* », car isolées dans l'épiderme, le derme, et autour des follicules pileux ;
  - soit « *enfouies* » dans des structures cellulaires pour former les *corpuscules du tact*.

Les récepteurs du sens du toucher : localisation / fonction.

MÉCANORÉCEPTEURS		
NOM	**LOCALISATION**	**FONCTION**
1. Corpuscules de Meissner (1)	Papilles dermiques	Sensibles à la pression légère de la surface cutanée.
2. Corpuscules de Pacini (2)	Derme moyen	Sensibles à des vibrations des tissus sous-cutanés.
3. Corpuscules de Ruffini (3)	Derme profond	Sensibles au toucher profond de la surface cutanée.

THERMORÉCEPTEURS / NOCIRÉCEPTEURS (NOCICEPTEURS)
Terminaisons nerveuses libres épidermiques (4) et dermiques (5) (localisées dans l'épiderme).

Aspect des récepteurs du sens du toucher.

À NOTER

- La taille des corpuscules a été volontairement grossie surtout celle du corpuscule de Meissner (1) (qui est 10 fois plus petit que les corpuscules de Pacini et Ruffini) afin de mieux apprécier leur structure.
- Le 4 octobre 2021, le prix Nobel de Médecine a été attribué à deux chercheurs américains, David Julius et Arden Patapoutian, qui ont découvert des récepteurs sensibles au toucher et à la température pour « comprendre comment la chaleur, le froid et la force mécanique peuvent initier les impulsions nerveuses qui nous permettent de percevoir et de nous adapter au monde. »

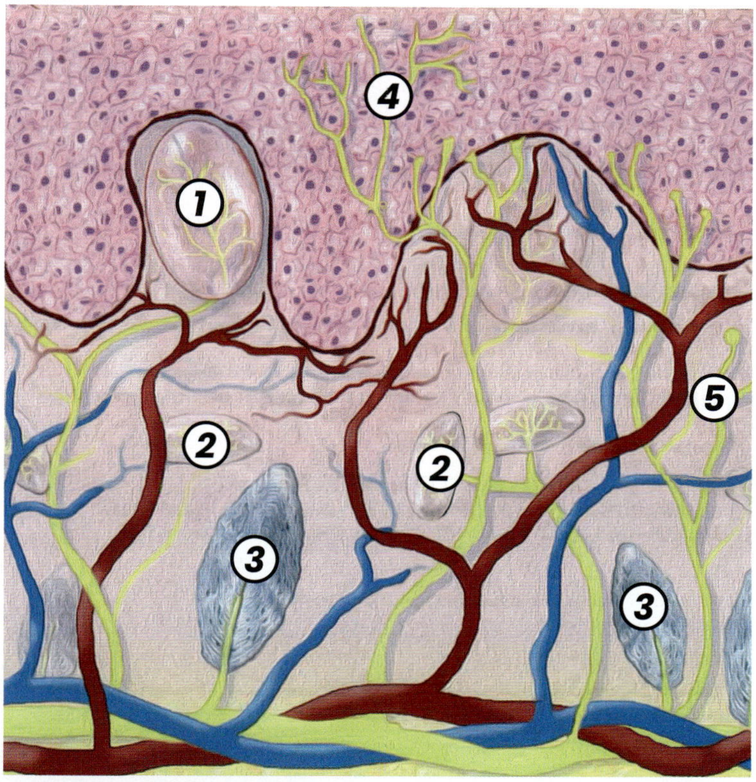

Les voies de conduction et le centre nerveux

- **Des fibres nerveuses, dites « sensitives », conduisent l'information saisie par le récepteur jusqu'au centre nerveux qui traite l'information.**

- **Le centre nerveux est situé dans l'aire « sensitive » du cerveau (région temporale).**
  Le centre nerveux « traite » l'information : il y a émergence dans la conscience d'une *sensation* et interprétation de cette sensation (*perception*).

Le sens du toucher : voies de conduction et centre nerveux.

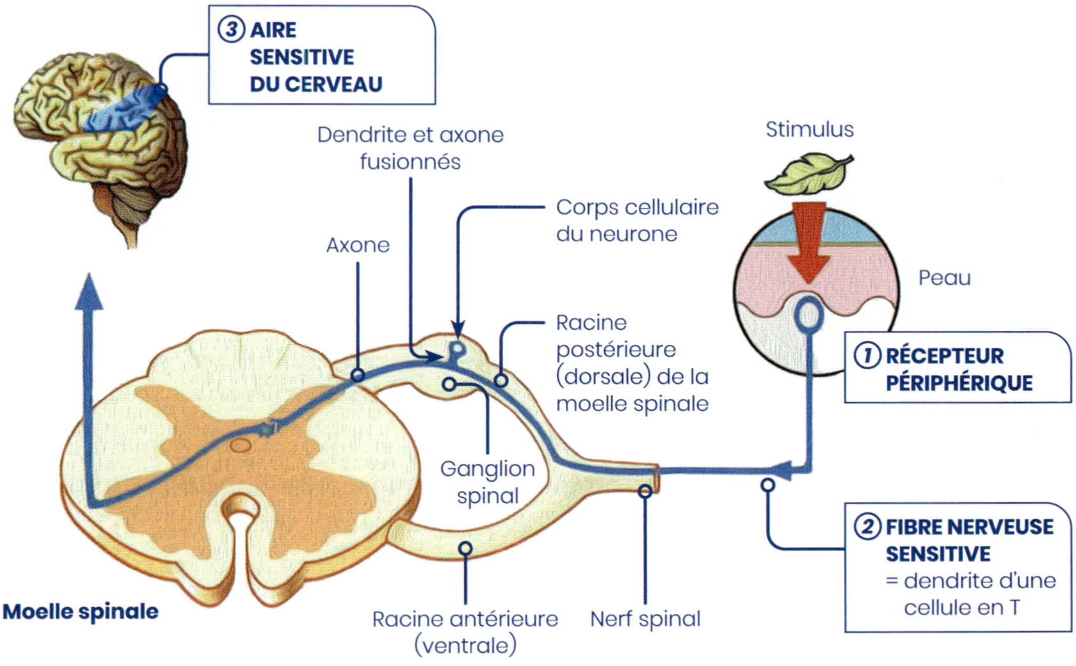

2 • LA PERCEPTION TACTILE ET LES TECHNIQUES ESTHÉTIQUES

- ***Le toucher : identifier et communiquer.***

À NOTER

« Esthétique » est un terme issu du grec, qui signifie « sentir ». L'usage a changé la signification étymologique pour désigner la science du beau.

Le toucher est le seul de nos sens qui est « réciproque » : on ne peut pas toucher quelqu'un sans être soi-même touché, ce qui confère au sens du toucher une place particulière dans le relationnel humain.

Les techniques esthétiques manuelles sont au service de l'autre, purement altruistes, quelle qu'en soit la finalité. Dans tous les cas, il s'agit de donner du bien-être, en s'appuyant sur une communication non verbale très riche. Ce qui explique l'attirance de certains pour les soins basés sur le toucher, souvent préférés aux techniques utilisant des « appareils ».

- ***Les soins esthétiques chez la personne âgée : une dimension supplémentaire apportée par la perception tactile.***

Le sens du toucher est le sens le plus fidèle chez la personne âgée, qui entend moins bien, voit moins bien.
Malheureusement, la peau de la personne âgée n'est pas forcément attractive, et on ne recherche pas toujours son contact.
Le soin esthétique rétablit, au travers du contact « peau à peau », des échanges privilégiés, sans compter sa valeur de « caresse ».
Il prend ainsi une place importante dans la *revalorisation du corps* de la personne âgée, souvent rejeté par elle-même et son entourage.

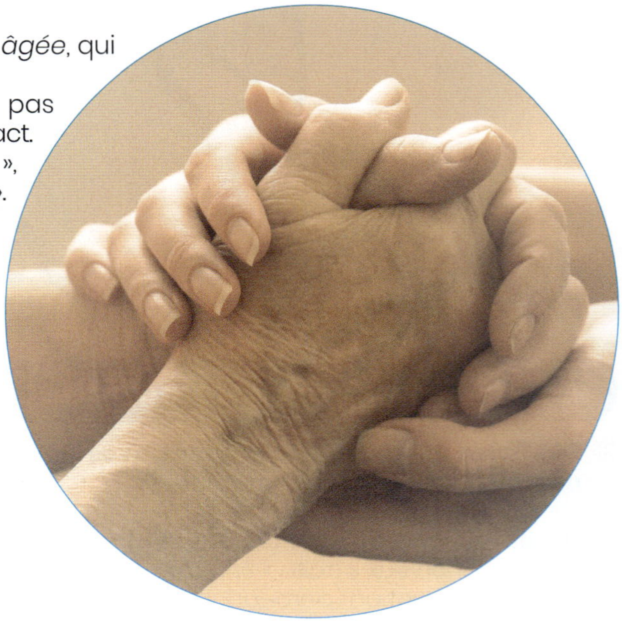

Toucher les personnes âgées : pour revaloriser leur corps.

4 LA MISE EN RELATION DE L'ACTIVITÉ RÉFLEXE AVEC LES TECHNIQUES MANUELLES ESTHÉTIQUES

L'activité réflexe : un exemple de traitement rapide d'une situation d'urgence dans l'organisme

Pour aider l'organisme à se protéger en urgence d'une agression extérieure, un acte réflexe permet une réponse pratiquement instantanée au signal d'alarme.

Imaginons par exemple que votre doigt soit piqué par une épine : inutile de perdre du temps pour que l'information soit analysée et traitée au plus haut niveau, c'est-à-dire le cerveau. Il faut avant tout éloigner le doigt de la source douloureuse… C'est le rôle de la moelle spinale.

- **La *moelle spinale* est un centre nerveux qui organise des réponses rapides à des situations d'urgence. Ces réponses sont nommées actes *réflexes*.**

- **L'activité réflexe est une *réponse involontaire* mais bien organisée et adaptée à un signal d'alarme du milieu extérieur. Ainsi, un stimulus douloureux sur un doigt, une piqûre par exemple, déclenche une suite d'événements qui vont éloigner instantanément le doigt de la source de cette douleur.**

Cinq éléments entrent en jeu dans un acte réflexe.

1. Des *récepteurs périphériques*. Dans la peau du doigt existent des terminaisons nerveuses sensibles aux modifications du milieu extérieur et en particulier à la douleur. Ils transforment le *stimulus* en *influx nerveux*.

2. Des *fibres nerveuses sensitives ou afférentes*. Elles conduisent le signal vers le centre nerveux. Ces fibres sont des dendrites de cellules qui sont une exception dans la morphologie habituelle d'un neurone : ils possèdent une dendrite très longue et un axone court. Le corps cellulaire se trouve dans le ganglion spinal. L'influx nerveux emprunte ainsi le trajet des nerfs spinaux puis les racines postérieures avant de pénétrer dans la moelle spinale. Dendrite et axone de ces neurones sont fusionnés sur un certain parcours, d'où le nom de « cellules en T » attribué à ces cellules.

3. Un *centre nerveux*. C'est la moelle spinale dans laquelle pénètre l'axone du neurone sensitif qui fait synapse avec un neurone moteur par l'intermédiaire d'un interneurone. Le neurone moteur, stimulé par l'arrivée du message afférent, engendre un message efférent destiné à produire l'effet moteur.

4. Des *fibres motrices ou efférentes*. Elles transportent le message efférent jusqu'à l'organe effecteur.

5. Un *effecteur*. L'organe effecteur est représenté par le groupe de muscles innervés par les fibres motrices dont l'activation provoque le retrait du doigt.

- **L'ensemble anatomique, support de l'acte réflexe, porte le nom d'*arc réflexe.***

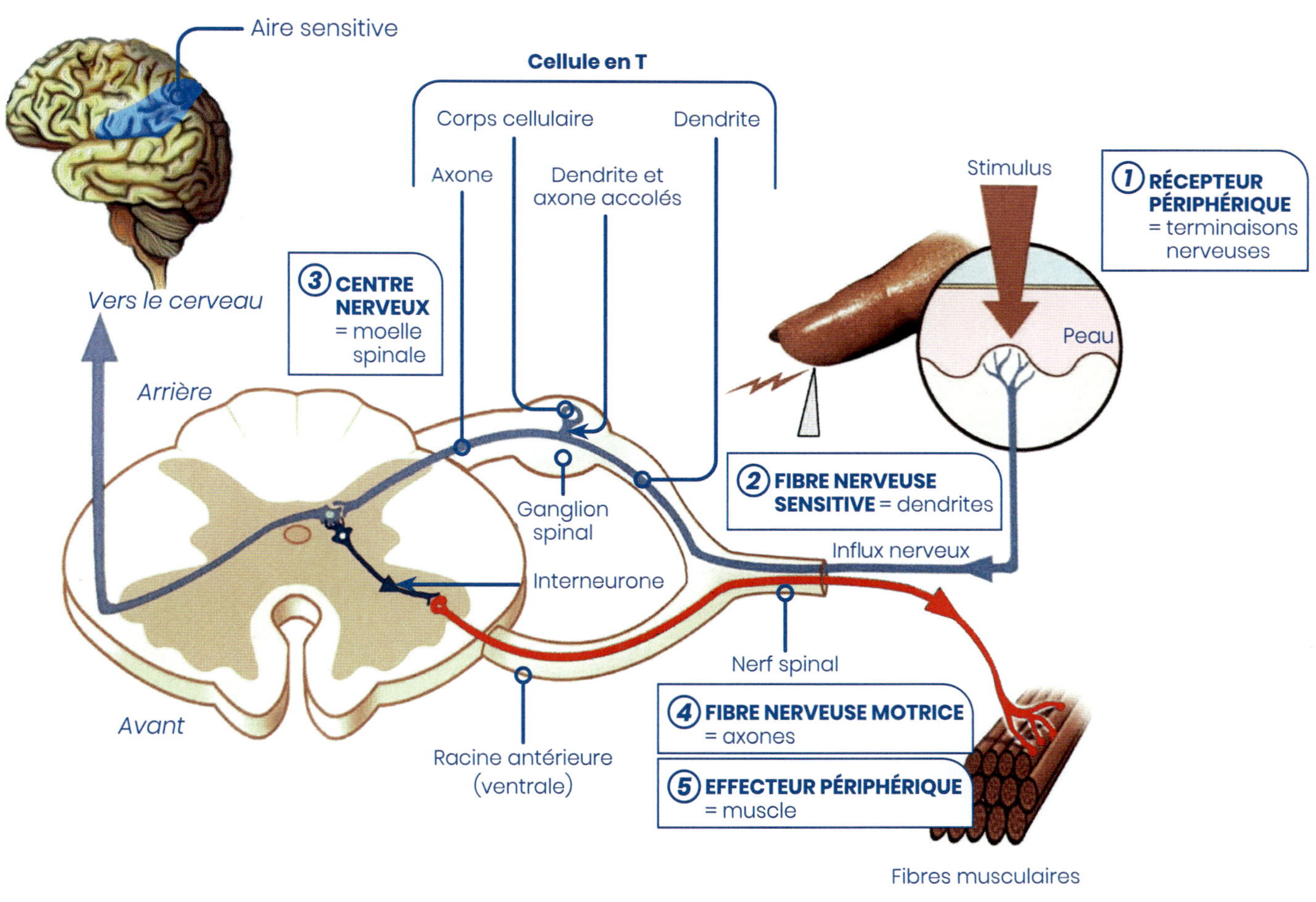

À NOTER

Des fibres nerveuses informent le cerveau de l'événement, douloureux dans ce cas particulier, afin qu'il le mémorise.

Un exemple de relation entre activité réflexe et techniques manuelles esthétiques : des « zones réflexe » au niveau des pieds, fondement de la réflexologie plantaire

La *réflexologie* est une pratique vieille de milliers d'années en Chine, dont la *réflexologie plantaire* est une branche (il existe également la réflexologie palmaire, faciale, etc.).

Cette méthode est basée sur le principe que tous les organes du corps se projetteraient sur la plante des pieds et constitueraient autant de « zones réflexes », un fondement qui n'a jamais reçu de validation scientifique.

Un toucher spécifique d'une de ces zones réflexe propagerait une stimulation nerveuse atteignant l'organe correspondant, et permettrait de localiser des tensions ou des dysfonctionnements au niveau de cet organe.

Le massage, effectué par l'extrémité du pouce, réalise des pressions rythmées avec des mouvements de rotation et de vibration. Si les effets « bien-être », détente, anti-stress, soulagement de tensions, etc., peuvent être revendiqués par cette pratique, des bienfaits thérapeutiques ou des résultats probants dans diverses actions de prévention (arrêter de fumer, mincir, etc.) sont controversées.

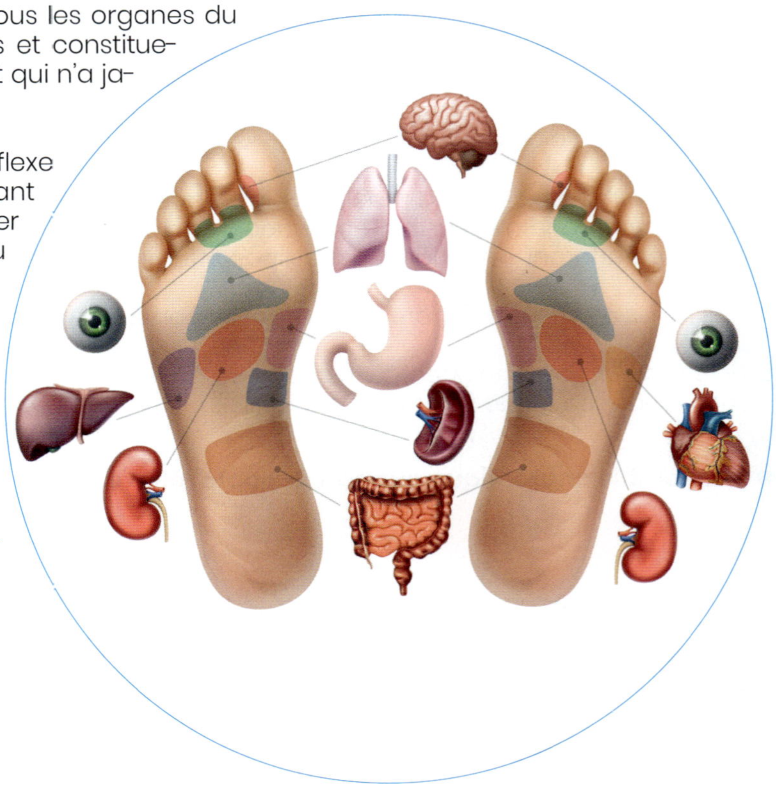

Une imagerie de « zones réflexes » sur la plante des pieds.

CHAPITRE 6

L'ANATOMIE ET LA PHYSIOLOGIE DU SYSTÈME ENDOCRINIEN

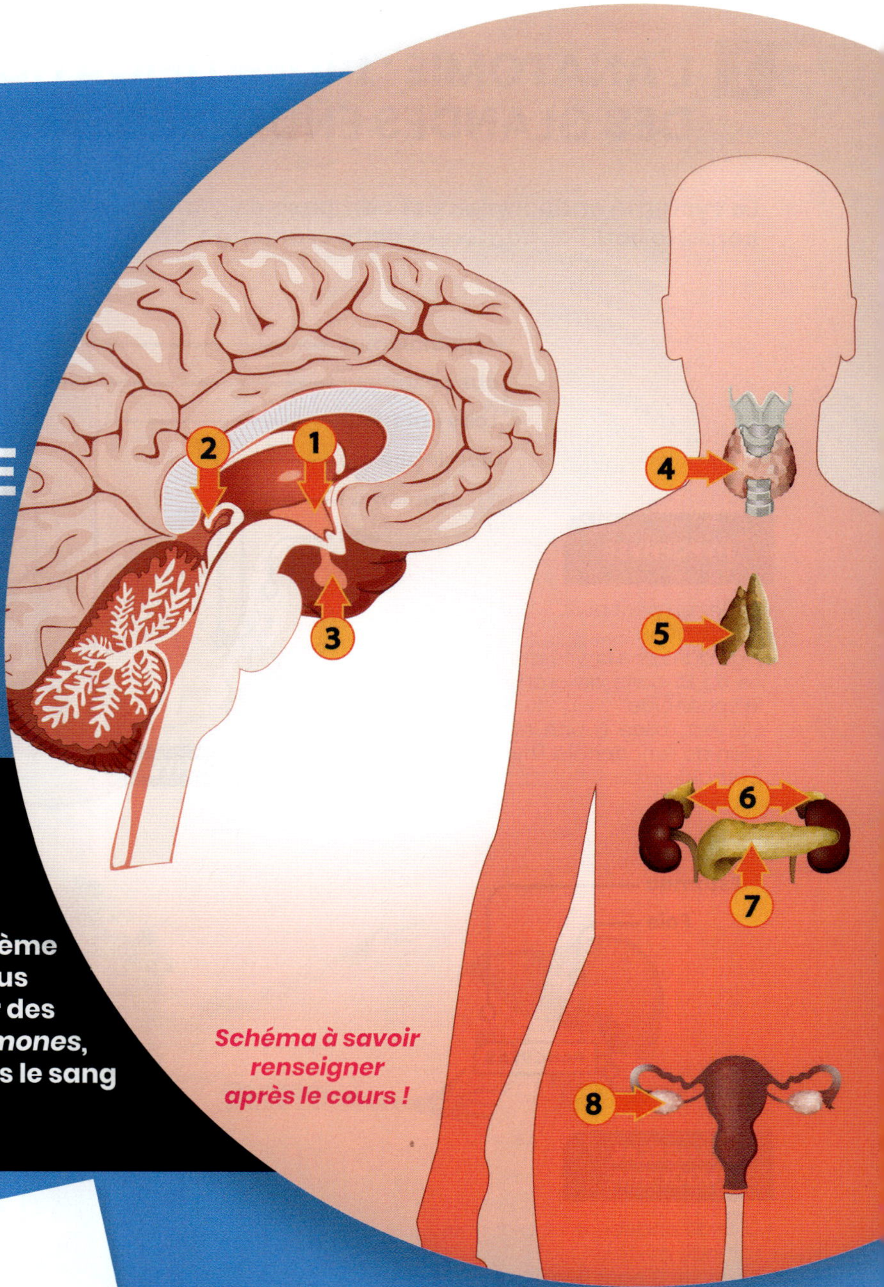

Message clé

Le système endocrinien organise, en étroite collaboration avec le système nerveux, le fonctionnement des tissus et organes du corps. Il intervient par des substances chimiques appelés *hormones*, qui sont sécrétées et déversées dans le sang par des *glandes endocrines*.

Je dois savoir :

BP / BAC PRO + & BTS ++

- [ ] identifier et localiser les glandes endocrines ;
- [ ] les principaux rôles des glandes endocrines ;
- [ ] les modifications morphologiques et physiologiques qui interviennent au cours de la vie sous l'action des hormones sexuelles ;

BTS ++

- [ ] les variations des caractéristiques cutanées : influence des hormones.

1 L'ANATOMIE : L'IDENTIFICATION ET LA LOCALISATION DES GLANDES ENDOCRINES

Le système endocrinien est composé de *glandes endocrines* situées dans des régions très diverses du corps, le cou, l'abdomen, la boîte crânienne, etc.

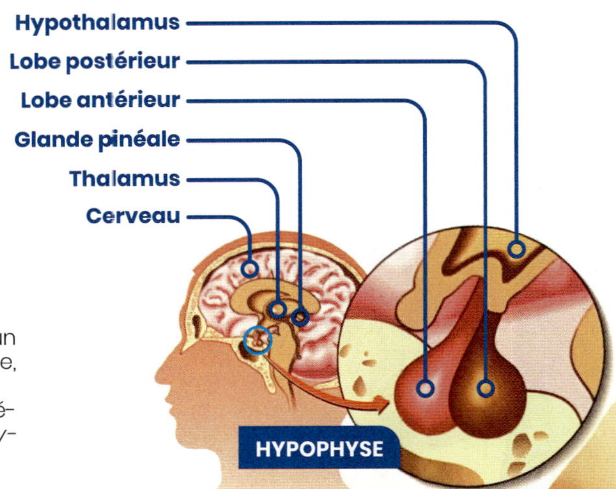

HYPOPHYSE

- Taille : un petit pois.
- Localisation : loge dans une cavité d'un os de la base du crâne, le sphénoïde. Elle est reliée à une région de l'encéphale, l'*hypothalamus*.

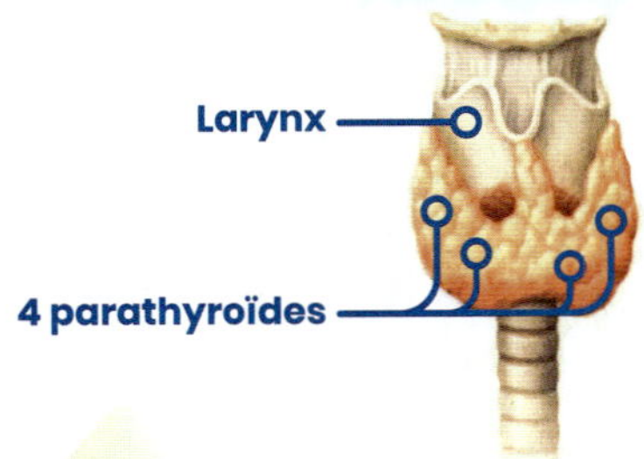

THYROÏDE

- Poids : 30g.
- Formée de deux lobes.
- Localisation : devant la partie supérieure de la trachée.
- **Derrière la glande : quatre parathyroïdes.**

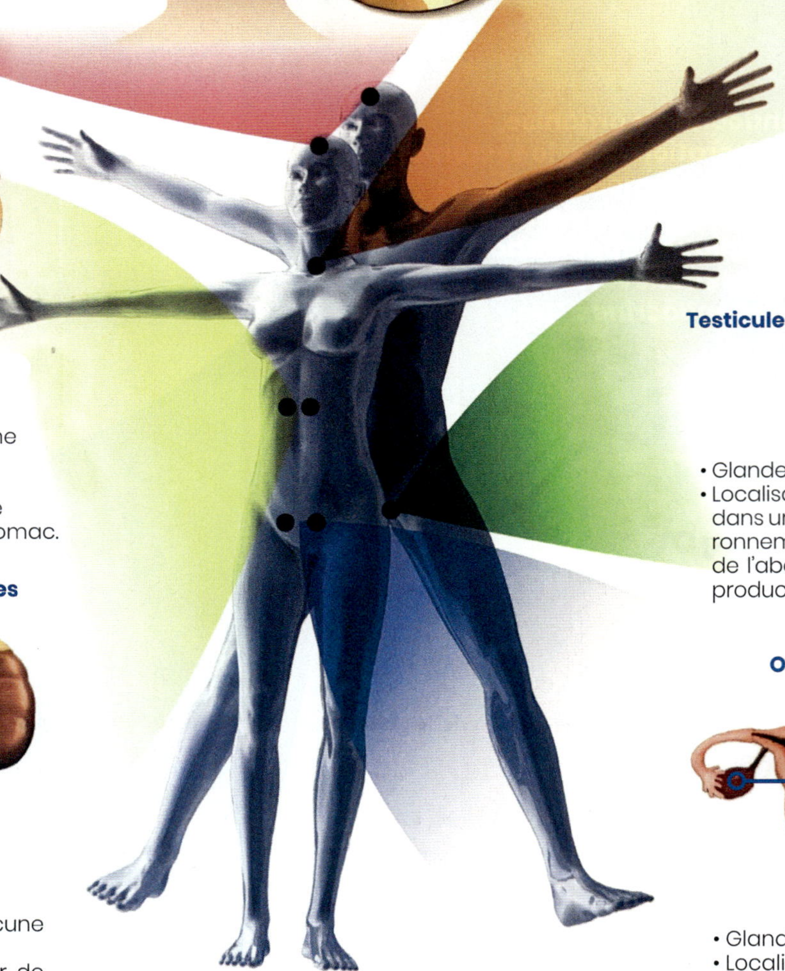

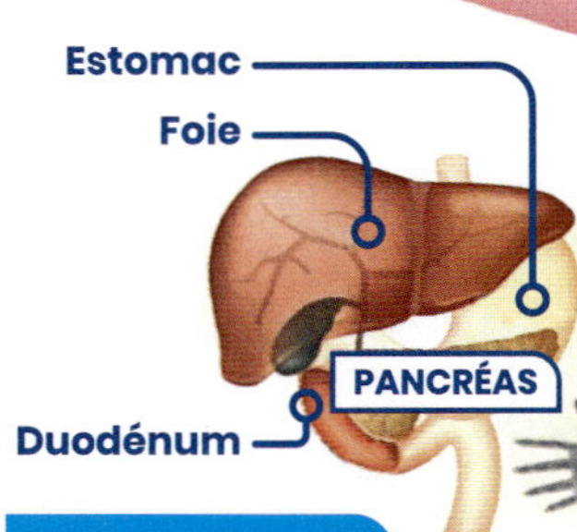

PANCRÉAS ENDOCRINE

- Glande endocrine et exocrine (glande mixte).
- 15cm sur 3 pour 50g.
- Localisation : dans la courbe du duodénum, derrière l'estomac.

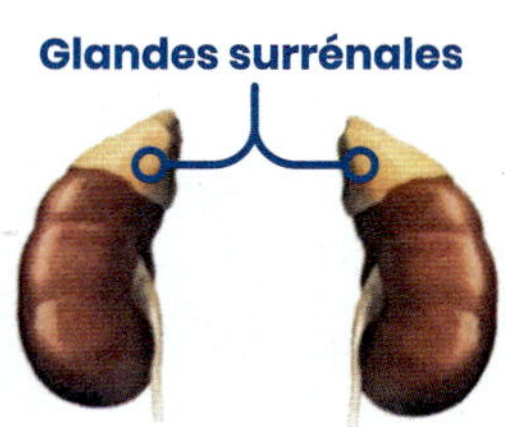

GLANDES SURRÉNALES

- Au nombre de deux.
- Petites glandes pesant chacune 5g environ.
- Localisation : pôle supérieur de chaque rein.

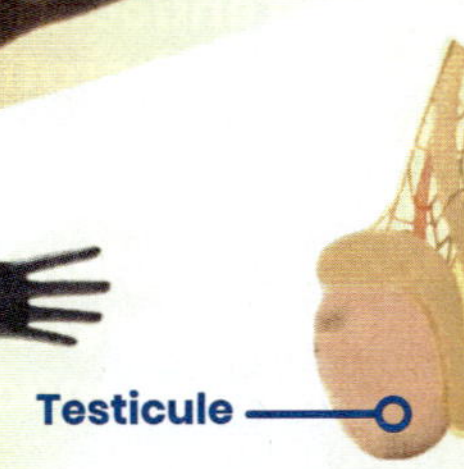

TESTICULES

- Glande génitale mâle, paire.
- Localisation : à l'extérieur du corps, dans une poche (le scrotum), environnement plus froid que l'intérieur de l'abdomen, plus favorable à la production des spermatozoïdes.

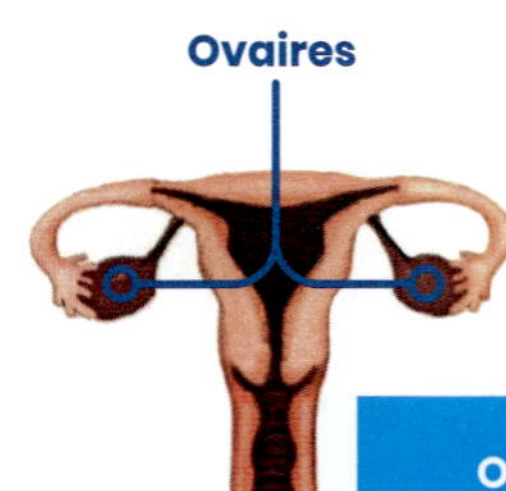

OVAIRES

- Glande génitale féminine, paire.
- Localisation : de chaque côté de l'utérus.

2 LA PHYSIOLOGIE DES GLANDES ENDOCRINES

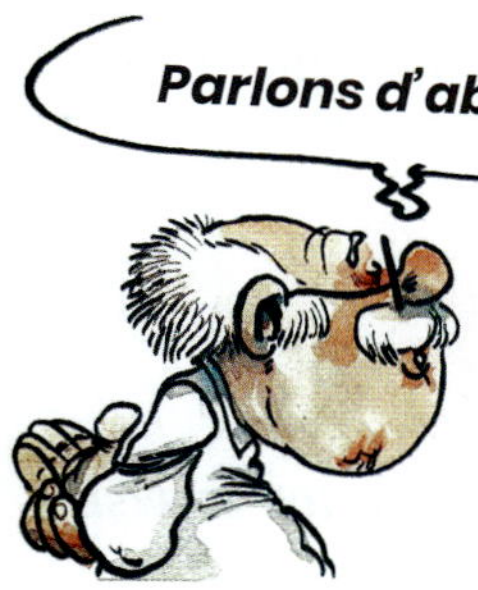

- ***La définition***. Une ***hormone***[1] est une substance chimique élaborée par une ***glande endocrine*** et qui, par ***voie sanguine***, exerce une ***action spécifique*** sur des ***« organes-cibles »*** ou sur des ***« cellules cibles »*** dispersées dans l'organisme.

[1] *Hormone* est un mot issu du grec *hormân* qui signifie « exciter », les premières hormones découvertes ayant une action stimulante. On a conservé cette appellation bien que l'on sache qu'il existe des hormones qui freinent l'activité de cellules ou d'organes.

- **Produites par les *glandes endocrines* et véhiculées par le torrent circulatoire qui inonde tout l'organisme, les hormones parviennent ainsi à chacune des 60 000 milliards de cellules de notre organisme.**
  Mais seul un petit nombre d'entre elles, les *cellules cibles*, vont détecter et répondre au message qu'elles véhiculent. Les réactions des tissus ou des organes surviennent généralement après un temps de latence plus ou moins long. En contrepartie, elles durent plus longtemps que les réactions induites par le système nerveux.

- **Les hormones permettent aux cellules de communiquer entre elles.**

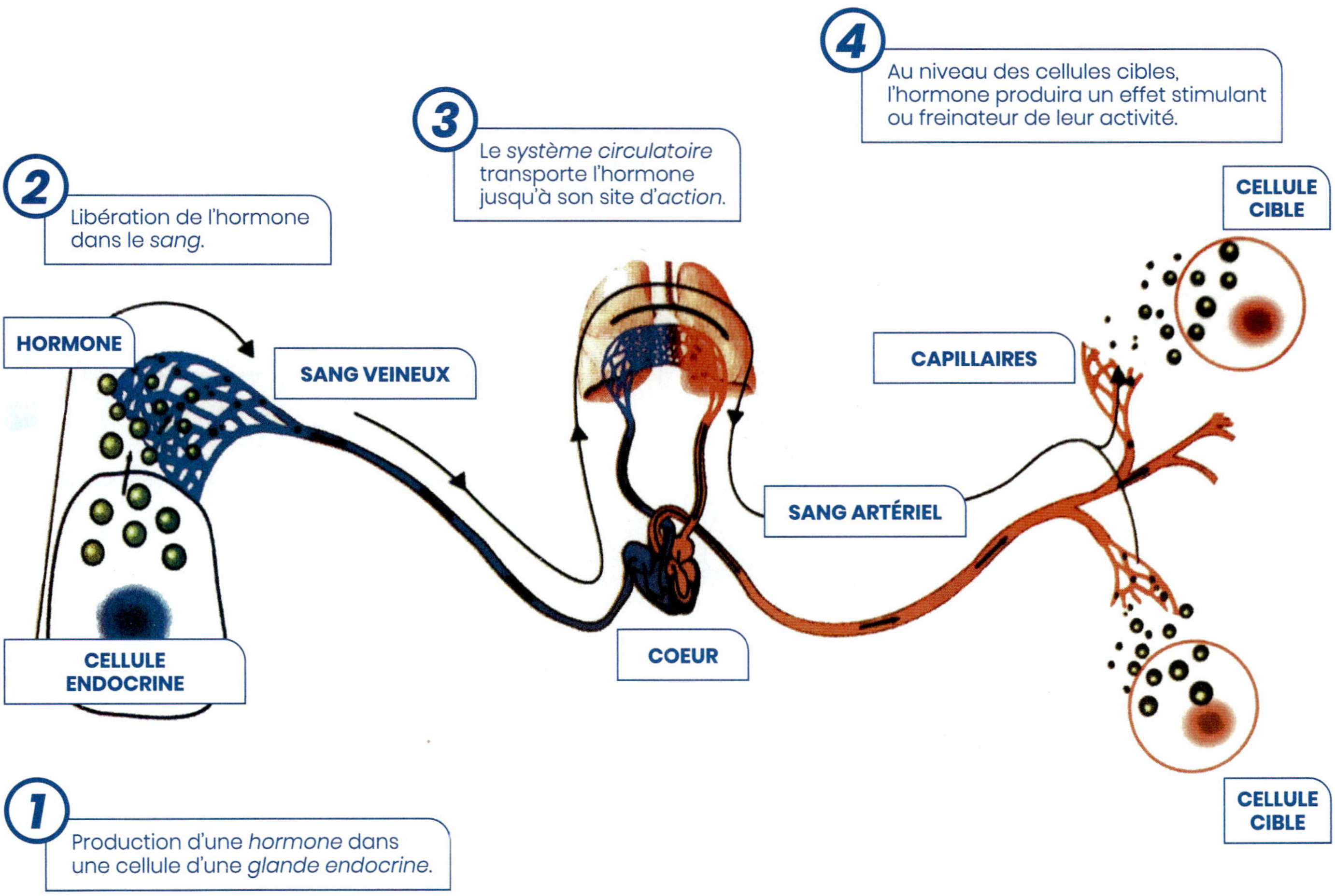

Le fonctionnement des hormones : de la glande endocrine aux cellules cibles.

- **La sécrétion des hormones est épisodique, en fonction des besoins de l'organisme, les cellules endocrines disposant d'un « stock » d'hormones prêtes à l'emploi.**

Les principaux rôles des glandes endocrines

Les glandes / Hormones sécrétées / Rôles

HYPOPHYSE
- ***Prolactine :*** *stimule la fabrication du lait par les glandes mammaires.*
- ***Hormone de croissance :*** *provoque la croissance des os longs et favorise l'accroissement de la masse musculaire.*
- ***Stimulines :*** *contrôlent l'activité des autres glandes endocrines.*

THYROIDE
- ***Hormones thyroïdiennes :*** *accélèrent le fonctionnement de la plupart des cellules de l'organisme.*

PARATHYROIDES *(4 glandes)*
- ***Parathormone :*** *préside au maintien de l'équilibre du taux de calcium dans le sang.*

GLANDES SURRENALES
- ***Adrénaline :*** *permet l'adaptation rapide de l'organisme à diverses agressions (le froid, l'hypotension, l'hypoglycémie).*
- ***Glucocorticoïdes (cortisol) :*** *contrôlent le métabolisme de la plupart des cellules de l'organisme et contribuent à leur résistance aux stress.*
- ***Androgènes.***

Rôles : voir pages 102 / 103 et REMEMBER ci-dessous.

PANCREAS *(îlots de Langerhans)*
- ***Insuline et glucagon :*** *interviennent d'une manière opposée dans la régulation du taux de glucose dans le sang (glycémie).*

GONADES

OVAIRES
- ***Œstrogènes et progestérone***

Rôles : voir pages 102 / 103 et REMEMBER ci-dessous.

TESTICULES
- ***Androgènes***

Rôles : voir pages 102 / 103 et REMEMBER ci-dessous.

Situations anatomiques des glandes

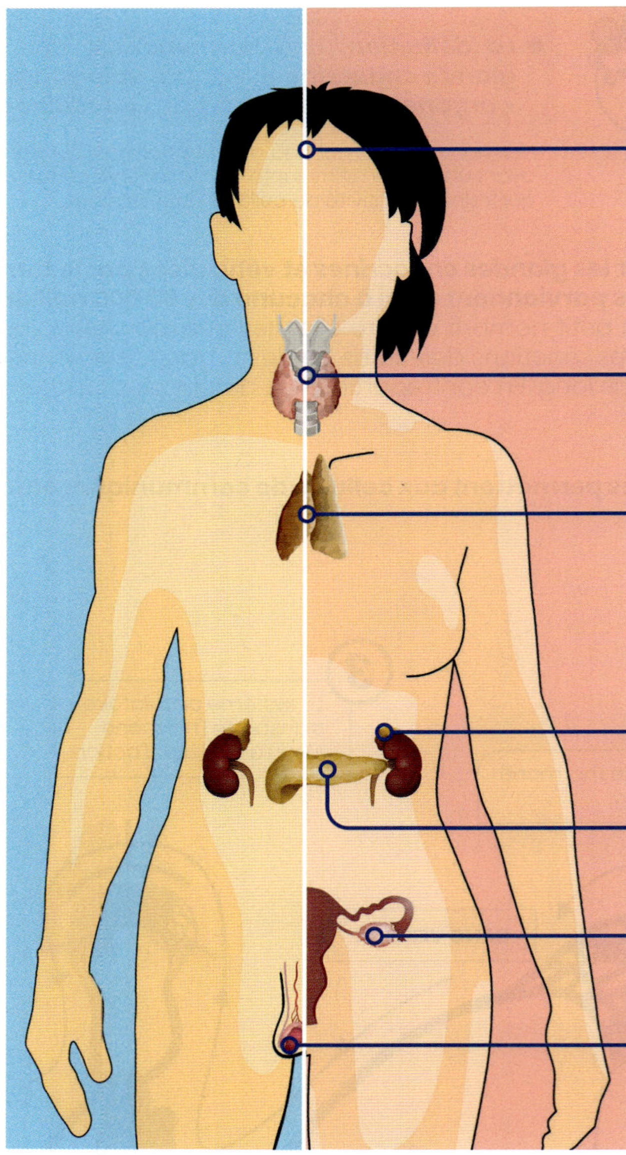

REMEMBER

- ***La glande pinéale*** (anciennement nommée épiphyse) est une petite glande qui appartient à l'hypothalamus. Elle sécrète la mélatonine, une hormone qui joue un rôle central dans les rythmes biologiques.
- ***Le thymus*** est un organe spécialisé dans la maturation des lymphocytes, qui produit deux hormones qui interviennent dans ce processus.

- ***Rôle des œstrogènes dans le système tégumentaire***

- *Avant la ménopause*, les œstrogènes stimulent l'activité des fibroblastes du derme, responsables de la production des *glycosaminoglycanes* (des macromolécules présentes dans la matrice extracellulaire du derme où elles « fixent » l'eau). La teneur en eau du derme est donc importante, avec pour effet de donner sa « *tonicité* » à la peau.
- *Après la ménopause, la baisse de la production des œstrogènes* entraîne une diminution de l'activité des fibroblastes, avec pour conséquence, une diminution de l'eau dans le derme et donc de la tonicité de la peau.

Il existe aussi une diminution de la teneur en fibres de collagène et d'élastine au moment de la ménopause qui ont leurs effets propres sur la réduction de l'épaisseur de la peau et la diminution de son élasticité.

- À noter également que les œstrogènes réduisent l'activité des glandes sébacées.

- ***Rôle des androgènes dans le système tégumentaire***

- Les androgènes, chez la femme comme chez l'homme, stimulent l'activité des cellules qui construisent les poils et produisent le sébum.

Les modifications morphologiques et physiologiques qui interviennent au cours de la vie sous l'action des hormones sexuelles

Les définitions essentielles

1. Caractères sexuels : « primaires » et « secondaires »

- **On appelle caractère sexuel « primaire »** la nature des *gonades* (ovaires ou testicules) et des organes directement en rapport avec la fonction de reproduction (voies génitales, organes copulateurs).
- ***Les caractères sexuels « secondaires »*** concernent les organes qui subissent d'importantes transformations au moment de la puberté : les seins, la musculature, la forme du bassin, le timbre de la voix, la distribution des poils.

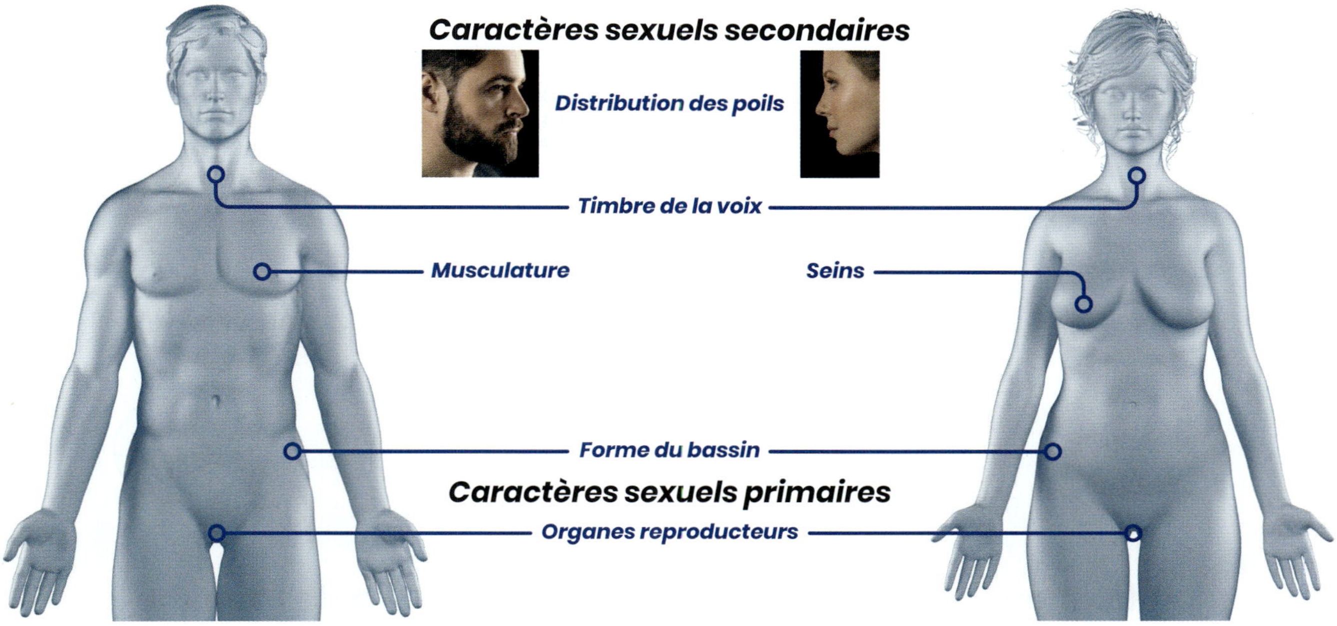

2. Puberté

On appelle puberté *l'acquisition de la fonction de reproduction* et l'ensemble des phénomènes morphologiques et physiologiques qui se caractérisent par *l'apparition des caractères sexuels secondaires.*

- Chez le garçon, la puberté se manifeste vers l'âge de 12 ans et se poursuit jusqu'à 16 ou 18 ans.
- Chez la fille, elle débute vers 10 ans et se termine plus tôt que chez le garçon.

3. Période d'activité génitale chez la femme : régie par le cycle menstruel

Le cycle menstruel est l'ensemble des phénomènes physiologiques de la femme préparant son organisme à une éventuelle fécondation et survenant de façon périodique.

La manifestation la plus visible de ces modifications est la *menstruation* (ou règles), écoulement passager (4 à 6 jours) de sang par les voies génitales. Ce phénomène est dû à l'élimination de la couche superficielle de la muqueuse utérine (*endomètre*), épaissie sous l'effet de l'action synergique des hormones sexuelles féminines pour accueillir un œuf fécondé. En l'absence de fécondation d'un *ovocyte* (gamète femelle) par un *spermatozoïde* (gamète mâle) au moment de l'ovulation (autour du 14e jour du cycle), la chute brutale des hormones sexuelles féminines entraîne l'élimination de ce « nid » qui n'a plus sa raison d'être.
Pendant la période d'activité génitale, 400 à 500 ovocytes seront proposés pour être fécondés !

4. Ménopause / Andropause

On désigne par ménopause le moment où les règles s'arrêtent définitivement.

Elle survient entre 45 et 55 ans. À la ménopause, le stock d'ovocytes est définitivement épuisé et la sécrétion d'œstrogènes s'arrête.

L'*andropause* (ou DALA – pour Déficit Androgénique Lié à l'Âge) est un phénomène biologique qui touche l'homme mais pas d'une manière aussi brutale que la ménopause chez la femme car il n'y a pas d'arrêt brutal de la sécrétion des hormones sexuelles masculines, les *androgènes* (qui continuent d'ailleurs à être sécrétés aussi chez la femme après la ménopause).

Les modifications qui interviennent au cours de la vie de la femme

ENFANCE

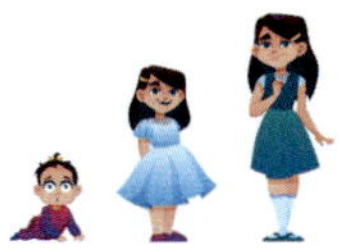

Caractères sexuels primaires

ADOLESCENCE / PUBERTÉ

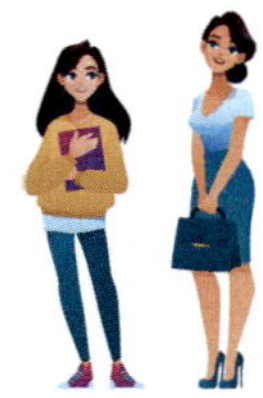

Des effets dus aux œstrogènes

- **Premières règles.**
- Augmentation de la taille.
- L'ovulation devient possible.
- **Apparition des caractères sexuels secondaires :**
  - amorce puis développement des seins, sur plusieurs années ;
  - implantation de la pilosité pubienne et axillaire ;
  - acquisition de la silhouette féminine (localisation gynoïde du tissu adipeux).

PÉRIODE D'ACTIVITÉ GÉNITALE

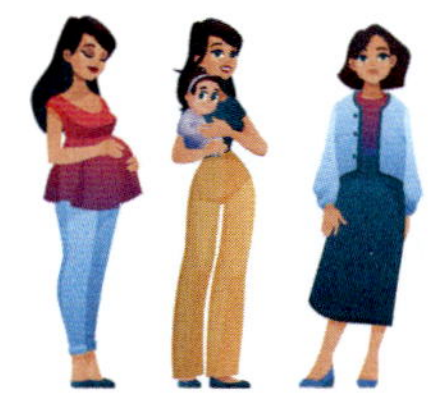

Elle est rythmée par le cycle menstruel

- Les *œstrogènes* assurent :
- la maturation des ovocytes ;
- la reconstruction de l'endomètre, détruit par les règles.
- La progestérone :
- prépare le système génital de la femme à la grossesse (préparation de l'endomètre) ;
- développe les acinus de la glande mammaire pendant la grossesse.

MÉNOPAUSE ET POST MÉNOPAUSE

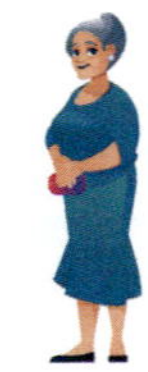

Arrêt des règles

Modifications morphologiques

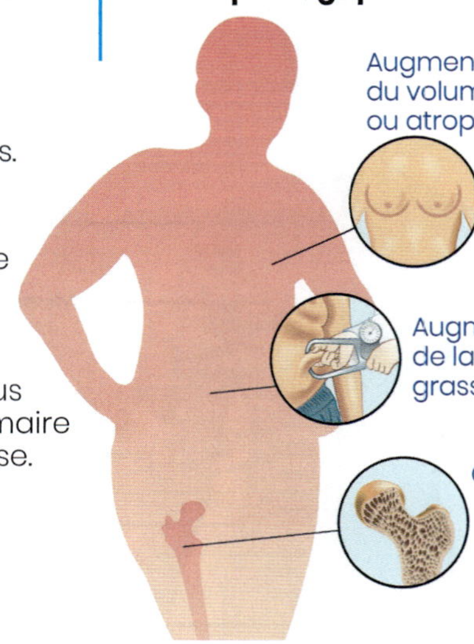

Les modifications qui interviennent au cours de la vie de l'homme

ENFANCE

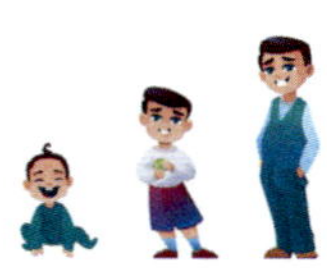

Caractères sexuels primaires

ADOLESCENCE / PUBERTÉ

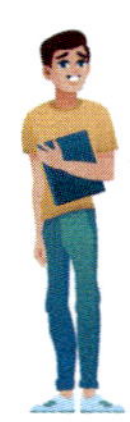

Des effets produits par les androgènes

- Accélération de l'augmentation de la taille.
- Augmentation de volume des organes génitaux externes (testicules, pénis).
- Apparition des caractères sexuels secondaires : implantation et disposition de la pilosité masculine ;
  - acquisition de la silhouette masculine (localisation androïde du tissu adipeux) ;
  - mue de la voix.

PÉRIODE D'ACTIVITÉ GÉNITALE

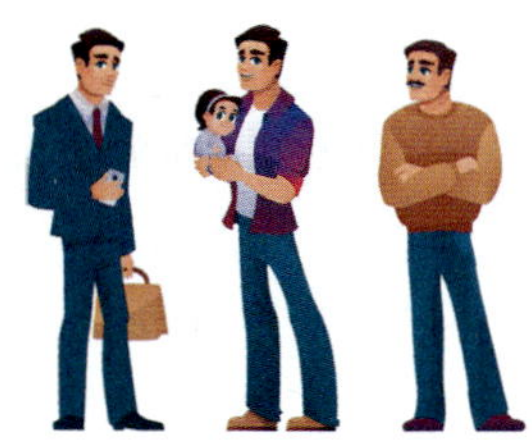

La sécrétion continue d'androgènes :

- entretient la production des spermatozoïdes ;
- maintient également ses actions spécifiques, en particulier sur la musculature.

ANDROPAUSE

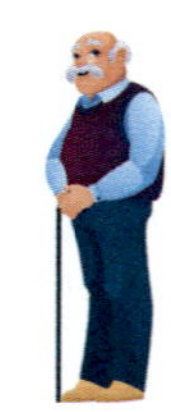

Modifications morphologiques

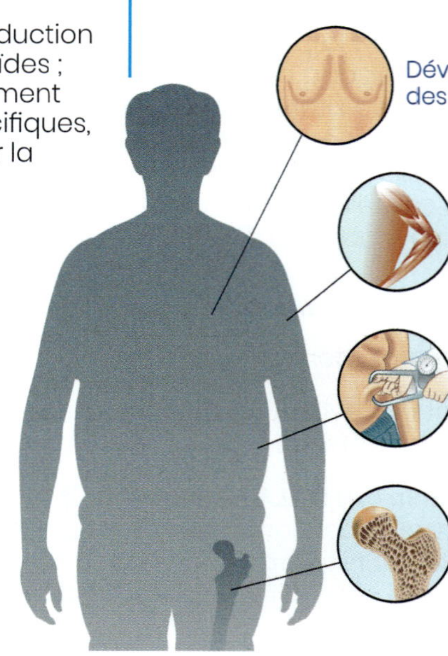

Programme BTS ++

INFLUENCE DES HORMONES SUR LES CARACTÉRISTIQUES CUTANÉES

Des modifications des caractéristiques de la peau, visibles et histologiques, se manifestent au cours de la vie. Elles signent l'hormono-dépendance de l'organe peau.

1. La peau de l'enfant : elle se singularise par son statut hormonal.

Les glandes sudoripares apocrines et les glandes sébacées sont en sommeil chez l'enfant car elles attendent le déferlement des hormones androgènes dans l'organisme au moment de la puberté pour entrer en activité.

Il s'ensuit que les enfants sont dépourvus de sécrétion apocrine et n'ont donc pas besoin de déodorants.

Pour la même raison, la peau des enfants est également privée de sébum, si bien qu'elle ne subit pas les désagréments d'une peau grasse ou, pire, l'éclosion d'une acné, qui terrorise de nombreux adolescents, sachant que cette dermatose peut perturber la *période néonatale* pendant laquelle se manifeste une intense activité des glandes sébacées due aux androgènes maternels encore présents dans le sang du nouveau-né.

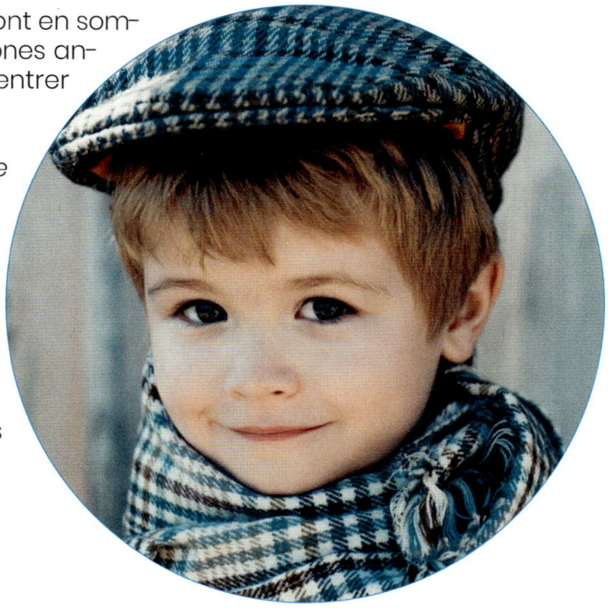

2. Des modifications cutanées surviennent pendant la ménopause dues à un remaniement des influences hormonales.

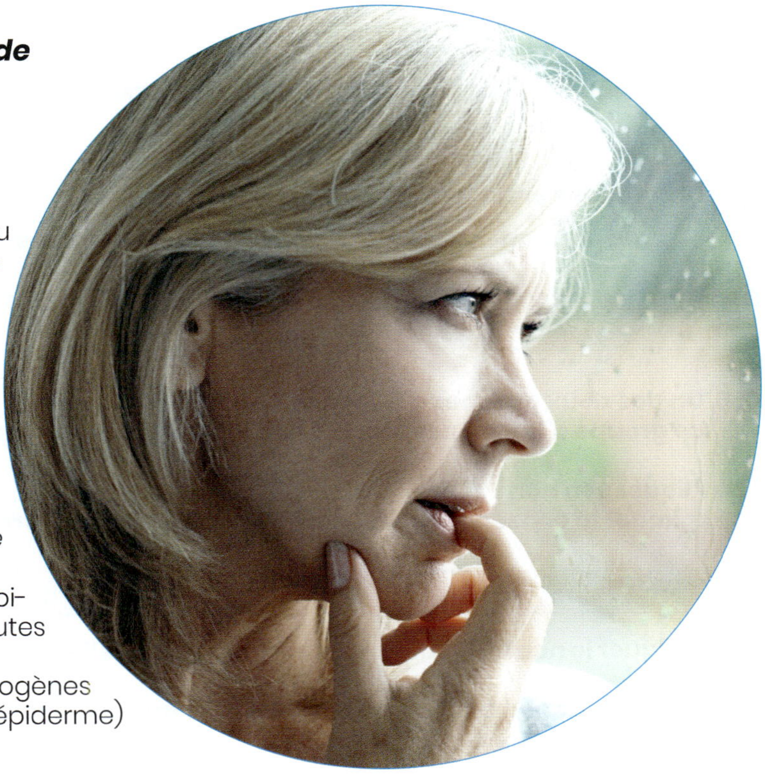

• *Les signes cliniques cutanés de la période péri-ménopausique et ménopausique*

Dessèchement et pâleur.

Amincissement.
Diminution de 6 % de l'épaisseur de la peau tous les 10 ans, avec de grandes variations individuelles.

Perte progressive de la tonicité de la peau.

• *Les signes histologiques au niveau de l'épiderme*

Ralentissement du cycle mitotique des cellules de la couche basale.
D'où une perturbation de la cinétique cellulaire épidermique avec diminution de l'épaisseur de toutes les couches cellulaires.
Cet effet est dû à une diminution du taux d'œstrogènes (qui a des effets trophiques sur la croissance de l'épiderme) à la ménopause.

• *Les signes histologiques au niveau du derme*

- *Diminution et ralentissement de l'activité des fibroblastes* due à la baisse des stéroïdes à la ménopause, avec des conséquences importantes :
  - diminution globale de l'épaisseur du derme liée à une baisse de la teneur en collagène (dont les fibres s'horizontalisent) ;
  - diminution du taux de GAGs, d'où une baisse de la teneur en eau du derme qui perd ainsi sa « tonicité » et de l'épaisseur.

- *Désorganisation des fibres élastiques (élastose solaire)*, due aux UVA, qui bombardent notre peau toute l'année et provoquent l'accumulation dans le derme de tissu élastique anormal, avec pour conséquence la perte de l'élasticité de la peau.

• *Les modifications cliniques et histologiques au niveau des annexes cutanées*

➔ **Au niveau des follicules pileux, hormones féminines et androgènes ont des effets antagonistes.**

Conséquences :

- l'apparition d'une *alopécie* avec une augmentation du pourcentage de cheveux télogènes n'est pas rare à la ménopause, due à une hyperandrogénie relative (perte de l'équilibre androgènes / œstrogènes / progestérone) ;

- on peut aussi noter *une chute des poils axillaires et pubiens* et, au niveau du visage, une *transformation des duvets en poils terminaux*, et aussi la chute de la queue du sourcil.

➔ ***Après la ménopause, la sécrétion de sébum diminue*, d'où l'impression de « sécheresse » de la peau qui, en fait, a perdu sa douceur au toucher.**

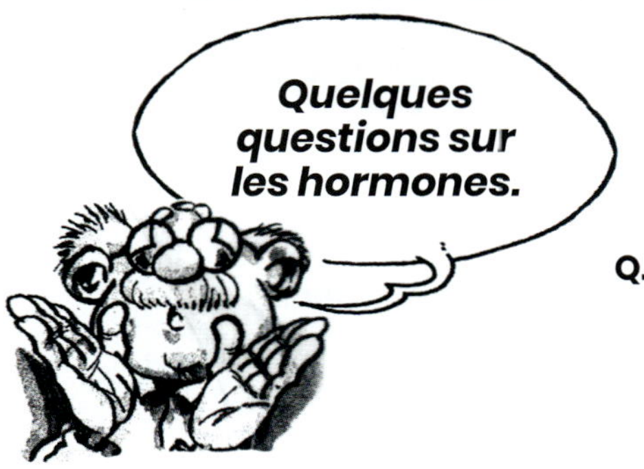

Q. 1. Donner la définition d'une hormone, en complétant les phrases ci-dessous. Les hormones sont des substances chimiques produites par des glandes ....
Elles sont véhiculées par le .... et vont exercer une action .... sur des organes ou sur des cellules « cibles ».

Q. 2. Les hormones sont libérées dans tout l'organisme mais n'agissent que sur certaines cellules, tissus ou organes.

a. Vrai **b. Faux**

Q. 3. Les glandes endocrines sécrètent des hormones :

a. en permanence ; **b. de temps en temps ;** **c. en fonction des besoins de l'organisme.**

Q. 4. Citer les deux groupes d'hormones sexuelles féminines.

....

Q. 5. Un des deux groupes d'hormones sexuelles féminines joue un rôle important au niveau du derme car ce groupe d'hormones stimule les fibroblastes dermiques.

➔ **Indiquer son nom.** ....
➔ **Expliquer la conséquence favorable de cette action hormonale pour la peau de la femme.**

....

....

Q. 6. Indiquer le nom du groupe des hormones sexuelles mâles. ....

Q. 7. Préciser l'action des hormones sexuelles mâles sur le follicule pilo-sébacé, chez l'homme comme chez la femme.

....

....

CHAPITRE 7

LA GLANDE MAMMAIRE

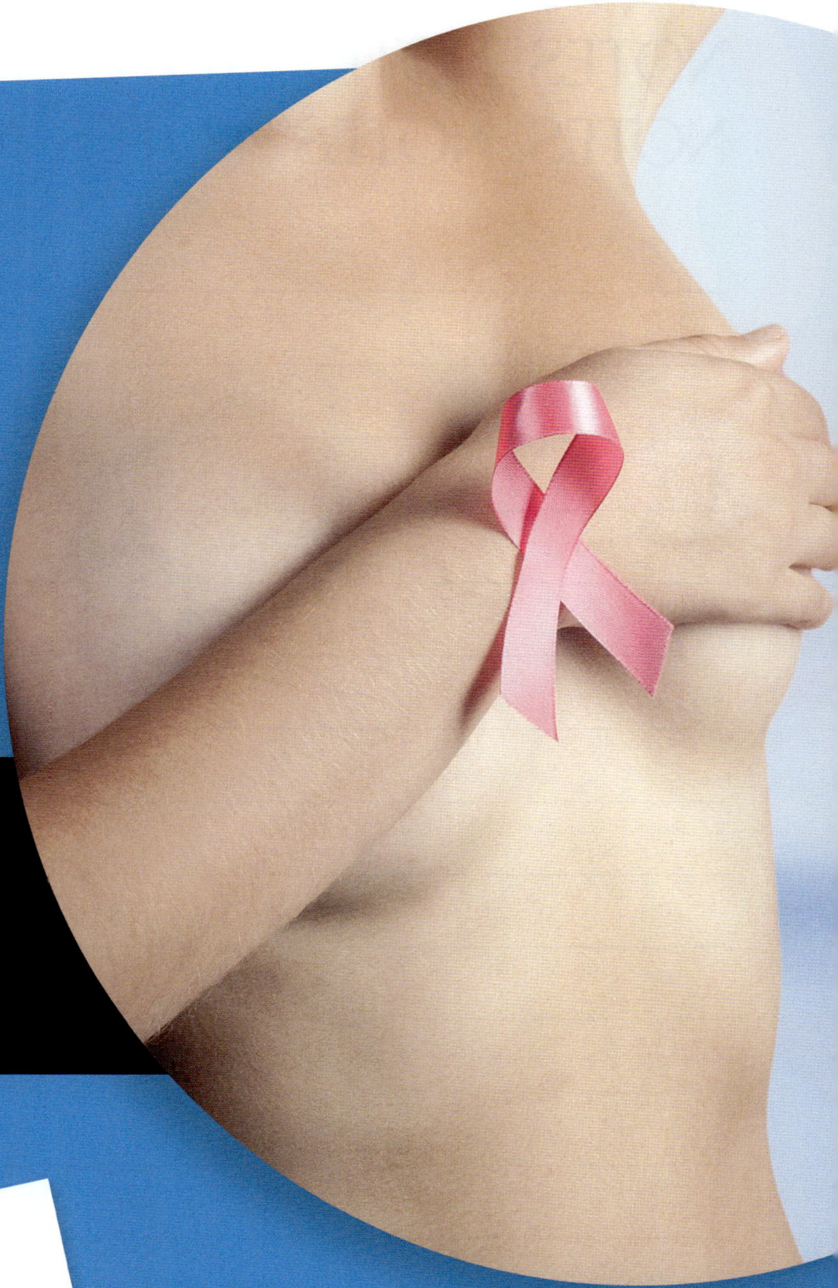

Message clé

La glande mammaire est une *glande exocrine* enrobée de tissu adipeux, et enveloppée de peau.
Cet ensemble constitue le *sein*.

Je dois savoir :

BP / BAC PRO + & BTS ++

- présenter les caractéristiques de la glande mammaire chez la femme, et ses modifications aux principales étapes de la vie ;
- énoncer les différentes dysharmonies anatomiques du sein ;
- justifier le choix des techniques et des produits cosmétiques ;

BTS ++

- modifications de la structure de la glande mammaire au cours de la vie.

NOTES NOTES NOTES NOTES NOTES NOTES NOTES NOTES NOTES NOTES NOTES NOTES

1 LES CARACTÉRISTIQUES DE LA GLANDE MAMMAIRE CHEZ LA FEMME

La **glande mammaire** est une ***glande*** située dans un abondant ***tissu adipeux***, cet ensemble, enveloppé par de la peau, constituant le ***sein.***

1 • L'ANATOMIE DU SEIN CHEZ LA FEMME

Le positionnement du sein / La morphologie générale

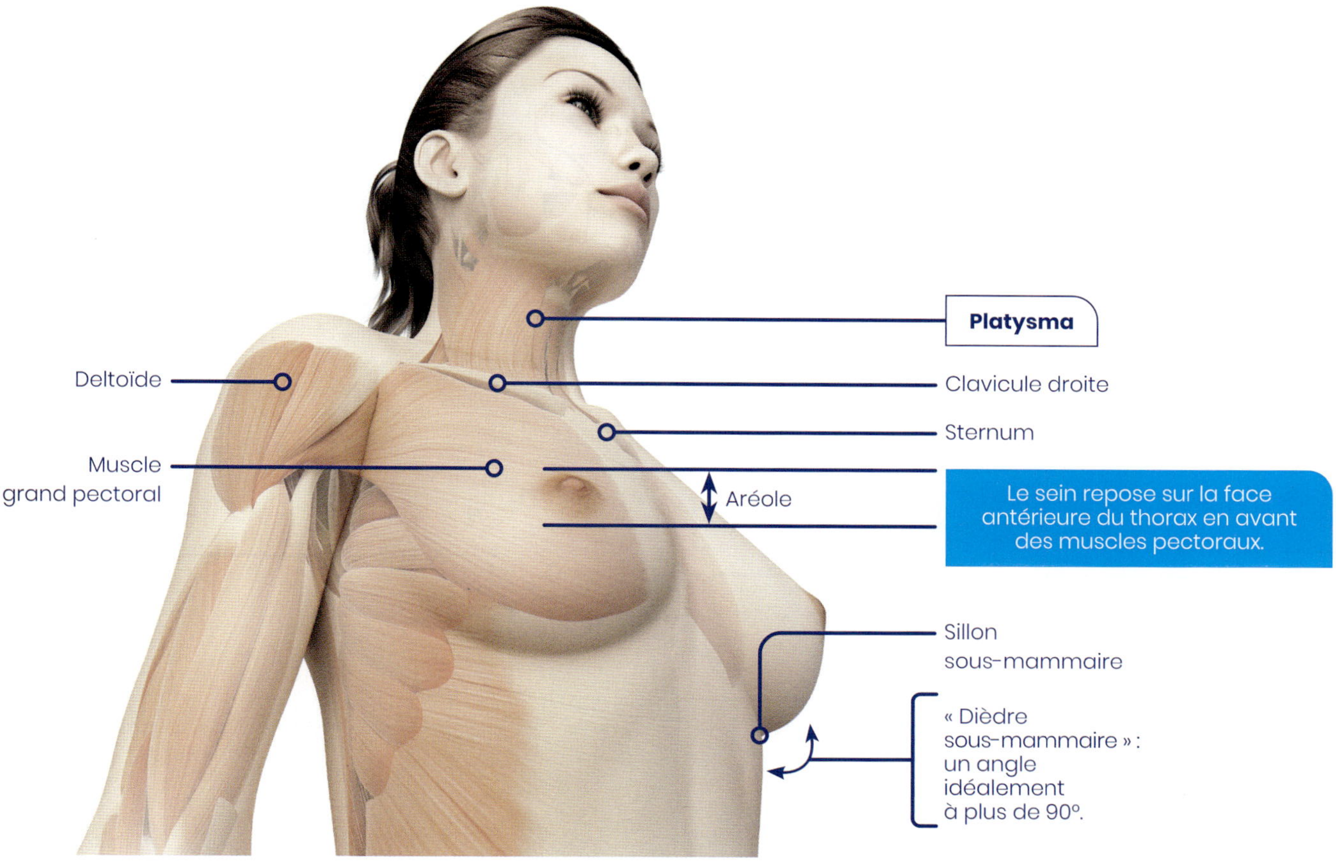

L'enveloppe cutanée du sein

- L'enveloppe cutanée du sein présente en son centre l'*aréole*, disque pigmenté de 30 à 55 mm de diamètre, surplombé par la saillie du *mamelon*, d'où sort le lait lors de la tétée par la quinzaine d'orifices dont il est percé.
- L'aréole possède des petites protubérances ressemblant à des nodules. Il s'agit de 10 à 20 petites saillies, qui sont des glandes sébacées isolées (non associées à un follicule pileux), nommées *tubercules de Montgomery*
- Ces glandes produisent une sécrétion visqueuse qui lubrifie l'épiderme de l'aréole et le mamelon pour les protéger d'un dessèchement.
La sécrétion s'intensifie pendant la grossesse et l'allaitement, les glandes étant alors nommées *tubercules de Morgagni*.

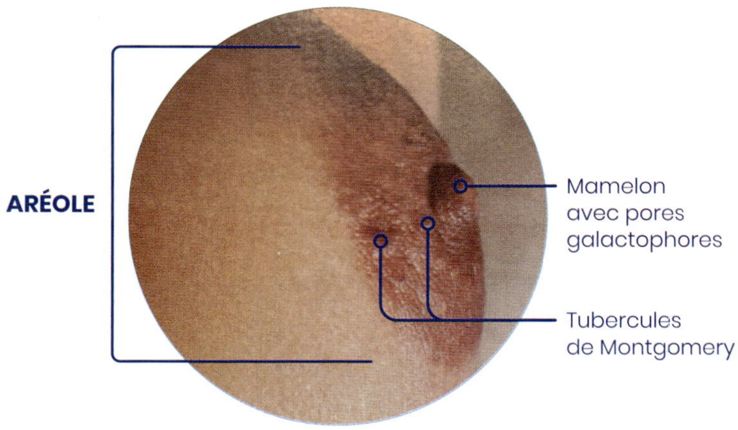

Gros plan sur l'aréole du sein.

2 • L'ÉTUDE HISTOLOGIQUE : LA STRUCTURE DE LA GLANDE MAMMAIRE

La glande mammaire est une glande exocrine, acineuse

La glande mammaire répond à la définition d'une glande exocrine : elle produit, après les grossesses, une « *sécrétion* », le lait, qu'*elle expulse à l'extérieur*.

(1) La glande mammaire est constituée de 15 à 20 unités glandulaires, les *lobes mammaires*.

- Les lobes mammaires sont entièrement séparés les uns des autres par du tissu conjonctif dense. Les faisceaux de tissu conjonctif se fixent au fascia du *muscle grand pectoral* sous-jacent, créant une suspension naturelle au sein.
- Du *tissu adipeux* occupe tous les autres espaces.
- Les lobes sont disposés dans la région profonde du sein, *de façon rayonnante par rapport au mamelon*.
- Chaque lobe est desservi par un canal excréteur propre, le *canal galactophore de premier ordre*.
- Le canal galactophore se dilate (formant un *sinus lactifère*) avant de s'ouvrir au niveau du mamelon par le *pore galactophore*.

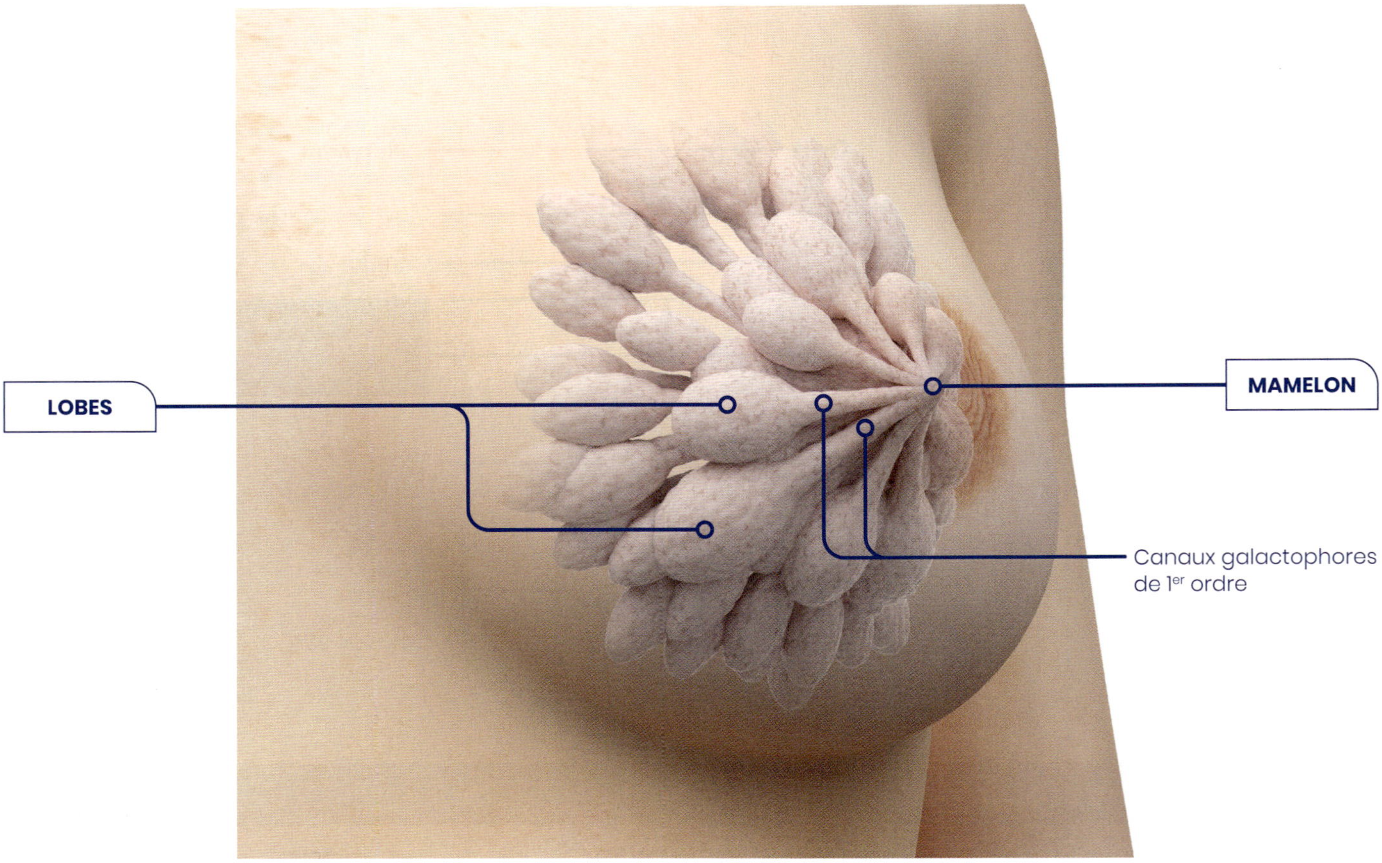

(2) Chaque lobe mammaire est lui-même constitué de 20 à 40 *lobules mammaires*.
Chaque lobule est desservi par un *canal lobulaire*, borgne à son extrémité en dehors des grossesses.

(3) Pendant les gestations, le canal lobulaire formera un acinus.
Mot issu du latin *acinus* : « grain de raisin », un élément de forme arrondie qui a une activité sécrétoire.

La glande mammaire est donc une glande exocrine, acineuse.

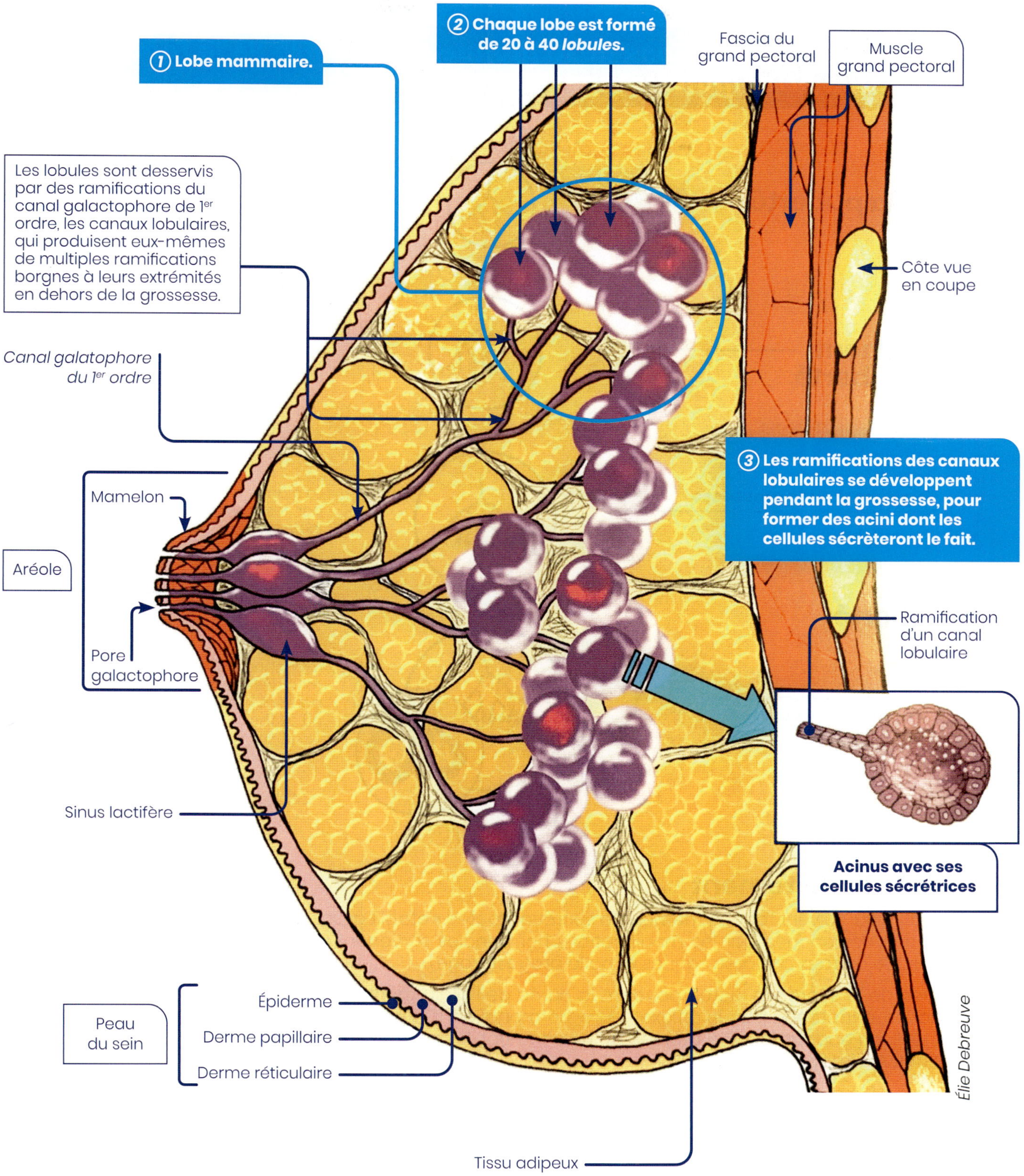

Coupe sagittale du sein de la femme.

④ **Cette structure de base de la glande mammaire est variable selon les moments de la vie génitale.**

PODCAST

SCAN ME!

La glande mammaire.

Les modifications de la glande mammaire de la femme aux principales étapes de la vie

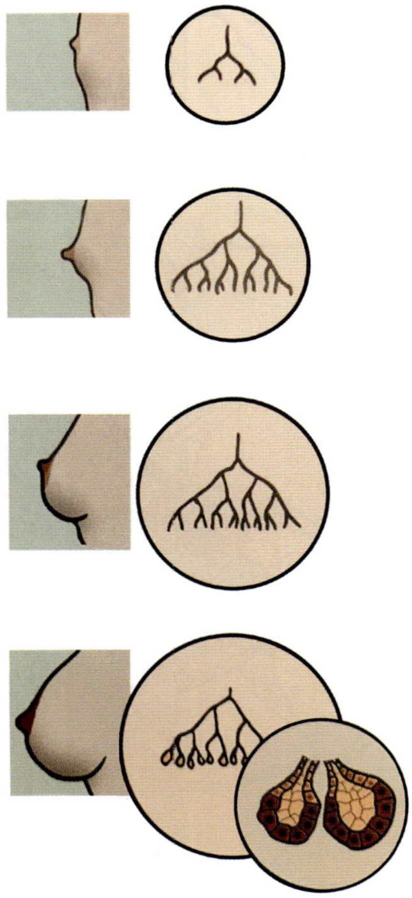

1 • Avant la puberté

Glande mammaire très peu développée. Le système des canaux est rudimentaire.

ŒSTROGÈNES OVARIENS

2 • Au moment de la puberté

Prolifération des conduits excréteurs + développement important du tissu conjonctif et adipeux, d'où augmentation du volume des seins.

3 • Après la puberté

En dehors de la grossesse

La glande mammaire est dite « au repos » car les portions sécrétrices sont quasi inexistantes.

ŒSTROGÈNES + PROGESTÉRONE

Pendant la grossesse

Croissance et développement de l'extrémité des canaux donnant naissance aux portions « sécrétrices » de la glande (acini). Le tissu conjonctif diminue.

4 • Lors de l'allaitement

- Dans les jours qui suivent l'accouchement, la sécrétion lactée s'établit grâce à l'accroissement de la sécrétion de prolactine déclenchée par les modifications hormonales survenant en fin de grossesse (en particulier, chute brusque du taux des œstrogènes et de la progestérone).
- Le maintien de la sécrétion lactée pendant la durée de l'allaitement est lié à la persistance de la sécrétion de prolactine, entretenue par un réflexe neuro-hormonal dont le point de départ est la succion du mamelon lors des tétées. Pendant toute la période de l'allaitement, les portions sécrétrices des glandes montrent des signes d'activité importante.

5 • Après l'allaitement

Si les tétées continuent, la lactation peut être maintenue pendant plusieurs mois ou années.
Mais si le lait n'est pas tiré, la prolactine n'est plus sécrétée et la sécrétion de lait s'arrête.
La glande mammaire revient progressivement à son « état de repos ».

6 • Après la ménopause

Les modifications hormonales survenant à la ménopause entraînent une atrophie progressive du système canaliculaire excréteur et des acini.

2 LES DYSHARMONIES ANATOMIQUES DU SEIN CHEZ LA FEMME

Il arrive que les seins ne s'inscrivent pas dans un idéal de volume ou de forme. Ptose, hypertrophie ou hypotrophie mammaires sont les dysharmonies du sein chez la femme, les plus fréquentes.

La ptose mammaire

Ptose vient du grec ptôsis, « chute », et signifie descente d'un organe provoqué par le relâchement de ses moyens de fixation.

Il y a *ptose mammaire* lorsque le *dièdre sous-mammaire* devient inférieur à 90° (voir page 105). Ptose et hypertrophie mammaires vont souvent de pair.

Il faut différencier :

- *la ptose glandulaire*, dans laquelle le sein diminue de volume, mais l'aréole reste à la même position ;
- *la ptose cutanée*, dans laquelle la peau se détend et l'aréole descend.

Ptose cutanée

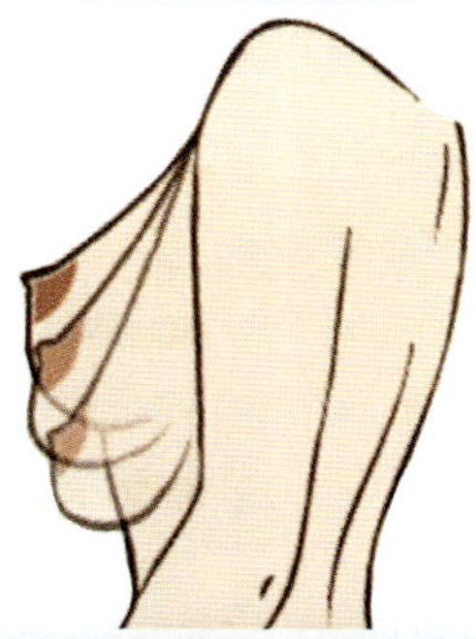

Ptose glandulaire

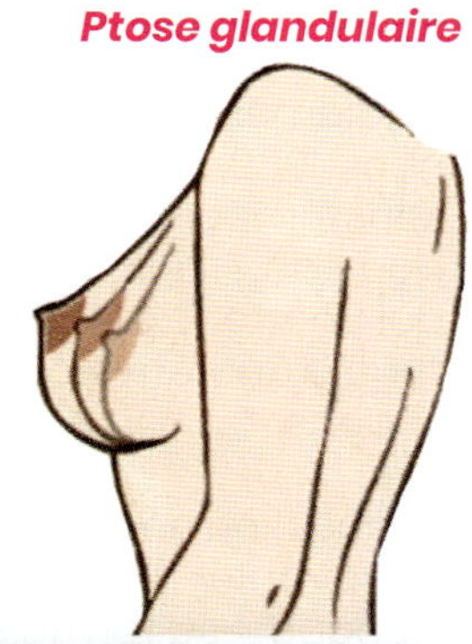

L'hypotrophie mammaire

On utilise le terme d'*hypotrophie mammaire* pour tous les troubles d'insuffisance de développement des seins.

BON A SAVOIR

• *Principe de techniques de réparation de dysharmonies anatomiques du sein.*

Ptose et hypertrophie mammaires

Pour réparer les hypertrophies mammaires avec ptose, il faut dans le même temps diminuer le volume et remonter le sein. Toutes les techniques sont valables. Bien entendu, on privilégiera celle qui laissera la rançon cicatricielle la plus faible, en sachant que plus la qualité de la peau est mauvaise, plus la longueur des cicatrices sera importante.

Hypotrophie mammaire

Un moyen d'augmenter le volume d'un sein est constitué par l'implant ou « prothèse mammaire ».
Le principe consiste à glisser une prothèse mammaire en arrière de la glande afin de projeter en avant le sein existant :

- *soit en position prépectorale :* la prothèse mammaire est introduite, par voie aréolaire, entre le muscle pectoral et la glande mammaire ;
- *soit en position rétropectorale :* la prothèse mammaire est introduite par voie axillaire, derrière le muscle pectoral. Celui-ci fait un matelassage entre la peau et la prothèse, rendant celle-ci moins visible.

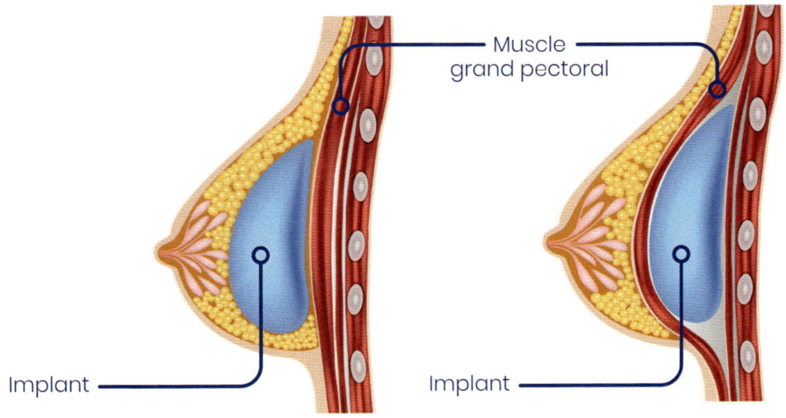

Position prépectorale. **Position rétropectorale.**

• *L'augmentation mammaire : repères historiques.*

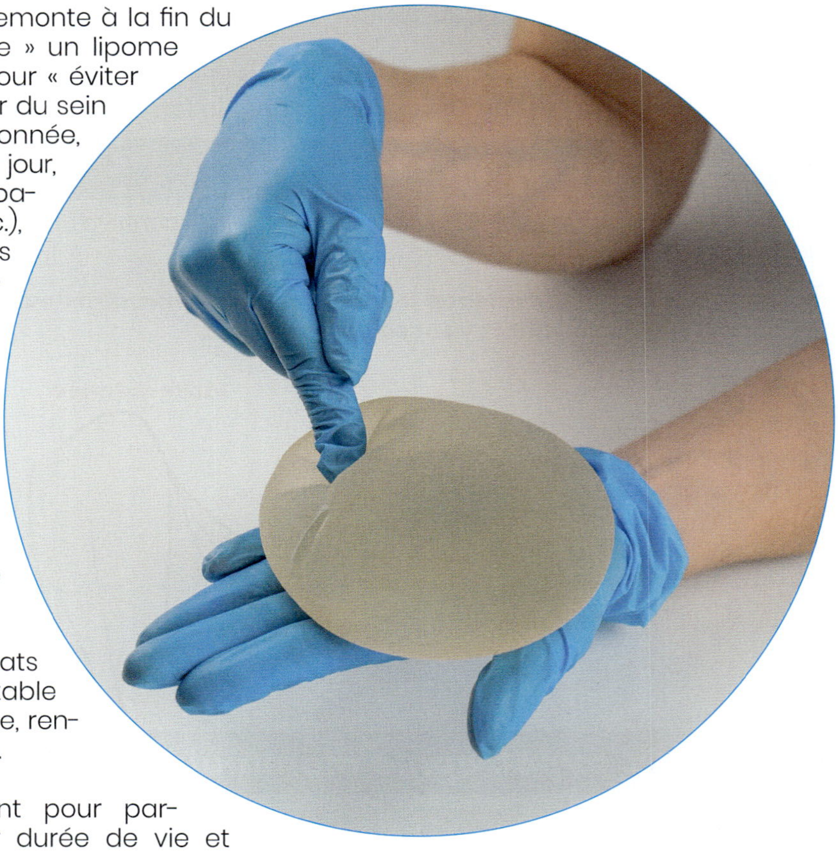

- L'histoire de l'augmentation mammaire remonte à la fin du XIXe siècle, lorsqu'un chirurgien « déplace » un lipome lombaire (tumeur graisseuse bénigne) pour « éviter l'asymétrie » après l'ablation d'une tumeur du sein chez une patiente. Technique vite abandonnée, comme toutes celles qui virent ensuite le jour, utilisant des injections de divers produits (paraffine, silicones liquides, huile végétale, etc.), responsables de réactions inflammatoires désastreuses, ou encore l'implantation de « corps synthétiques », dans les années 1950, toujours sources d'inflammations catastrophiques.

- Finalement, ce n'est qu'au début des années 1960, que les techniques s'affinent, sous l'impulsion de deux chirurgiens de Houston, Frank Gerow et Thomas Cronin , qui mettent au point une prothèse formée d'une enveloppe remplie d'un gel de silicone.

- Succès immédiat malgré quelques résultats décevants, voire mauvais, car une véritable « coque » se formait autour de la prothèse, rendant le sein dur et même parfois déformé.

- Depuis, les améliorations se succèdent pour parfaire ces implants en augmentant leur durée de vie et en stimulant moins le tissu fibreux au niveau des capsules.

Sources : Annales de chirurgie plastique esthétique (01/01/05) / Wikipédia

3 LE CHOIX DES TECHNIQUES ESTHÉTIQUES ET DES PRODUITS COSMÉTIQUES

- ***Soins classiques de l'enveloppe cutanée.***
  Les techniques esthétiques et les produits appliqués aux soins du buste seront utilisés.

- ***On peut pratiquer les techniques destinées à tonifier le muscle platysma.***
  Le platysma envoie en effet des fibres musculaires dans la peau du sein, ce qui ne rend pas vaines ces manœuvres.

- ***En post-opératoire, sous le contrôle du chirurgien, des crèmes cosmétiques seront utilisées pour masser la cicatrice.***
  Rôle : éviter quelle n'adhère à la profondeur.

PARTIE 2

Biochimie

Quand la chimie prend vie

« La biochimie est l'étude de la composition chimique de la matière vivante et des réactions chimiques qui se produisent dans celle-ci. »

Elaine Nicpon Marieb

CHAPITRE 8

LES CONSTITUANTS DE LA MATIÈRE VIVANTE

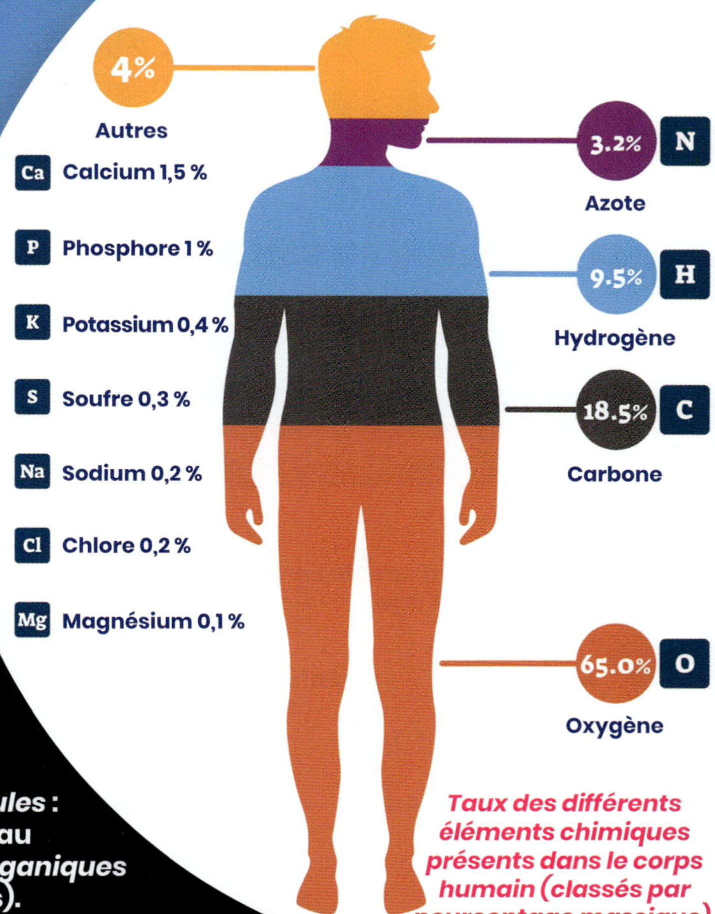

Taux des différents éléments chimiques présents dans le corps humain (classés par pourcentage massique).

Message clé

Tous les organismes vivants ont un point commun : la *matière vivante* qui les constitue. La matière vivante est formée de deux sortes de substances chimiques nommées *biomolécules* : des *substances minérales* représentées par l'eau et les éléments minéraux et des *substances organiques* (glucides, lipides, protides et acides nucléiques).

Je dois savoir :

CAP

- ☐ indiquer la teneur et la répartition en eau et en éléments minéraux dans l'organisme humain ;
- ☐ indiquer les pertes quotidiennes en eau et les besoins recommandés ;

Je dois savoir :

BP / BAC PRO +

- ☐ indiquer la teneur en eau et en éléments minéraux dans l'organisme humain ;
- ☐ indiquer la répartition de l'eau dans l'organisme humain ;
- ☐ localiser sur un schéma l'eau intra et extracellulaire ;
- ☐ indiquer les pertes quotidiennes en eau et les besoins recommandés ;
- ☐ indiquer les rôles de l'eau, des éléments minéraux et des vitamines en relation avec l'état de la peau ;

BP / BAC PRO + & BTS ++

- ☐ la structure chimique des substances organiques.

1 L'EAU, CONSTITUANT DE LA MATIÈRE VIVANTE

> **« L'eau n'est pas indispensable à la vie, elle est la vie. »**
> Antoine de Saint-Exupéry

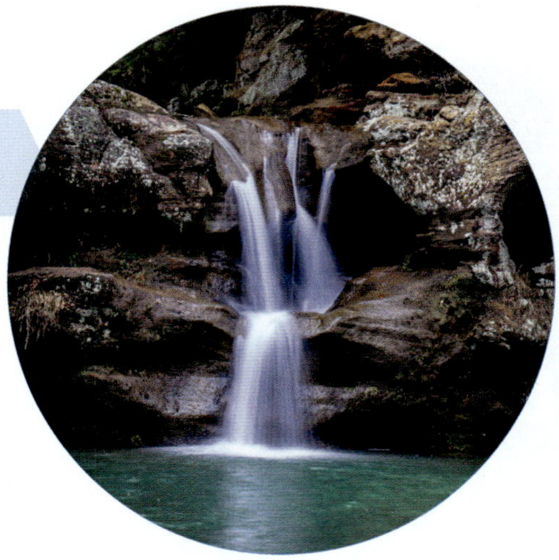

1 • LA TENEUR EN EAU DANS L'ORGANISME

L'eau représente 65 à 70 % (2/3) de la masse du corps humain adulte (45 litres en moyenne pour un poids de 70 kg).

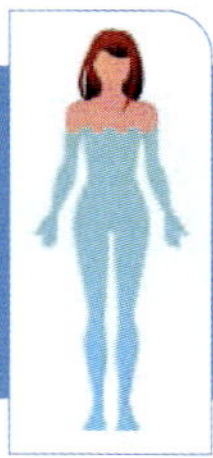

- **Chaque tissu et organe n'a pas la même teneur en eau.**

- **La teneur en eau de l'organisme humain varie avec l'âge.**

Nourisson 75%

Enfant 70%

Adulte 65%

Personne âgée 55%

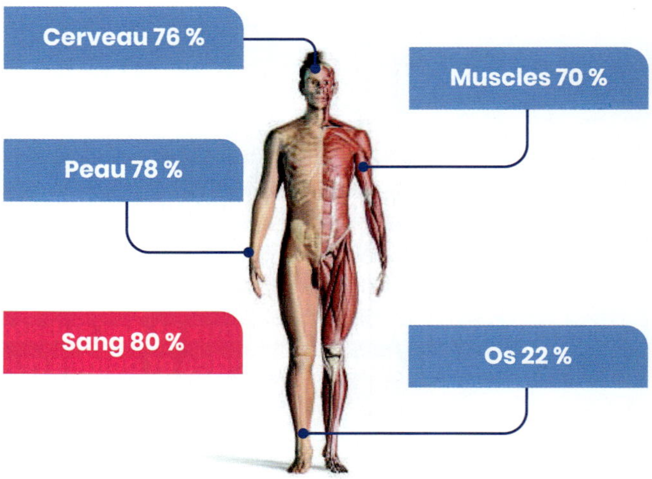

2 • LA RÉPARTITION DE L'EAU DANS L'ORGANISME HUMAIN

① Eau intracellulaire

L'eau fait partie intégrante de chaque cellule.

50 % du poids du corps

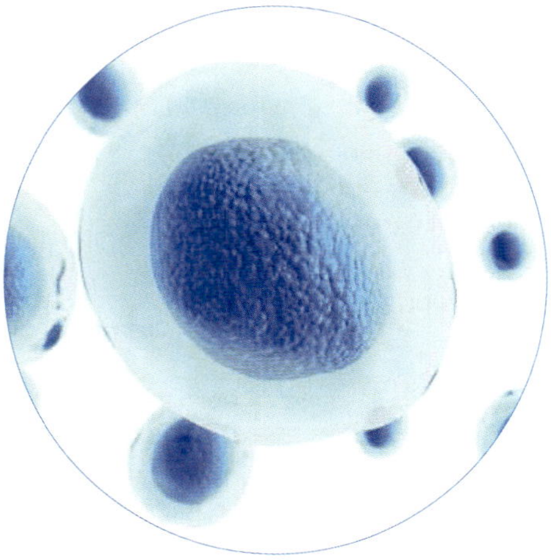

② Eau extracellulaire

20 % du poids du corps

Eau « canalisée »

5 % du poids du corps

De l'eau circule dans les vaisseaux sanguins et lymphatiques. Elle transporte les cellules sanguines, les hormones, les nutriments pour les cellules et les déchets issus de leur travail.

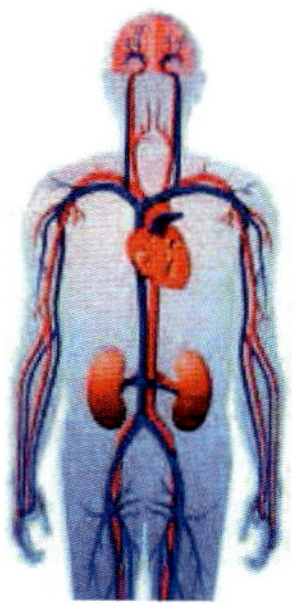

Eau intercellulaire

15 % du poids du corps

L'eau est le composant essentiel du liquide interstitiel qui baigne toutes nos cellules. C'est là que les cellules puisent les nutriments et l'O_2 nécessaires à leur métabolisme et où elles rejettent leurs déchets (CO_2, urée, etc.).

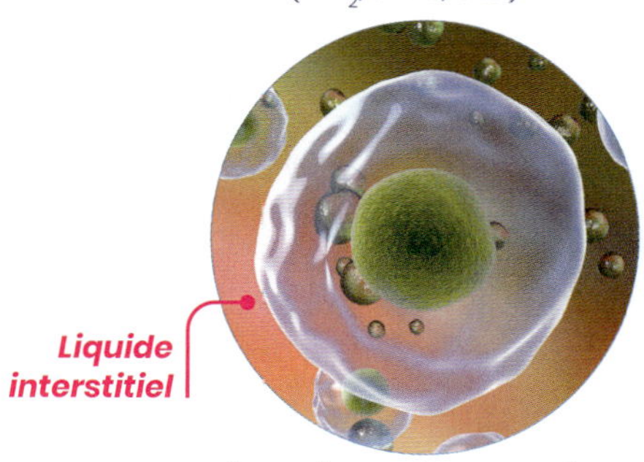

Notion d'eau libre et d'eau liée
(évaporable) (non évaporable)

3 • LES PERTES QUOTIDIENNES EN EAU CHEZ L'HOMME ET LES BESOINS RECOMMANDÉS

- **Pertes quotidiennes en eau : 2,5 à 3 litres.**

ORIGINE ET NATURE DES PERTES	IMPORTANCE DES PERTES EN LITRES PAR 24H
Pertes cutanées • Perte insensible d'eau (PIE) = diffusion d'un flux d'eau issu de derme, qui diffuse dans tout l'épiderme et s'évapore dans l'atmosphère après avoir traversé la couche cornée. • Transpiration = phénomène naturel dû à l'activité des glandes sudoripares eccrines qui éliminent la chaleur produite au cours du travail musculaire et (ou) lorsque la température extérieure est trop élevée.	➔ 0,3 – 0,5 litre /24 heures. ➔ Variable. Au minimum : ½ litre / 24 h jusqu'à plusieurs litres / 24 h (1 litre par heure de sport).
Pertes pulmonaires L'air rejeté comporte de la vapeur d'eau.	➔ 0,5 litre /24 heures.
Pertes rénales Le rein filtre 180 litres d'eau / 24h pour assurer sa fonction d'épuration. 1 % de cette quantité est éliminée et varie avec les boissons ingérées, l'activité, l'âge, etc.	➔ 1 à 1,5 litre /24 heures.

- **Besoins recommandés en eau.**

➔ **Les besoins en eau doivent compenser les pertes.**

Ils seront donc de 2,5 à 3 litres par 24 heures pour un adulte vivant dans un milieu tempéré et qui ne fait pas d'effort particulier.

FLASH INFO ***Les principales sources des apports en eau.***

Les boissons couvrent environ 50 % (1,5 litre) des pertes en eau.

Tous les aliments contiennent de l'eau et apportent environ 1 litre d'eau dans une alimentation normale.

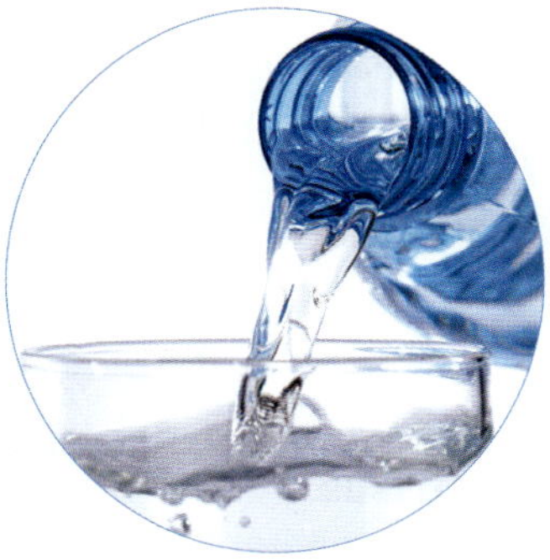

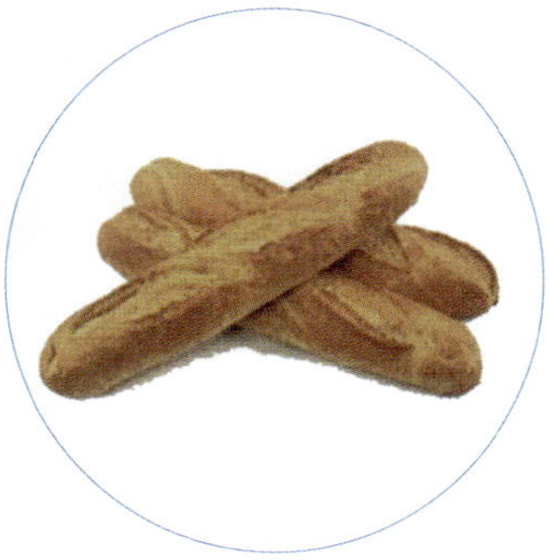

Pain 35 % d'eau.

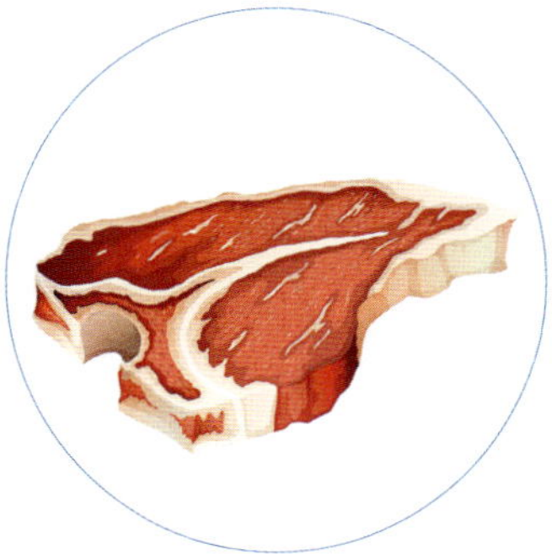

Viande 70 % d'eau.

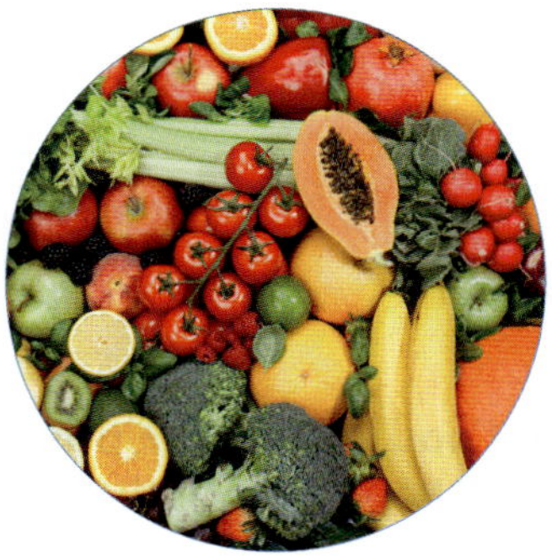

Fruits et légumes frais 80-90 % d'eau.

Programmes **BP / BAC PRO**

Rôles de l'eau dans l'organisme humain

La molécule d'eau est chargée électriquement. Les charges électriques se répartissent en deux pôles : un pôle positif au niveau des atomes d'hydrogène et un pôle négatif au niveau de l'atome d'oxygène. Cela forme une *molécule polaire qui est globalement électriquement neutre* (les charges se compensant).

- Grâce à cette polarité, la molécule d'eau a de grandes affinités pour la plupart des autres molécules. C'est ce qui lui permet de mettre en solution un grand nombre de composés : *c'est un solvant*.
- Elle peut aussi interagir avec certains composés et ainsi créer un grand nombre de réactions chimiques : *c'est un réactif chimique primordial*.
- Liquide à température du corps, elle peut ainsi *transporter certains éléments chimiques* dans l'organisme : les éléments hydrophiles (par opposition, les éléments n'ayant aucune affinité pour l'eau sont hydrophobes).
- Elle possède une *grande capacité thermique* (capacité à absorber d'importantes quantités de chaleur sans grande modification de la température). Elle intervient donc dans l'*homéothermie* (maintien de la température constante de l'organisme).

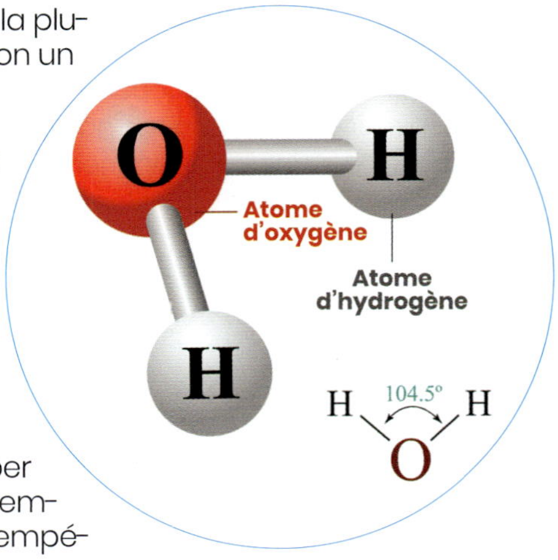

La molécule d'eau.

- **L'eau du plasma sanguin a un rôle de transporteur de substances chimiques et de cellules.**

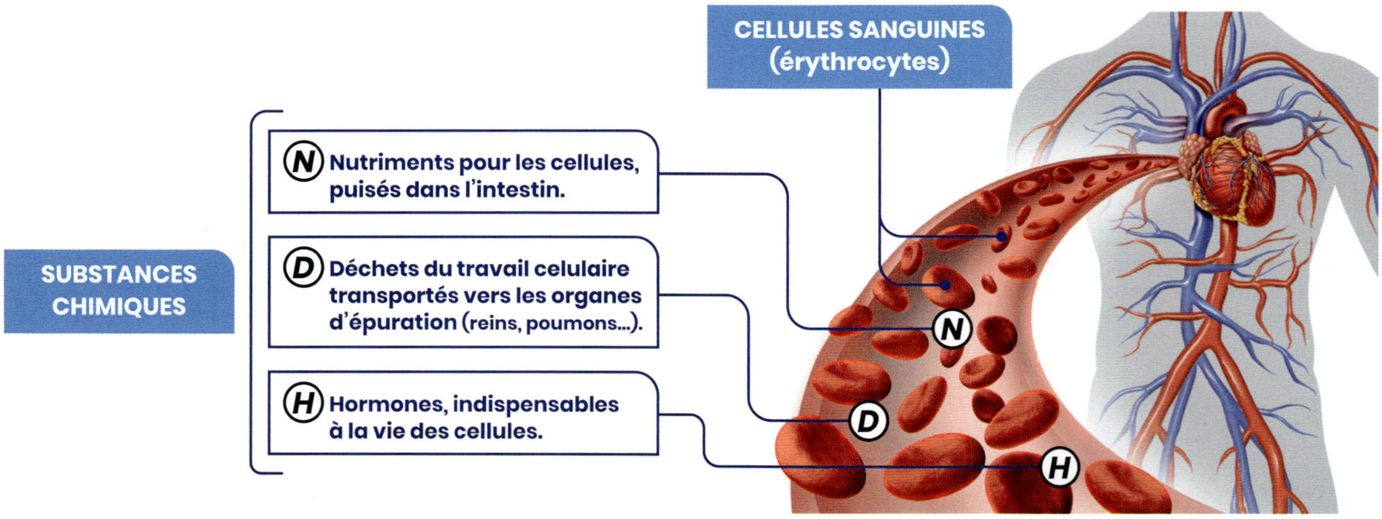

- **L'eau de la *sueur*, produite par les glandes sudoripares eccrines, *élimine la chaleur excédentaire du corps* dans le milieu extérieur (transpiration) pour éviter une surchauffe des organes et des tissus.**

Rôles de l'eau dans l'organisme humain en relation avec l'état de la peau

- ***La peau contient 1/5 de la totalité de l'eau de l'organisme humain dont 80 % dans le derme.***
- ***L'eau existe dans la peau sous deux états : l'eau « libre » et l'eau « liée ».***

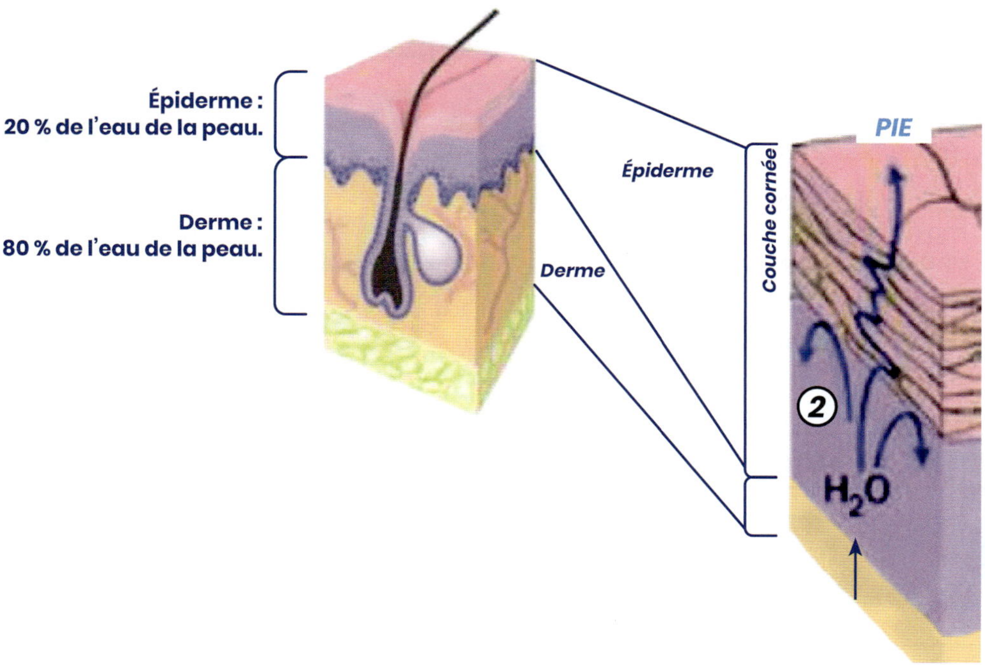

① ***Eau « libre »***

La couche cornée n'est pas totalement imperméable.
Une petite quantité d'eau (< un demi-litre), chargée de nutriments, s'échappe du derme, chemine entre les cellules de l'épiderme vivant et de la couche cornée, et enfin s'évapore à la surface de la peau.

Ce flux d'eau représente la *perte insensible d'eau (PIE)*.

② ***Eau « liée » aux glycosaminoglycanes (GAGs)***

REMEMBER

- **L'eau libre permet l'apport des nutriments nécessaires aux cellules qui composent l'épiderme, celui-ci n'étant pas irrigué.**
- Les GAGs sont des macromolécules de la substance fondamentale du derme, qui ont une forte capacité de rétention de l'eau.
  Elles ont en effet de nombreuses charges électriques, ce qui explique leur attraction pour les molécules d'eau.
- L'eau liée aux GAGs assure le maintien dans le derme d'une grande quantité d'eau, qui fait « gonfler » ce tissu, et donne ainsi sa « tonicité », sa fermeté à la peau.

PODCAST

SCAN ME!

La perte insensible d'eau.

Programmes BP / BAC PRO

LES ÉLÉMENTS MINÉRAUX : RÔLES EN RELATION AVEC L'ÉTAT DE LA PEAU

- **Teneur moyenne globale de l'organisme humain en éléments minéraux :**

2 à 3 % de la masse corporelle

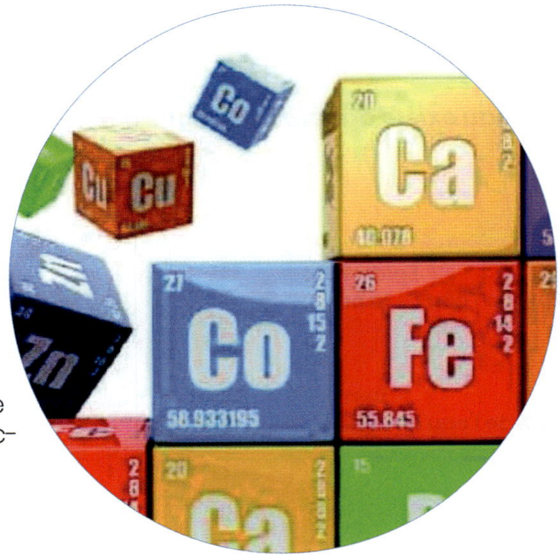

Il existe deux groupes d'éléments minéraux :

- les *macro-éléments* : calcium (Ca), phosphore (P), potassium (K), chlore (Cl), magnésium (Mg), sodium (Na), soufre (S), oxygène (O), carbone (C), hydrogène (H), azote (N) ;
- *les oligo-éléments* : substances minérales présentes dans l'organisme en quantité infime – moins de 7 g pour un homme de 70 kg –, mais qui sont utiles, sinon *indispensables*, à son fonctionnement.

- **Action de différents éléments minéraux en relation avec l'état de la peau.**

MACRO-ÉLÉMENTS

ÉLÉMENTS MINÉRAUX	RÔLE(S) EN RELATION AVEC L'ÉTAT DE LA PEAU	OÙ EN TROUVE-T-ON SURTOUT ?
Calcium (Ca)	**Ca intervient dans le bon état des ongles.** *Pourquoi ?* Parce qu'il entre dans la composition chimique des ongles. Mais il n'est pas nécessaire de se précipiter sur les laitages pour les embellir.	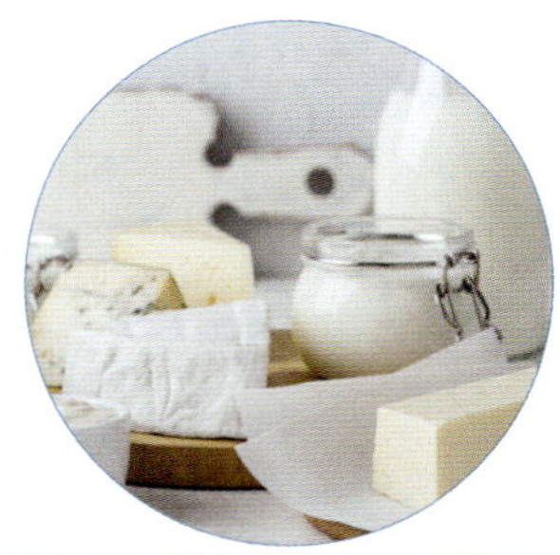
Soufre (S)	**S est indispensable pour que l'épiderme, le derme et les phanères assurent leurs fonctions.** *Pourquoi ?* S entre dans la constitution chimique de la kératine de l'épiderme et des phanères, et des glycosaminoglycanes du derme.	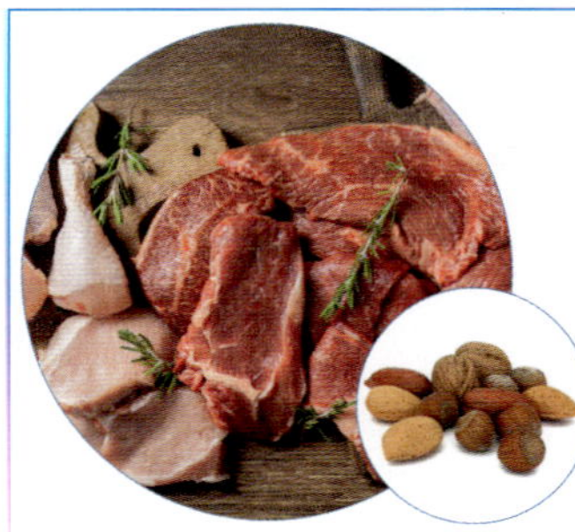
Magnésium (Mg)	**Mg interviendrait pour diminuer les effets de la séborrhée.** *Pourquoi ?* Mg réduirait la production de sébum.	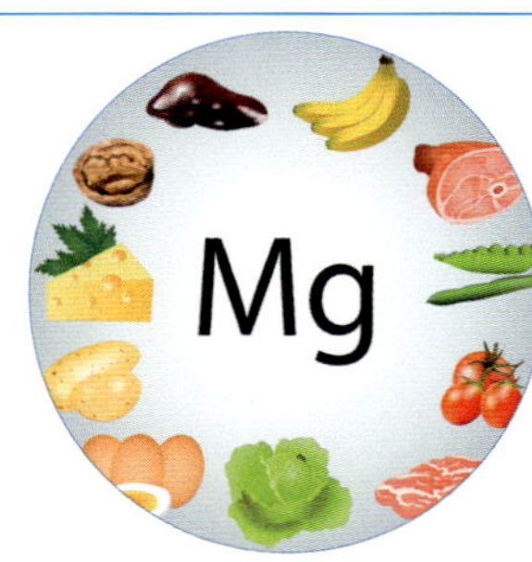

Programmes **BP / BAC PRO +**

OLIGO-ÉLÉMENTS

ÉLÉMENTS MINÉRAUX	RÔLE(S) EN RELATION AVEC L'ÉTAT DE LA PEAU	OÙ EN TROUVE-T-ON SURTOUT ?
Cuivre (Cu)	**Cu a un rôle déterminant dans la synthèse des pigments qui colorent la peau.** *Pourquoi ?* Cu++ est indispensable dans la mélanogenèse : il intervient comme cofacteur de la tyrosinase, l'enzyme clé de ce processus.	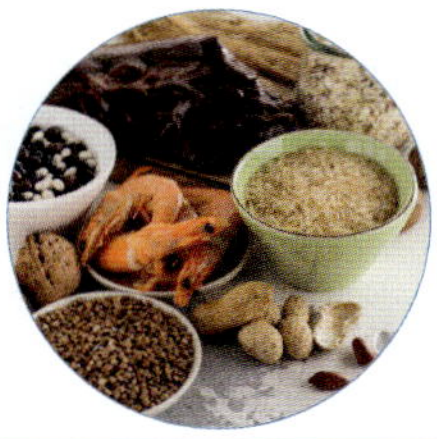
Fer (Fe)	**Fe est indispensable au bon état de la peau et des phanères.** *Pourquoi ?* 1. Fe entre dans la constitution chimique des ongles et des cheveux. 2. Fe est un constituant de l'hémoglobine qui transporte à toutes les cellules de l'organisme l'O_2 indispensable à leur métabolisme. Fe joue ainsi un rôle essentiel dans l'oxygénation des cellules qui constituent la peau et les phanères. Un manque de fer aura des conséquences sur l'aspect de la peau et des muqueuses (pâleur) et sur les phanères (cheveux minces, ongles cassants...).	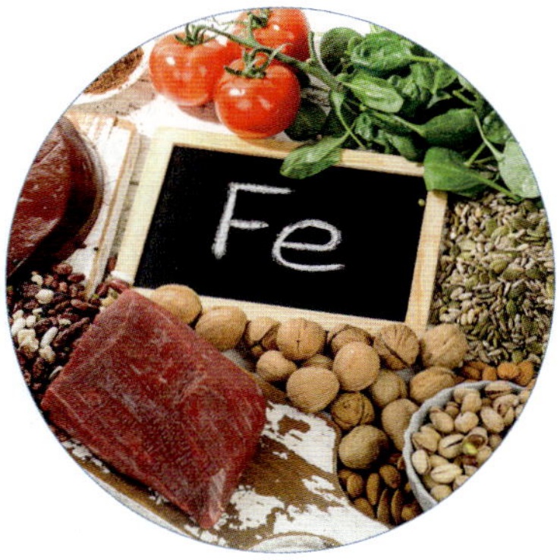
Sélénium (Se)	**Prévention du vieillissement cutané.** *Pourquoi ?* Parce que Se a un effet antioxydant : il accroît l'activité d'une enzyme présente dans les cellules de la peau, active contre les radicaux libres.	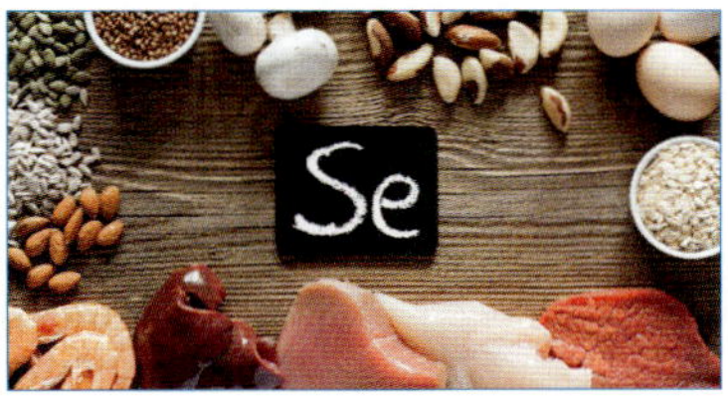
Zinc (Zn)	• **Zn est indispensable dans la régénération normale de l'épiderme.** • **Zn participe au maintien de la fonction de protection du derme contre les agressions mécaniques, assurée par la forte résistance des fibres de collagène et sa compressibilité due aux fibres élastiques.** *Pourquoi ?* Zn intervient dans le processus de kératogenèse et dans la synthèse du collagène et de l'élastine par les fibroblastes car il est indispensable lors de l'induction des enzymes impliquées dans la synthèse de l'ADN, avant le passage dans la phase S du cycle cellulaire. • **Prévention du vieillissement cutané.** *Pourquoi ?* Parce qu'il a un effet antioxydant : il entre dans la composition des enzymes de réparation des acides nucléiques. • **Utile dans le traitement de l'acné.** *Pourquoi ?* 1. Zn possède des propriétés anti-inflammatoires. 2. Zn inhibe la transformation de la testostérone en DHT au niveau des sébocytes.	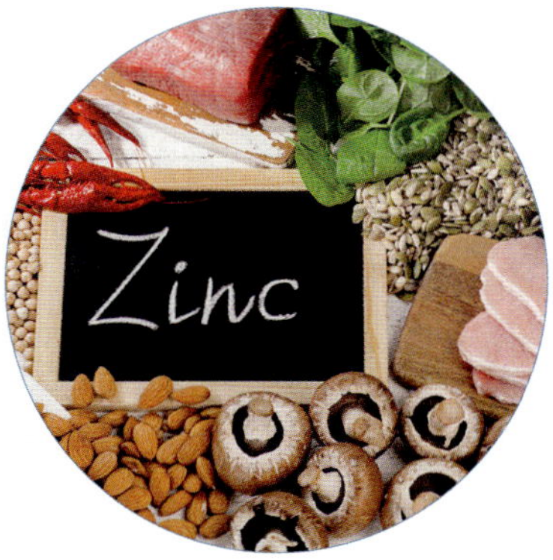

Programmes BP / BAC PRO +

LES VITAMINES : RÔLES EN RELATION AVEC L'ÉTAT DE LA PEAU

Les vitamines sont des substances organiques indispensables au bon fonctionnement de l'organisme, *en quantité infime*.
***Nomenclature.* Les vitamines sont désignées par une lettre qui indique l'ordre de leur découverte.**

VITAMINES	RÔLE(S) EN RELATION AVEC L'ÉTAT DE LA PEAU
A (rétinol)	• **Prévention du vieillissement cutané.** *Pourquoi ?* Parce que la vitamine A possède un effet antioxydant et qu'elle a un effet sur la mitose. • **Elle stimulerait la production des mélanines.**
B	• ***De nombreuses vitamines du groupe B jouent un rôle important dans le développement normal des différentes structures de la peau et de ses annexes et donc à leur bonne santé.*** *Pourquoi ?* Parce qu'elles sont essentielles dans la *production d'énergie à partir des nutriments* dans toutes les cellules de l'organisme et boostent ainsi leur activité. **C'est le cas de la *vitamine B3 – ou PP* - (ou Niacine ou Niacinamide- nom INCI)** *qui stimule la synthèse des kératines de la couche cornée et des poils.* • ***Autres rôles*** • Certaines sont impliquées dans la prévention du vieillissement cutané. Parce qu'elles ont un *effet antioxydant*. C'est le cas de la **vitamine B2.** • **La vitamine B2** *protègerait le système immunitaire de la peau.* Elle contribuerait ainsi à l'*éradication de cellules anormales*, produites en particulier sous l'action des UV, avant qu'elles ne prolifèrent. En effet, les UV, en cassant l'ADN, c'est-à-dire les circuits de commande des cellules, entraînent des mutations cellulaires à l'origine du développement de cancers. • **La vitamine B9 (Acide folique)** est *indispensable au renouvellement de l'épiderme* car elle intervient dans le processus de la mitose. • **La vitamine B12 (Cobalamine)** est impliquée dans divers *mécanismes de la vie cellulaire* (mitose, respiration cellulaire…). Apport exclusivement d'origine animale.
C (acide ascorbique)	• **Indispensable pour le bon état de la peau et à la cicatrisation.** Elle active le renouvellement cellulaire et la synthèse du collagène.
D (calciférol)	• **Synthétisée dans l'épiderme sous l'action des UVB, elle régule la croissance et la différenciation des kératinocytes et d'autres cellules de la peau (sébocytes).**
E (tocophérol)	• **Prévention du vieillissement cutané.** *Pourquoi ?* La vitamine E est un antioxydant très efficace qui limite le stress oxydatif provoqué par les radicaux libres en interrompant les réactions en chaîne qu'ils provoquent. • **Limite la production de coups de soleil par les UV.** *Pourquoi ?* Elle limite la production des « *sunburn cells* » (cellules coup de soleil) en diminuant les effets du stress oxydatif sur les lipides membranaires provoqués par les UV (lipoperoxydation).

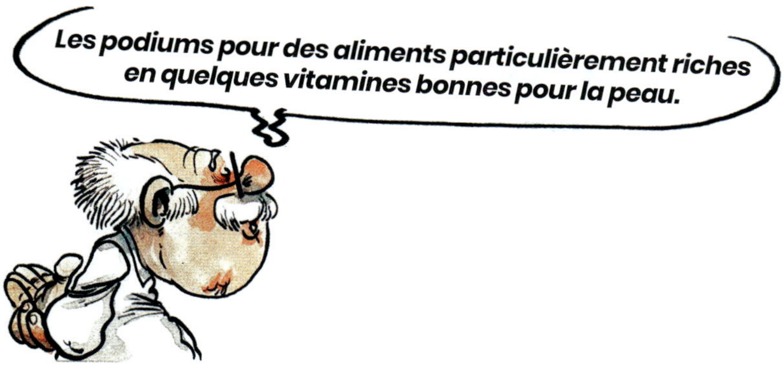
Les podiums pour des aliments particulièrement riches en quelques vitamines bonnes pour la peau.

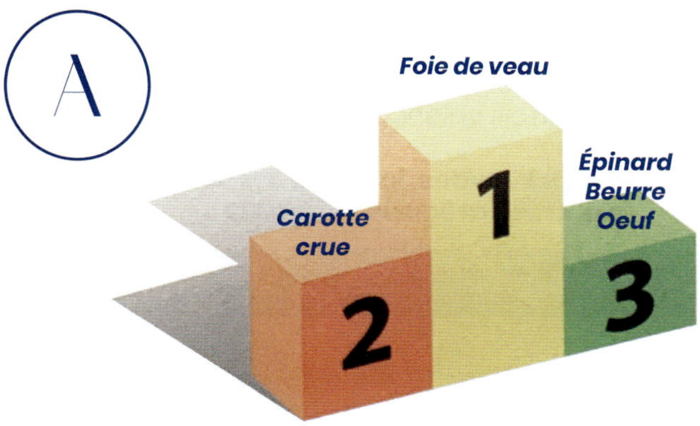

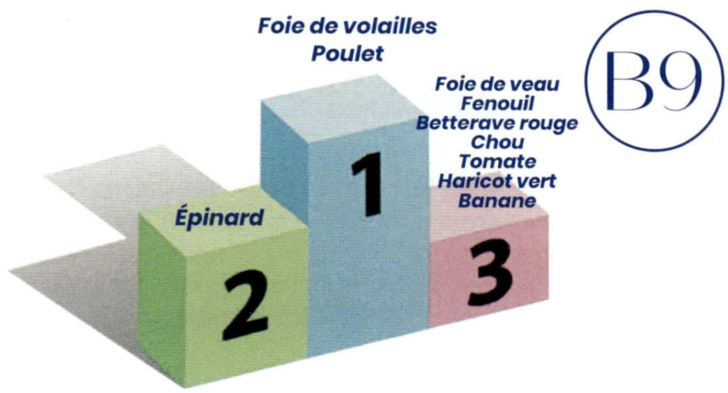

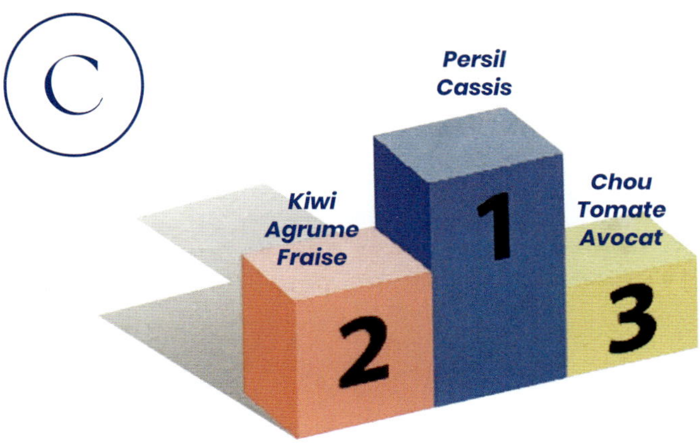

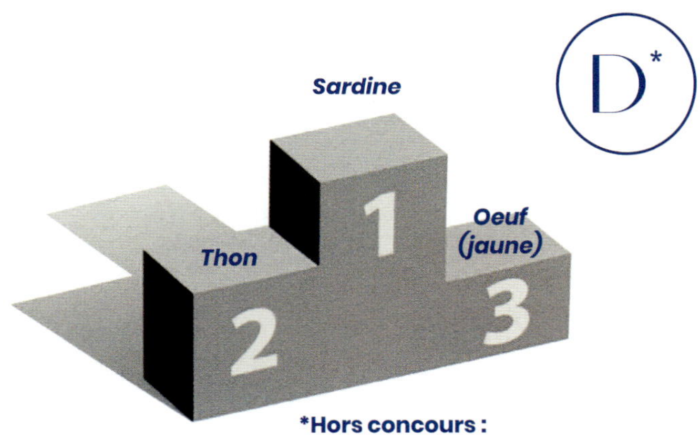

*Hors concours : huile de foie de morue

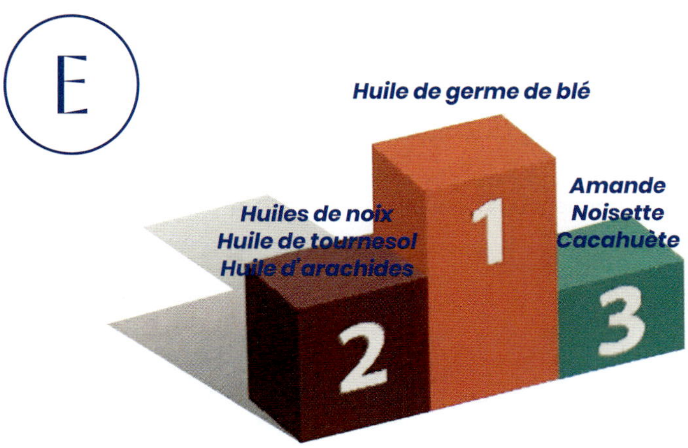
E
Huile de germe de blé
1
Huiles de noix
Huile de tournesol
Huile d'arachides
2
Amande
Noisette
Cacahuète
3

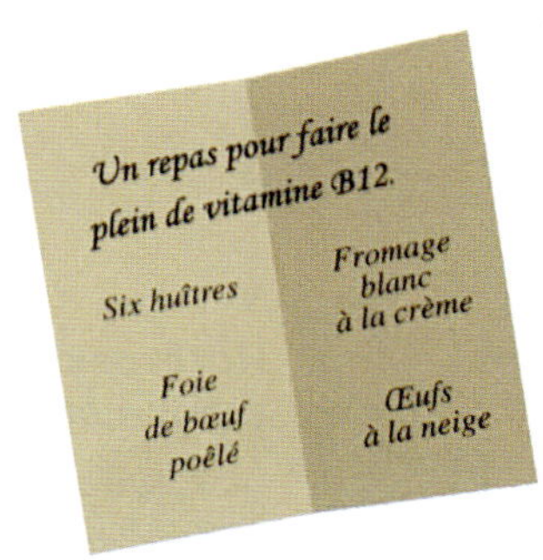

***Attention !* Les aliments perdent un pourcentage important de leurs vitamines lors de la cuisson : de 20 % pour la vitamine A, à 30 / 40 % pour les vitamines B5, B6 et B8, 60 % pour la B1, jusqu'à 80 % pour la B9 (cuisson des légumes). Par contre, B2 résiste bien.**
La surconsommation de certaines vitamines peut entrainer des désagréments.

Programmes **BP / BAC PRO + & BTS ++**

Les informations données dans ce chapitre sont destinées aux étudiants en BP ou Bac Pro ou en BTS. Pour chacune de ces formations, les limites de connaissances à acquérir seront déterminées en fonction des différents référentiels.

LES SUBSTANCES ORGANIQUES

- **Les substances organiques n'existent que dans la matière vivante.**
- **Elles sont formées de molécules ou prédomine le *carbone* associé à l'*hydrogène*, l'*oxygène* et parfois l'*azote*.**
  Pour se lier aux autres atomes et former les molécules, le carbone possède quatre volences (possibilités de liaison), l'hydrogène une valence, l'oxygène deux valences et l'azote trois valences.
- **Les substances organiques sont représentées par les *glucides*, les *lipides*, les *protides*, les *acides nucléiques* et les *vitamines* (traitées biochimiquement dans les autres catégories page 120).**

Les glucides

Les glucides sont les sucres et les féculents du langage courant.
Les glucides sont composés de carbone, hydrogène, oxygène : C-H-O.
On distingue deux groupes de glucides :
- **les *oses, glucides les plus simples* ;**
- **les *osides, glucides complexes*, constitués d'un nombre plus ou moins grand d'oses.**

La classification biochimique

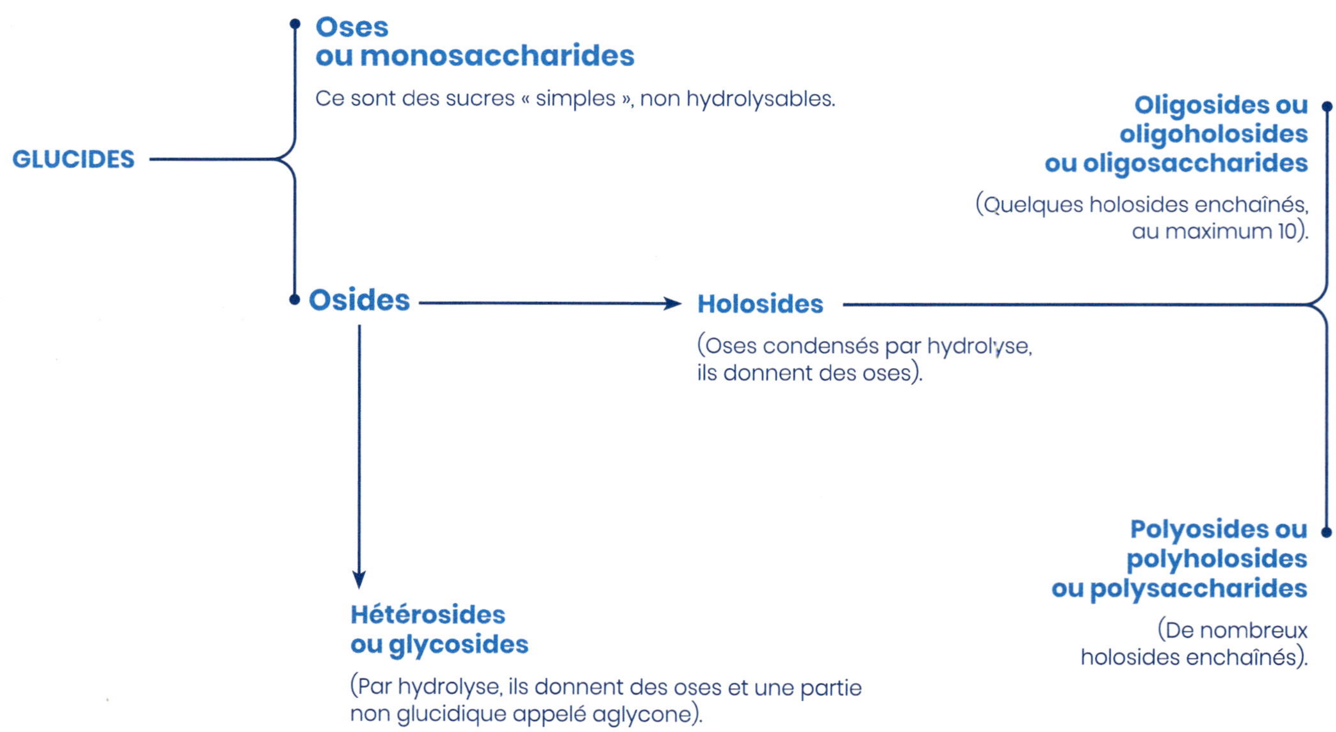

À NOTER

« Hydrolyse » : coupure d'une molécule complexe en molécules simples. Par conséquent, les molécules simples ne sont pas hydrolysables.

Programmes BP / BAC PRO + & BTS ++

Les glucides simples et les glucides complexes

- ***Les glucides simples :***
  - ils ont un goût « sucré » ;
  - ils sont représentés par les oses (glucose) et les diholosides (union de deux oses : fructose, saccharose, lactose).

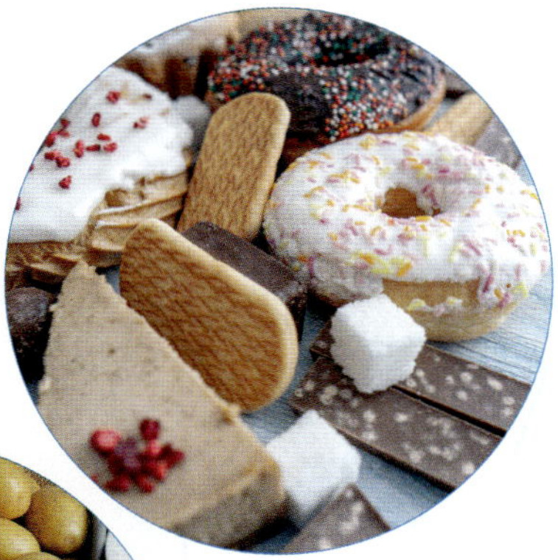

Des aliments riches en sucres simples.

- **Les glucides complexes:**
  - ils ne sont pas « sucrés » au goût ;
  - ils sont représentés par les polyholosides, dont l'*amidon* est le chef de file. Au cours de la de digestion, ils sont dégradés en sucres simples, (*glucose* essentiellement), seuls utilisables par nos cellules.

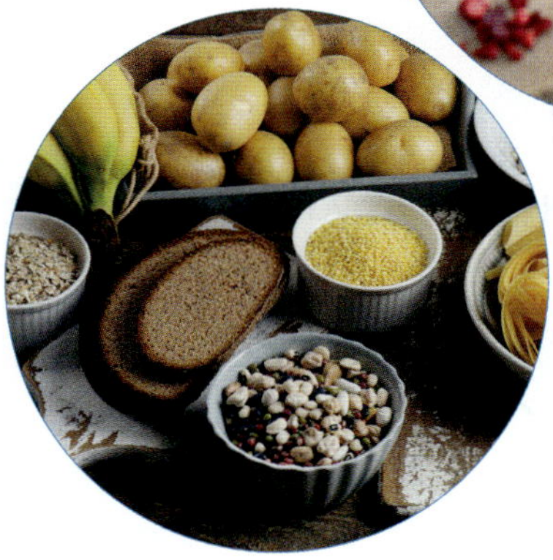

Des aliments riches en sucres complexes.

Le rôle des glucides dans l'organisme humain

Les glucides sont la *source essentielle d'énergie des cellules* de l'organisme.

L'étude des deux groupes de glucides

- **Les oses**

- **Molécules les plus simples des glucides, les oses ont pour formule générale : (CH_2O) *n*.**
- **En fonction du nombre d'atomes de carbone, on obtiendra le sous-groupe des *trioses* (n=3), des *tétroses* (n=4), des *pentoses* (n=5), des *hexoses* (n=6) etc.**

- Les *hexoses* sont les oses qui occupent une fonction prédominante dans la matière vivante. Parmi eux, la molécule la plus représentée est le *glucose*.
  De formule $C_6H_{12}O_6$, le glucose présente une double liaison entre un atome de carbone et un atome d'oxygène (atomes liés entre eux deux fois). C'est le cas pour tous les oses.
  Dans la nature, cette double liaison s'ouvre et la molécule se replie sur elle-même : c'est la *cyclisation des oses*.
  La formule du glucose peut donc se schématiser comme ci-contre.

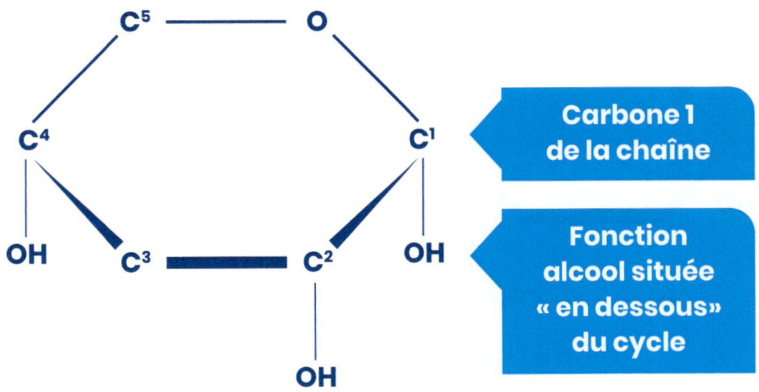

Formule du glucose (anomère ∝).

- La molécule de glucose peut se représenter sous deux formes nommées *anomères* : l'anomère α où la fonction alcool du carbone 1 est située en dessous du cycle, comme sur la figure ci-dessus, et l'anomère β où la fonction alcool du carbone 1 est située au-dessus du cycle. Ceci aura de l'importance lorsque le glucose se liera à d'autres oses pour former des osides.
- Outre le glucose, on trouve d'autres hexoses fréquents dans la matière vivante : le *fructose* (présent dans les fruits), le *galactose* (présent dans le lait), etc.

Programmes BP / BAC PRO + & BTS ++

- **Les osides. Ils sont formés par l'association d'oses unis entre eux par une liaison chimique particulière : la *liaison osidique*.**

Formation de la liaison osidique.

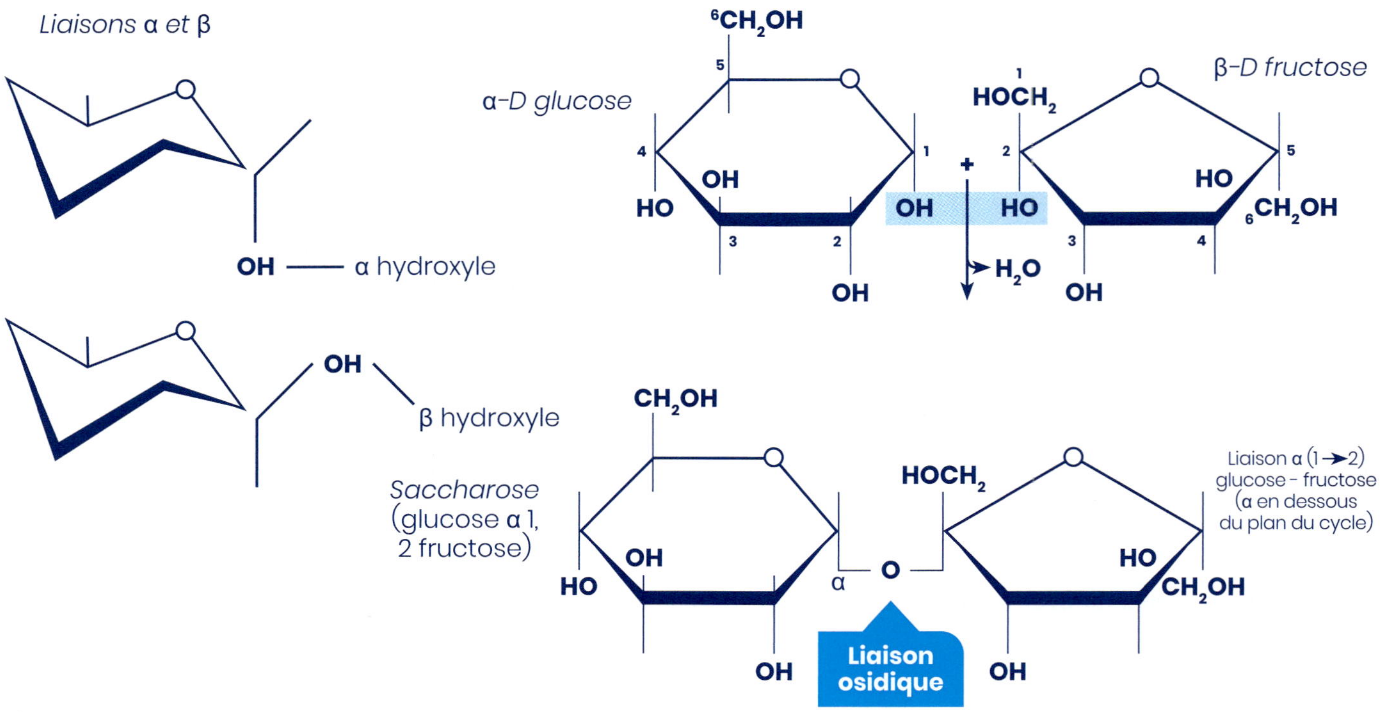

o ***Si l'oside est constitué uniquement d'oses, on définira le groupe des holosides.***

- **Si l'holoside comporte de deux à dix oses liés par des liaisons osidiques, on définira les *oligo- holosides* ou *oligosides*.** Parmi les oligosides, les molécules les plus représentées dans la matière vivante sont les diosides, constitués par l'association de deux oses. On peut citer le maltose, formé par la liaison de glucoses α, le saccharose (sucre de canne ou de betterave) formé par la liaison d'un glucose α et d'un fructose β, le lactose formé par la liaison d'un β galactose et d'un glucose.

Des exemples de diholosides.

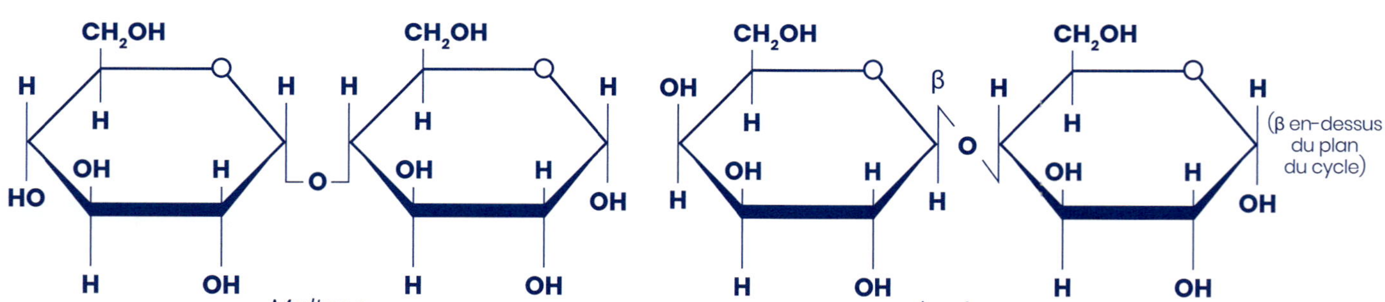

Maltose
liaison α (1 → 4) glucose - glucose

Lactose
liaison β (1 → 4) galactose - glucose

- **Si le nombre d'oses liés est supérieur à dix, on définira le groupe des *polyholosides* ou *polyosides*.**
  Parmi les polyosides, trois *macromolécules* (formées d'un très grand nombre d'oses liés) sont bien représentées dans la matière vivante : l'*amidon*, principale source d'énergie humaine (c'est le constituant des féculents), le *glycogène* qui constitue une forme de réserve glucidique pour les animaux, la *cellulose* qui représente le tissu de soutien des végétaux. Tous ces composés sont constitués de glucoses, sous leur forme α pour les deux premiers et sous leur forme β pour le dernier.
- **Il existe aussi des polyosides plus complexes que l'on retrouve dans le derme : l'acide hyaluronique et l'acide chondroïtine-sulfate (GAGs).**

o ***Si l'oside comporte, outre des oses, un composé non glucidique, nommé* aglycone, *on définira le groupe des* hétérosides.**
  Dans ce groupe, on trouve des pigments végétaux (flavones, anthocyanes), les hespéridosides des agrumes.

Programmes **BP / BAC PRO & BTS**

Les lipides

La classification biochimique

Contrairement aux glucides, les lipides sont chimiquement très hétérogènes et il n'est pas possible de présenter une classification structurée.

- Si les molécules de lipides peuvent être très différentes les unes des autres, elles partagent toutes *trois propriétés physico-chimiques communes* :
  - présence d'un *toucher onctueux* (nommé « toucher gras » dans le langage courant) ;
  - formation sur le papier de *taches translucides et permanentes* ;
  - *insolubilité dans l'eau et solubilité dans les solvants organiques* (acétone, benzène, éther...).

  Pour être désignée comme lipide, la molécule doit posséder l'ensemble des trois propriétés.

- Il est possible néanmoins de répartir l'ensemble des lipides en six classes : les ***acides gras***, les ***glycérolipides*** (subdivisés en glycérides et glycérophospholipides), les ***sphingolipides***, les ***cérides***, les ***stérides***, les ***lipides isopréniques***.

L'étude des six groupes de lipides

● Les acides gras

o *Structure chimique*

Les acides gras sont des molécules possédant de *4 à 38 atomes de carbone* avec une surreprésentation des acides gras à 16 et 18 atomes de carbone (le nombre d'atome de carbone est toujours pair).

Ces molécules possèdent une fonction chimique particulière : la *fonction acide carboxylique* liée à une chaine hydrocarbonée sans ramification.

La chaine hydrocarbonée peut présenter une ou plusieurs doubles liaisons.

- Dans ce cas on aura des *acides gras insaturés* (monoinsaturé pour une seule double liaison, poly-insaturé pour plusieurs doubles liaisons).
- En l'absence de doubles liaisons, on définira les *acides gras saturés*.

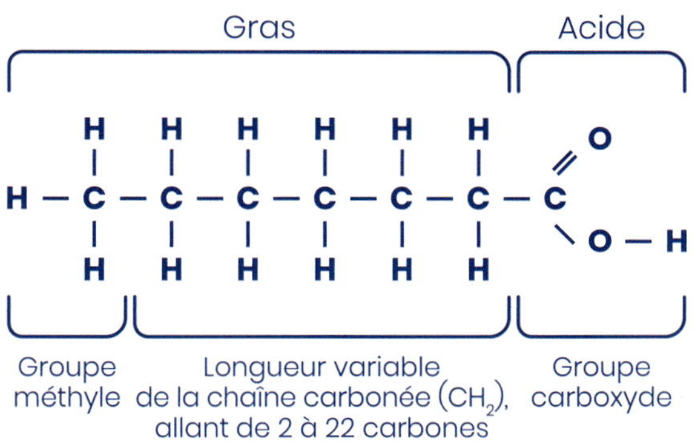

Structure d'un acide gras.

o *Acides gras les plus courants*

Acide palmitique (saturé), *acide oléique* (mono-insaturé), *acide linoléique* (poly-insaturé [deux doubles liaisons]), *acide linolénique* (poly-insaturé [trois doubles liaisons]), etc.

o *Une caractéristique*

Compte tenu de leur structure, les acides gras présentent une solubilité particulière : *la fonction acide carboxylique est hydrophile alors que la chaine hydrocarbonée est hydrophobe*. Ceci conférera un comportement particulier aux acides gras lorsqu'ils sont au contact de l'eau.

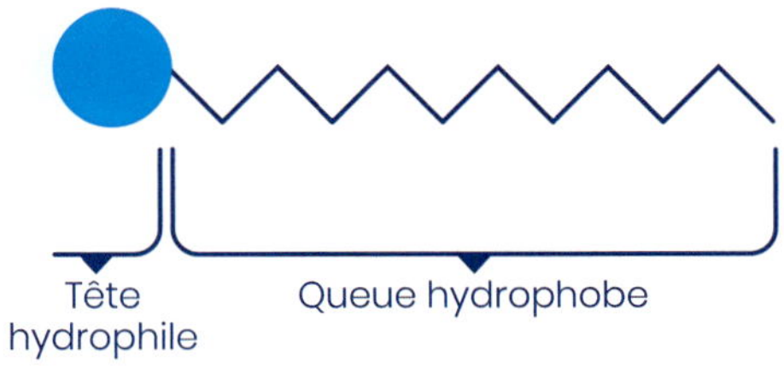

Représentation habituelle d'un acide gras.

Programmes BP / BAC PRO + & BTS ++

● **Les glycérolipides**

o *Structure chimique*

• Les glycérolipides sont formés par des acides gras associés à un alcool, le *glycérol*.
• Le glycérol possède trois fonctions alcool (OH) : c'est un trialcool ou *triol*.

o *Les divers glycérolipides*

Par un processus chimique dit d'*estérification*, le glycérol pourra fixer des molécules au niveau de ses fonctions alcool.

➔ Les *glycérides* sont constitués par la fixation d'un, deux ou trois résidus d'acide gras au niveau des fonctions alcool du glycérol. La fixation d'un seul résidu d'acide gras conduira au groupe des *monoglycérides*, la fixation de deux résidus d'acides gras aux *diglycérides* et la fixation de trois résidus d'acides gras aux *triglycérides*.

Les triglycérides constituent la *forme principale de stockage des lipides* dans l'organisme. Ils sont localisés dans les *adipocytes*.

➔ Les *glycérophospholipides* contiennent, outre du glycérol et des acides gras, de l'*acide phosphorique*. On distingue :
- les *glycérophospholipides simples* comme les acides phosphatidiques composés d'un glycérol, de deux acides gras et d'un acide phosphorique fixé sur la troisième fonction alcool ;
- et les *glycérophospholipides azotés* comme les *phospho-aminolipides* (ou *phospholipides*), constituants des *membranes cellulaires*.

Ils sont formés sur la base des acides phosphatidiques avec en plus la fixation d'un alcool comportant de l'azote (*amino-alcool*) sur l'acide phosphorique. Leur constitution leur donne une bipolarité comme les acides gras.

Du glycérol à divers glycérolipides.

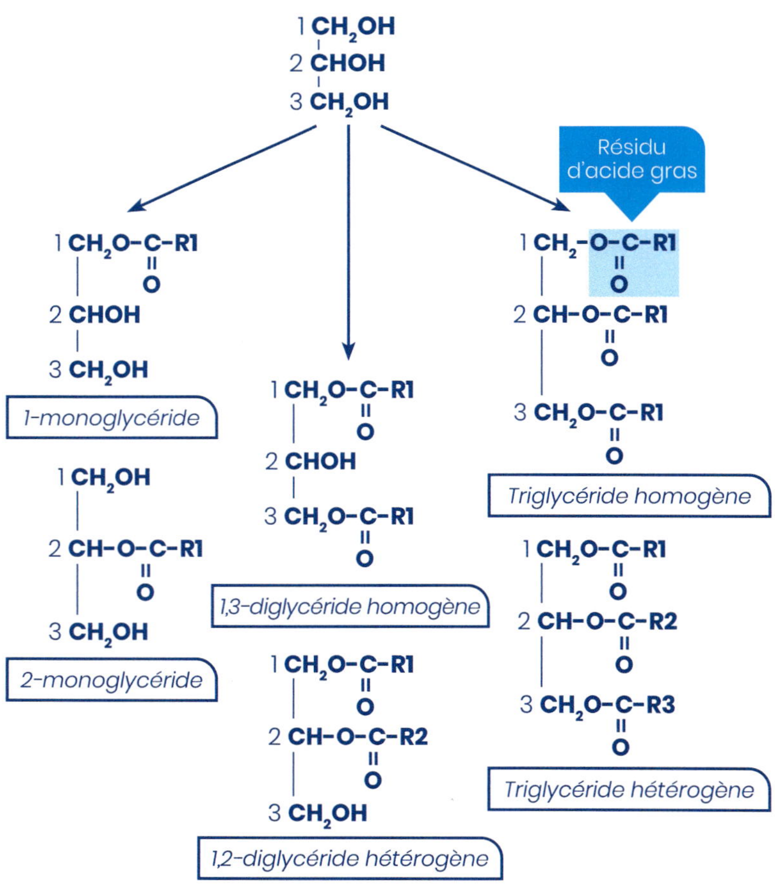

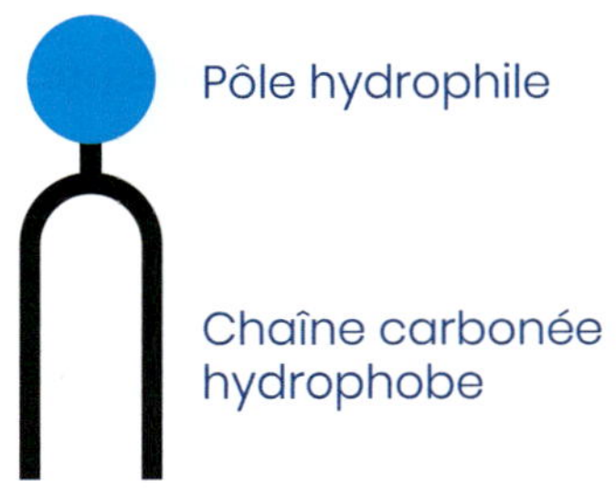

Représentation schématique d'une molécule de phospholipide.

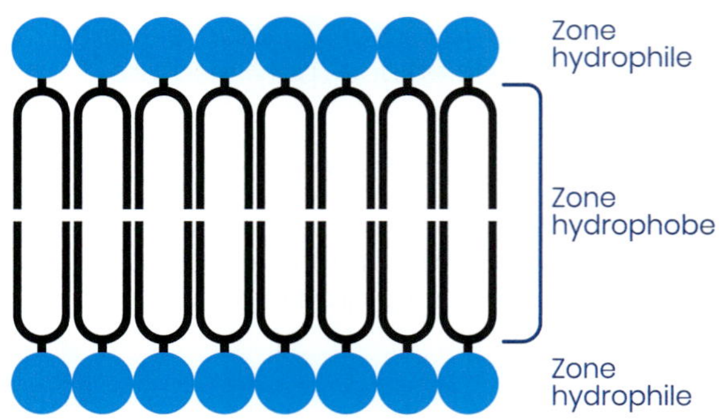

Assemblage de phospholipides dans la membrane cytoplasmique.

Programmes BP / BAC PRO + & BTS ++

- **Les sphingolipides**

    o ***Structure chimique***

Leur structure résulte de l'association d'acides gras avec un dialcool azoté : la *sphingosine*.

    o ***Les divers sphingolipides et leurs rôles***

➔ Les *céramides*, formés par l'association d'un seul acide gras sur la sphingosine, constituent une famille de lipides hétérogène, céramide 1, céramide 2, céramide 3, etc., naturellement présents dans la peau. Dans l'épiderme, ils assurent, à la manière d'un « ciment », la cohésion des cellules cornées, et préviennent la déshydratation. Leur production diminuant avec l'âge, des céramides d'origine synthétique ou végétale (provenant d'huile de jojoba ou de tournesol) sont utilisés, en particulier, dans les cosmétiques « anti-âge » comme agent humectant.
➔ Les *sphingomyélines*, molécules plus complexes abondantes dans le tissu nerveux, comportent, outre la sphingosine et l'acide gras, de l'acide phosphorique et un aminoalcool.
➔ Les *cérébrosides* et les *gangliosides* associent un ose (le plus souvent le galactose) à la place du groupement acide phosphorique / aminoalcool.

- **Les cérides**

    o ***Structure chimique***

Les cérides sont formés par l'association d'*acides gras* et d'alcool possédant une longue chaine hydrocarbonée à nombre pair d'atomes de carbone : les *alcools gras*.

    o ***Rôle biologique des cérides***

Les cérides sont les constituants des cires animales (ils lubrifient la peau des mammifères), et végétales. Leur structure chimique très stable, qui les rend insolubles dans l'eau, en font des substances inertes très protectrices.

- **Les stérides**

    o ***Structure chimique***

Les stérides sont constitués par l'association d'*acides gras* et d'un *alcool*, le *stérol*. Le stérol est un alcool complexe possédant un noyau polycyclique.

    o ***Origine et rôle du stéride le plus connu : la lanoline***

La lanoline a pour origine un substance unique, sécrétée par les glandes sébacées des moutons. Cette substance, nommée « suint » recouvre la peau des moutons d'un film protecteur naturel et imprègne les fibres de laine. Elle est très utilisée en cosmétologie comme stabilisateur d'émulsion et pour ses propriétés hydratantes et sa capacité à réduire la PIE (voir page 119).

- **Les lipides isopréniques**

    o ***Structure chimique***

Pas d'acides gras. Ils sont formés par la combinaison d'un nombre plus ou moins grand de petites molécules, les *unités isopréniques*.

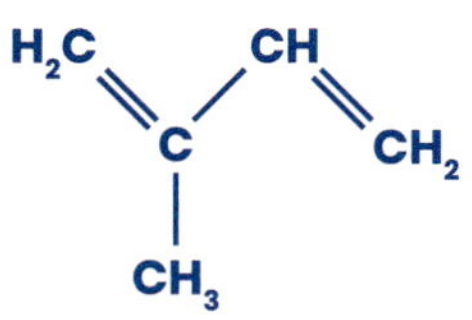

Unité isoprénique.

    o ***Rôle des divers lipides isopréniques***

Les lipides isopréniques sont classés en trois familles qui forment diverses molécules :
- les *caroténoïdes* (pigments jaunes oranger) et la *vitamine A* (*rétinol*) ;
- les *quinones* regroupant, entre autres, les *vitamines E* (*tocophérol*) et *K* ;
- les *stéroïdes*, famille hétérogène subdivisée en trois sous-groupes : les *stérols*, représentés principalement par le *cholestérol*, constituant des membranes cellulaires et précurseur d'un grand nombre de substances vitales, les *hormones stéroïdes* (parmi lesquelles, les hormones sexuelles – androgènes, œstrogènes et progestérone -), et les *vitamines D*.

Programmes **BP / BAC PRO** + & **BTS** ++

Les protides

Les protides sont les plus importants composés de la matière vivante, surtout chez les animaux (ils sont peu abondants dans les végétaux). Des cellules aussi simples que les bactéries disposent de 100 à 1 500 protides différents, les cellules humaines de 15 000 à 30 000 !

Les protides sont des molécules constituées de carbone, d'hydrogène, d'oxygène et d'azote : C – H – O – N.

La classification biochimique des protides

Les protides sont représentés par les *acides aminés*, les *peptides* et les *protéines*.

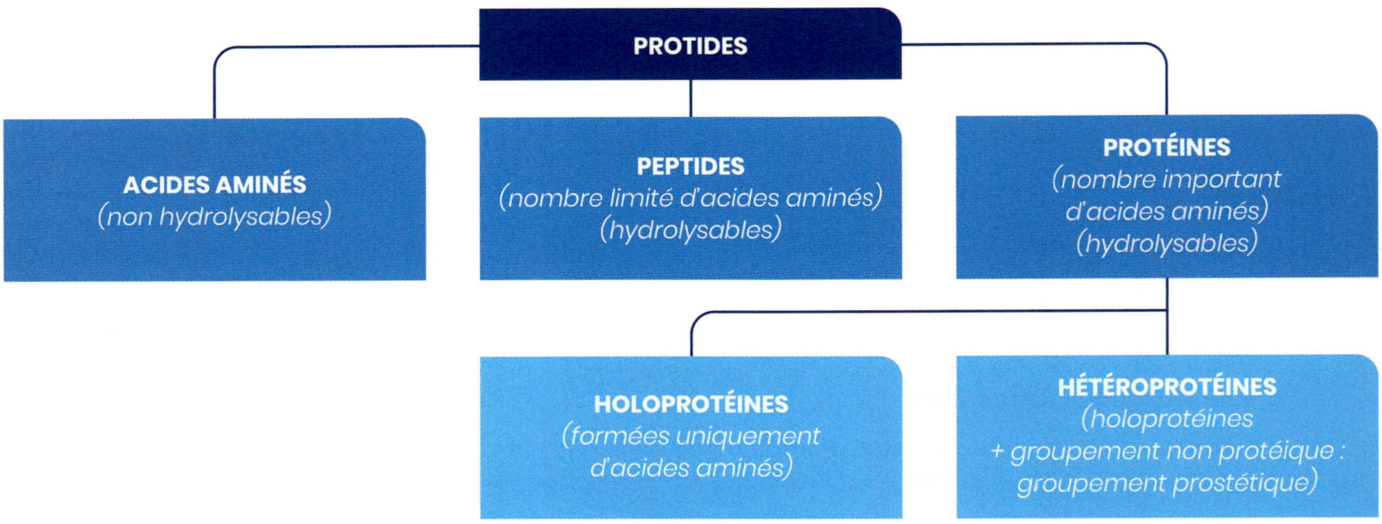

L'étude des trois groupes de protides

• ***Les acides aminés***

Au nombre de 20 dans la nature, les acides aminés sont des petites molécules (monomères) qui constituent les protéines (polymères).

- Il existe des acides aminés dits « indispensables » (anciennement dits « essentiels ») qui ne sont pas synthétisés par l'organisme et doivent donc être apportés par l'alimentation (valine, leucine, méthionine, lysine, isoleucine, phénylalanine, thréonine, tryptophane).
- Les acides aminés possèdent deux fonctions remarquables : une *fonction acide carboxylique* (COOH) et une *fonction amine* (NH2). Il s'y ajoute un *radical* (R) qui est variable d'un acide aminé à l'autre. Sa nature identifie l'acide aminé.

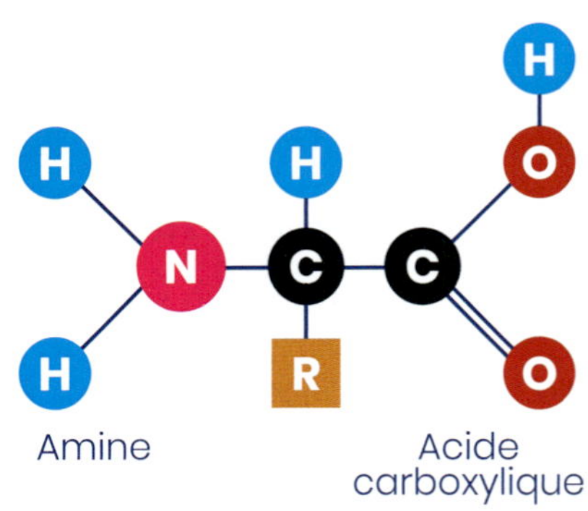

Structure générale d'un acide aminé.

• ***Les peptides***

- **Les peptides sont des protides constitués de moins de 100 acides aminés.**
- **Les acides aminés sont liés entre eux par une liaison chimique particulière : la *liaison peptidique*.**

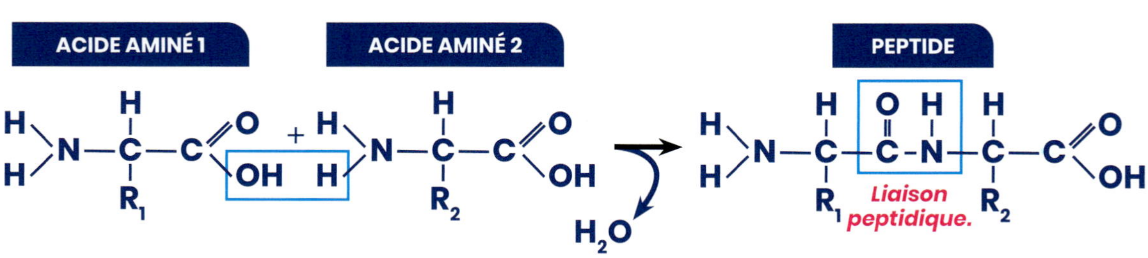

- Peptides de deux acides aminés : *dipeptides*.
- Entre 3 et 99 acides aminés : *polypeptides*.

Programmes BP / BAC PRO + & BTS ++

- **Les protéines**

Les protéines sont formées par l'enchainement d'un nombre très important d'acides aminés *(100 et beaucoup plus)* liés les uns aux autres dans un ordre précis.

- Une protéine ne contient pas nécessairement les 20 acides aminés.
- Les protéines diffèrent entre-elles par le nombre, la nature et l'ordre (on dit plus volontiers la « séquence ») des acides aminés entrant dans leur composition.
- **Le nombre des combinaisons avec les 20 acides aminés est illimité, si bien que chaque protéine est unique, comme chaque livre écrit avec les 26 lettres de l'alphabet.**

o *La structure chimique*

Une protéine se caractérise par sa forme dans l'espace : sa *conformation spatiale*. Celle-ci se décrit à partir de quatre niveaux de structure : les *structures primaire*, *secondaire*, *tertiaire* et *quaternaire*.

La structure primaire

Elle correspond à l'ordre d'enchaînement des différents acides aminés formant la protéine.

Cet ordre est unique pour chaque protéine et la caractérise. Le changement d'un seul acide aminé dans cet ordre conduira à définir une nouvelle protéine.

Un exemple de structure primaire sur le modèle de l'insuline.

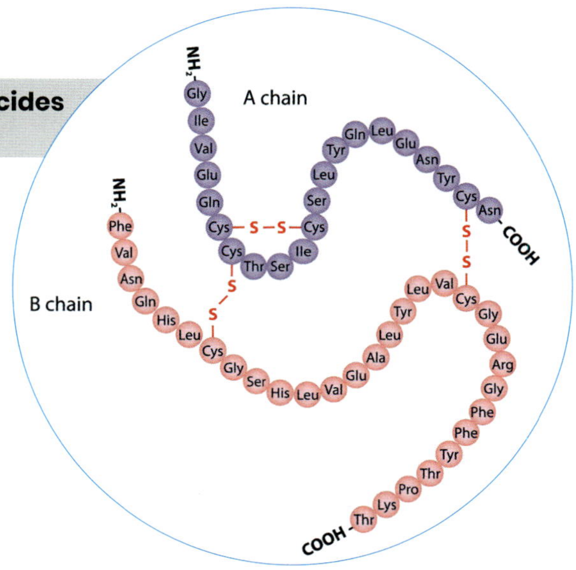

La structure secondaire

Elle découle des replis et enroulements de la chaine causés par les acides aminés proches dans la structure primaire. Elle implique les atomes du groupe R.

Cela est dû à des phénomènes d'attraction électrique aux niveaux des liaisons peptidiques unissant les acides aminés. **On distingue deux principaux types de structures secondaires : l'*hélice* α (la plus fréquente) et le *feuillet* β.**

Lorsque la structure secondaire s'étend sur une portion importante de la protéine, celle-ci formera un filament définissant une ***protéine fibreuse***. Ce type de protéine est stable mécaniquement et très présent dans les structures cellulaires ou extra-cellulaire.
La kératine, le collagène et l'élastine sont des protéines fibreuses présentes dans la peau.

Hélice α

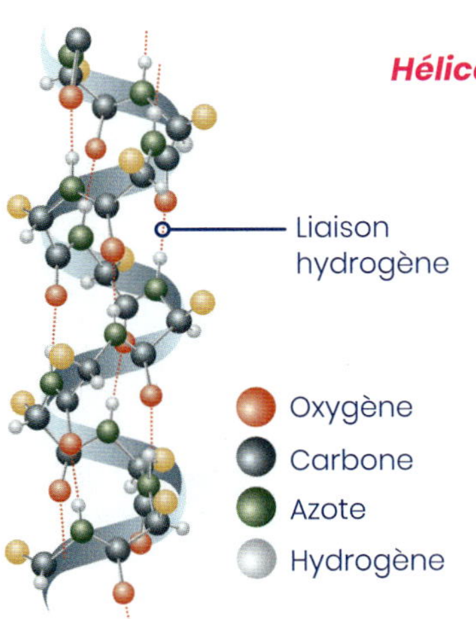

Feuillet β

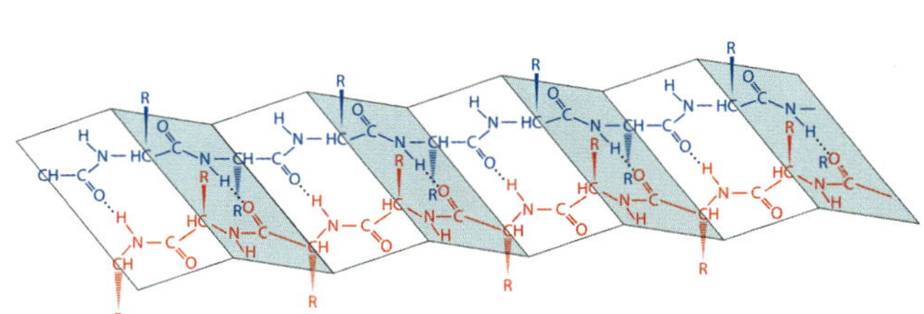

Programmes BP / BAC PRO +

La structure tertiaire

C'est l'organisation spatiale globale de la protéine. Elle n'implique pas les atomes du groupe R.

Elle est caractérisée par de nombreux replis de la chaine. Elle est formée grâce à des interactions entre des résidus d'acides aminés parfois très éloignés les uns des autres dans la structure primaire. Ses liaisons secondaires peuvent être de nature physico-chimique très différentes (liaisons covalentes, interactions électrostatiques, attractions hydrophobes, etc.).
Cette structure est très stable et conduit à des formes spatiales sphériques ou ellipsoïdales. Cela définit le groupe des *protéines globulaires* ou *globulines*.

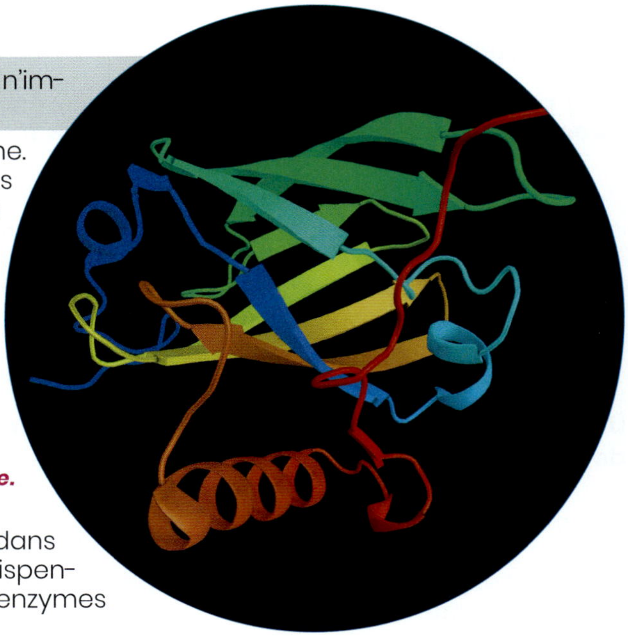

Structure tertiaire d'une protéine.

Les rapprochements d'acides aminés qui sont éloignés dans la structure primaire créent des zones particulières indispensables au fonctionnement de la protéine (*site actif* des enzymes par exemple).

La structure quaternaire

Structure moins répandue que les précédentes, elle correspond à l'association de plusieurs chaines protéiques (*protomères*) pour former une protéine complexe (*oligomère*).

Les protomères sont liés entre eux par différents types de liaisons secondaires.

On retrouve cette structure chez certaines ***enzymes*** mais aussi dans d'autres protéines comme l'*hémoglobine* par exemple, qui contient du fer.

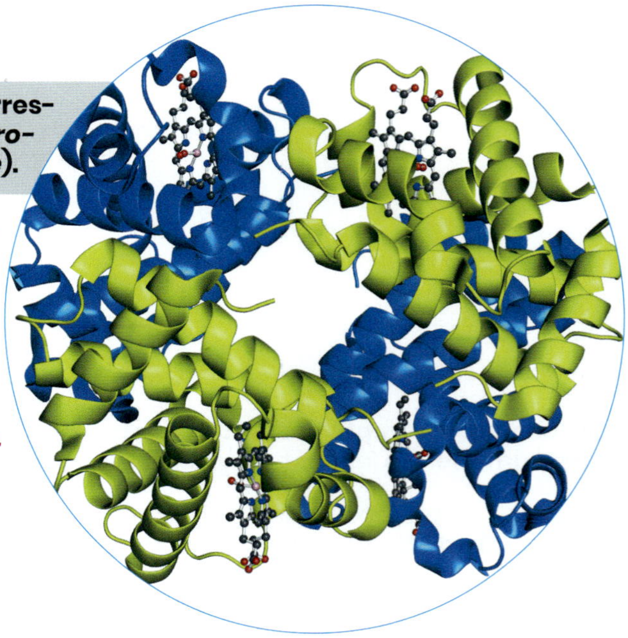

Structure quaternaire : l'hémoglobine.

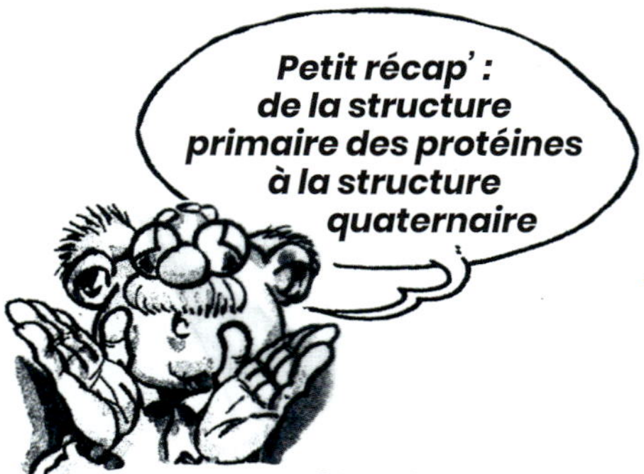
Petit récap' : de la structure primaire des protéines à la structure quaternaire

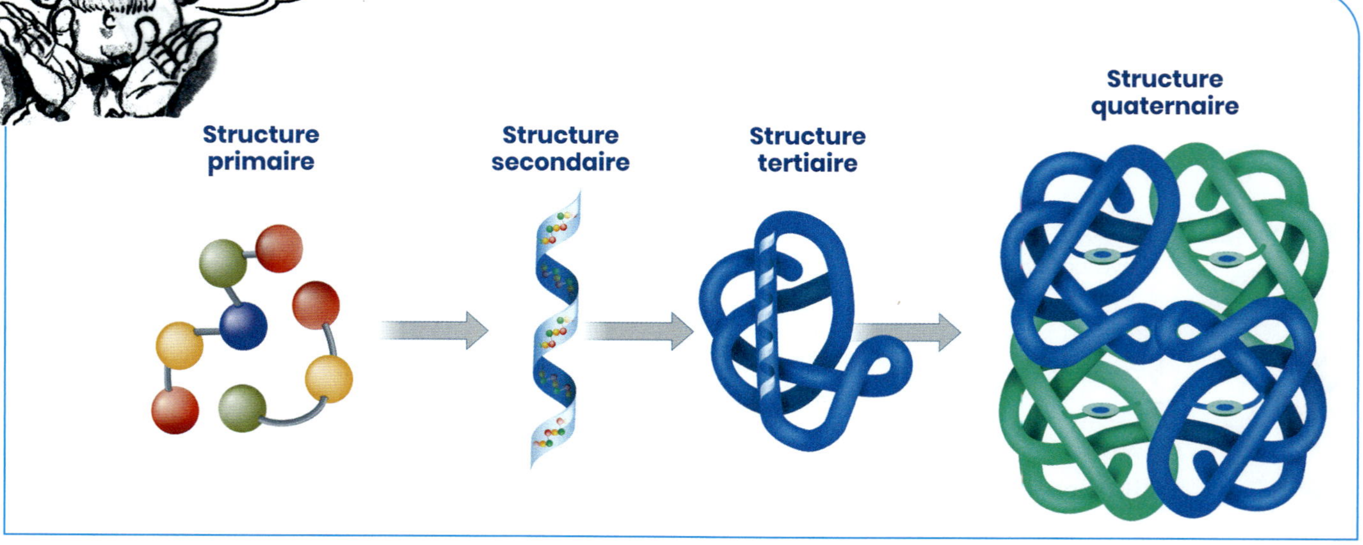

o *Les protéines dans le système tégumentaire*

- Les kératines de l'épiderme, des poils, des ongles, les mélanines qui colorent la peau, les fibres de collagène et les fibres élastiques du derme sont des protéines.
- Les *protéoglycanes* sont des glycoprotéines, c'est-à-dire macromolécules formées de l'association de protéines et de glucides. Elles sont constituées par une protéine nommée « protéine porteuse », sur laquelle sont greffées de longues chaînes glucidiques, les *glycosaminoglycanes (GAGs).*

Les *GAGs* entrent dans la composition de la *matrice extracellulaire du derme.*

BON A SAVOIR

1. Apport en protéines de différents aliments (Dr. Le Noc-Soudani) : des équivalences.

20 grammes de protides sont apportées par :

100 g de viande
100 g de poisson
100 g de volaille
100 g d'abats
200 g de fromage blanc
90 g de camembert
70 g d'emmental
2 œufs
4 yaourts
¼ litre de lait

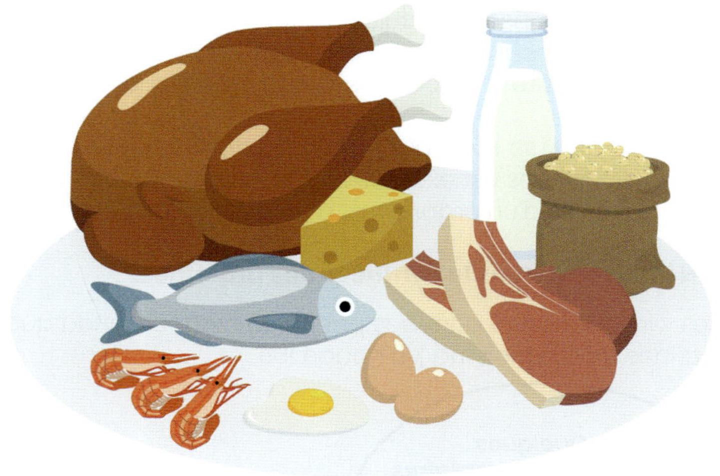

2. Les enzymes, une classe spécialisée de protéines.

Les enzymes sont des catalyseurs biologiques : elles accélèrent, par leur seule présence, toutes les réactions métaboliques de l'organisme.

Pratiquement toutes les réactions chimiques qui ont lieu dans l'organisme exigent l'aide des enzymes, chacune étant affectée à une réaction chimique spécifique.
Sans les enzymes, les réactions métaboliques se dérouleraient trop lentement pour être utiles. Ainsi, grâce à une enzyme donnée, une réaction chimique peut être jusqu'à 10 millions de fois plus rapide dans l'organisme que si elle était réalisée en laboratoire sans enzyme : il faudrait 4 mois pour faire en laboratoire ce que fait l'organisme en une seconde, sans compter que la catalyse se fait à une température compatible avec la vie,

• Mode d'action des enzymes

Les enzymes assemblent (enzymes « de synthèse ») ou « découpent » (enzymes « de dégradation » d'autres molécules auxquelles elles s'unissent temporairement. Par exemple, au cours de la digestion, des enzymes disloquent les grosses molécules alimentaires en petites molécules appelées nutriments, seules utilisables par nos cellules (les polyosides sont transformés en oses, les protéines en acides aminés...). Ces enzymes sont appelées diastases.

• Caractéristiques des enzymes.

Les enzymes sont des protéines globulaires.

- Chaque enzyme catalyse une réaction chimique et une seule. C'est pourquoi il existe plus de 2 000 enzymes différentes dans notre organisme.
- En fin de réaction, l'enzyme conserve sa structure initiale et peut recommencer l'opération.
- Les enzymes agissent à très faible dose.

Programmes **BP / BAC PRO + & BTS ++**

Les acides nucléiques

Les acides nucléiques sont représentés par l'acide désoxyribonucléique (ADN) et l'acide ribonucléique (ARN) mais aussi par l'ATP.

● *Localisation dans la cellule*

- L'ADN se trouve ***dans le noyau de la cellule*** où il constitue le matériel génétique.
- L'ARN se trouve au contraire *surtout* ***à l'extérieur du noyau***.

● *Rôles dans la cellule*

L'ADN est le support de l'information génétique chez les êtres vivants.

- L'ADN est une immense molécule mémoire contenant des milliers d'informations codées, supportées par les ***gènes***, qui détiennent la totalité du programme qui régit notre croissance, notre développement, le fonctionnement de toutes nos cellules et notre individualité, car il n'y a pas deux molécules d'ADN identiques.

- L'ADN se réplique (se reproduit) avant la division cellulaire, de sorte que l'information génétique présente dans les cellules filles est exactement la même que dans la cellule mère.
- Toutes les cellules d'un organisme, à l'exception des cellules sans noyau, possèdent le même ADN.

L'ARN intervient dans la synthèse des protéines.

Il suit les « instructions » données par l'ADN, étant entendu que c'est lui qui détermine la structure de toutes les protéines de l'organisme. Voir page 159.

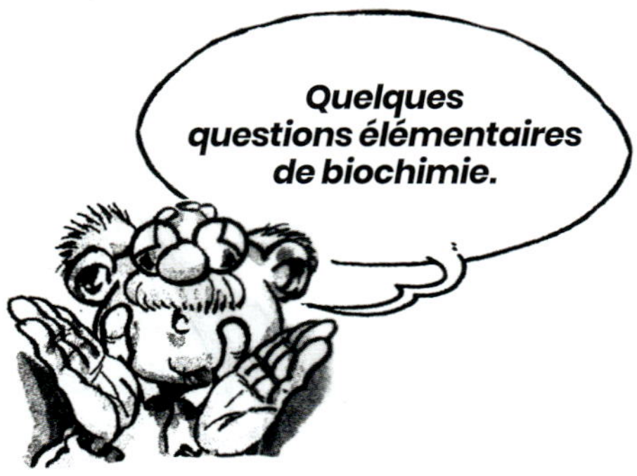

Q. 1. Le fer, l'iode, le calcium et le cuivre sont des substances minérales présentes dans l'organisme. Indiquer la substance minérale parmi ces quatre qui ne fait pas partie des *oligo-éléments* : ....

Q. 2. Indiquer l'oligo-élément qui intervient comme « activateur » (= co-facteur) d'une enzyme dans la synthèse des mélanines.

....

Q. 3. Les glucides sont (entourer la ou les réponse(s) exacte(s) :

a. constitués d'oses ;
b. constitués d'acides aminés ;
c. la source essentielle d'énergie pour les cellules ;
d. le principal matériau de construction de l'organisme.

Q. 4. Donner un exemple de polyoside : ....

Q. 5. Souligner, parmi les molécules ci-dessous, celles qui sont des glucides.

Saccharose. Kératine. Glycogène. Collagène. Glucose. Amidon.

Q. 6. Les protéines sont constituées de :

a. plus de 100 acides aminés ;
b. moins de 100 acides aminés.

Q. 7. Parmi les protéines citées ci-dessous, indiquer celle(s) qui est (sont) présente(s) dans l'épiderme :

a. Kératines. b. Collagènes. c. Mélanines. d. Myosine.

Q. 8. Indiquer la (ou les) réponse(s) exacte(s) proposée(s) ci-dessous concernant les enzymes.

a. Les enzymes accélèrent la vitesse des réactions chimiques.
b. Chaque enzyme n'intervient que dans une seule réaction chimique.
c. Les enzymes sont détruites par le froid.
d. Une enzyme peut accélérer plusieurs réactions chimiques.
e. Les enzymes sont détruites par la chaleur.

CHAPITRE 9

L'HYGIÈNE ALIMENTAIRE ET LA QUALITÉ DE LA PEAU

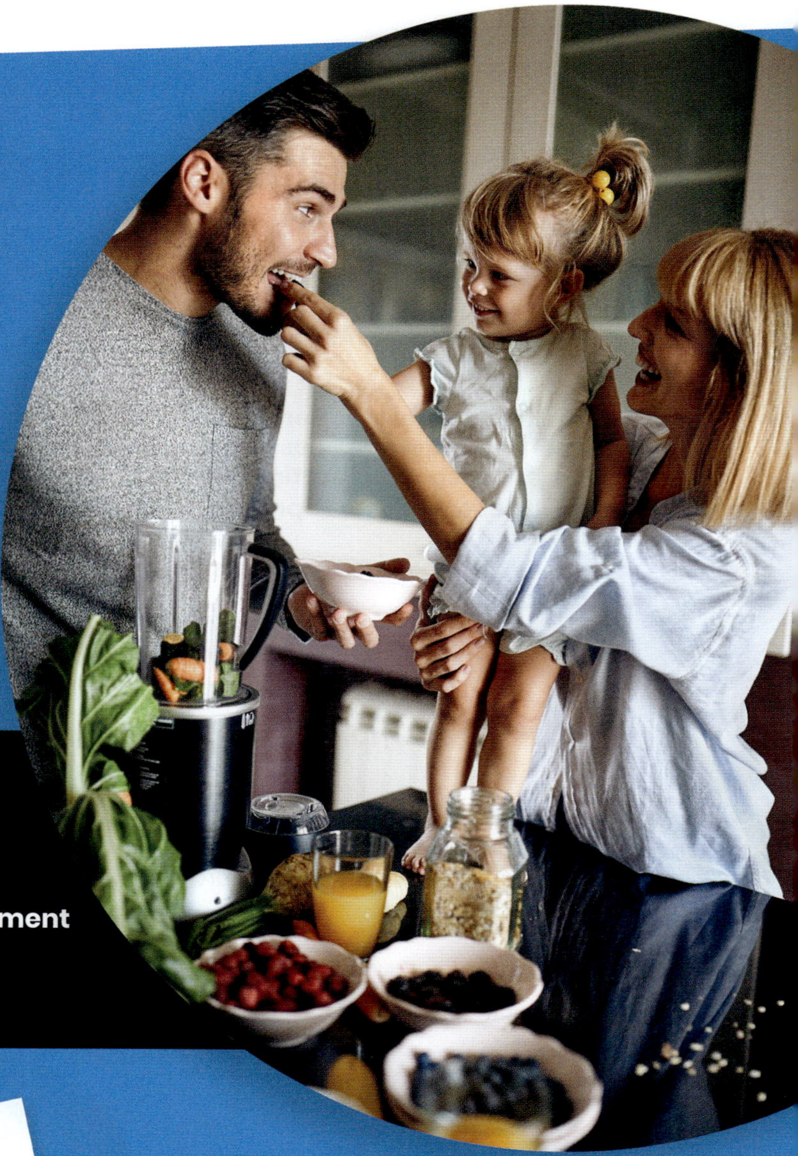

Message clé

Une bonne hygiène alimentaire pour la peau exige des apports qualitativement et quantitativement convenables en eau, en énergie et en micronutriments.

« **L'homme est ce qu'il mange** »
Lucrèce

Je dois savoir :

BTS

- ☐ présenter les besoins et apports recommandés en eau, en énergie ;
- ☐ indiquer les apports recommandés en micronutriments ;
- ☐ présenter leur intérêt au niveau de la peau ;
- ☐ indiquer la composition et les effets recherchés des compléments alimentaires.

Programme BTS ++

1 LE MÉTABOLISME : LES NOTIONS ÉLÉMENTAIRES

Tout être vivant reçoit du milieu extérieur où il vit des matériaux qu'il transforme pour produire de l'énergie et sa propre matière. Une fois à l'intérieur des cellules de l'organisme, les nutriments sont soumis à de multiples réactions chimiques destinées à dégrader ou à élaborer des substances.

- **On appelle *métabolisme* l'ensemble des transformations biochimiques qui s'accomplissent dans l'organisme pour dégrader des substances complexes provenant de l'alimentation en substances plus simples et construire à partir de celles-ci de nouvelles molécules ou de nouvelles structures.**
- **On appelle *catabolisme* le processus de dégradation des matières premières (aliments) en molécules simples.**
- **On appelle *anabolisme* le processus de synthèse de substances nouvelles à partir des matériaux issus du catabolisme.**

Un exemple de processus métabolique sur le modèle des protéines.

Les protéines que nous mangeons sont réduites à l'état d'acides aminés au cours de la digestion (*catabolisme*) par des enzymes nommées **diastases**. Les acides aminés sont ensuite réassemblés pour constituer d'autres protides propres à l'individu qui les aura synthétisés (*anabolisme*).

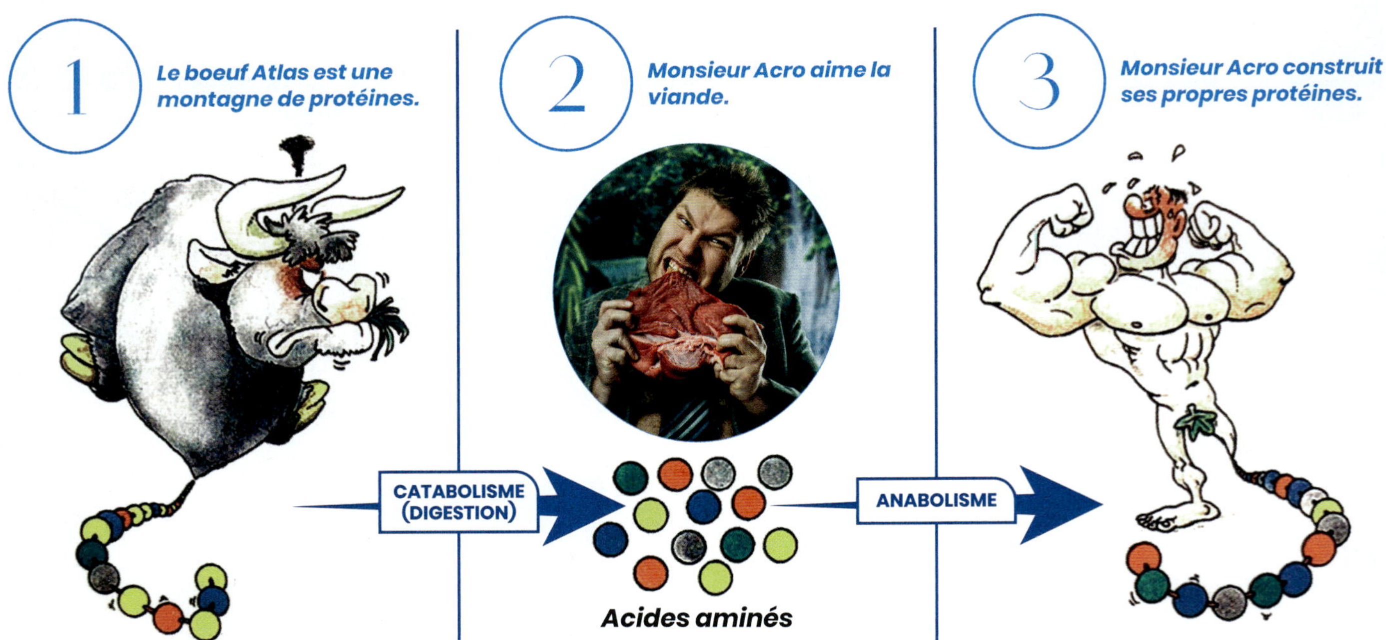

Les protéines du bœuf Atlas sont des molécules qui n'appartiennent qu'à lui : elles sont caractérisées par la nature, le nombre et l'emplacement des acides aminés qui les constituent.

Les protéines de la viande dont s'est rassasié monsieur Acro sont disloquées dans son tube digestif en acides aminés. Les acides aminés libérés sont distribués par la circulation sanguine dans toutes les cellules de son corps.

Dans les cellules de Monsieur Acro, se construisent de nouvelles protéines à partir des acides aminés libérés, caractérisées par la nature, le nombre, l'emplacement des acides aminés, et qui n'appartiennent qu'à lui.

Programme **BTS**

2 LES BESOINS ET APPORTS RECOMMANDÉS EN EAU

Voir page 115.

3 LES BESOINS ET APPORTS RECOMMANDÉS EN ÉNERGIE

Les principales dépenses énergétiques de l'organisme humain

Elles sont représentées par le *métabolisme de base*, l'*activité professionnelle*, l'*activité physique* et l'*utilisation des aliments*.

Le métabolisme de base (ou de repos)

Le métabolisme de base est la dépense énergétique inévitable résultant de l'accomplissement des grandes fonctions d'entretien de l'organisme, qui s'effectuent même au repos absolu.

En somme, le métabolisme de base est le « service physiologique minimum ».
Il concerne la plupart de nos cellules, qui continuent à fonctionner, même au repos. C'est le cas notamment pour certains de nos muscles (le muscle cardiaque, les muscles respiratoires) et aussi pour les glandes, qui ne tarissent jamais leurs sécrétions.
Les cellules qui constituent ces organes dépensent donc de l'énergie.

À NOTER Le métabolisme de base est mesuré au repos, à jeun, à température neutre. *Il utilise 60 à 70 % de la dépense énergétique totale.*

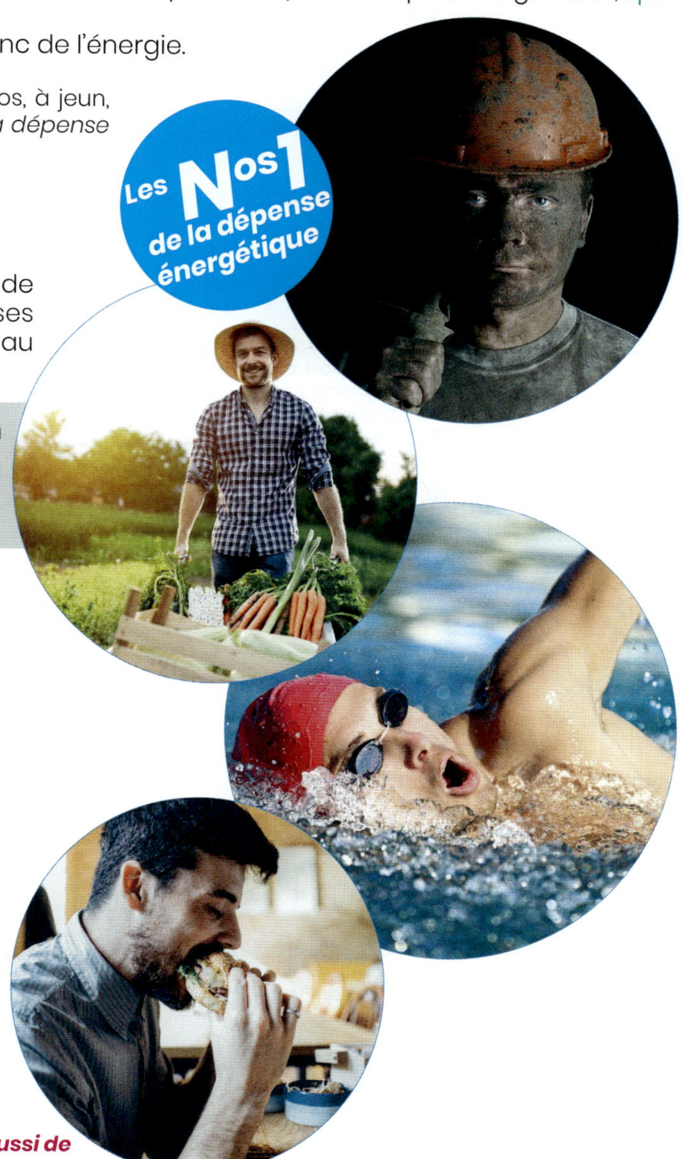

L'activité professionnelle

La dépense énergétique journalière varie en fonction de l'activité professionnelle. Un classement des dépenses énergétiques journalières a été établi : elle place au niveau le plus élevé les mineurs et les agriculteurs.

L'esthéticien(ne)-cosméticien(ne) se situe dans un niveau d'activité professionnelle qui est celui de la majorité de la population française (travail assis et partiellement debout).

L'activité sportive

Le coût énergétique est très variable en fonction du sport pratiqué mais diffère aussi entre le sportif « ponctuel » et le sportif entraîné.
La pratique du crawl à 3,5 km/h apparaît en n° 1 de la dépense énergétique, bien avant le tennis et le ski de fond...

L'effet thermique de l'utilisation de l'alimentation

Pour être utiles, les aliments doivent être digérés, transformés, stockés, autant de processus qui coûtent de l'énergie.

On dépense aussi de l'énergie en s'alimentant.

Programme **BTS ++**

*Les apports recommandés en aliments en fonction de leur valeur énergétique**

Source : ASP – Assistance Scolaire Personnalisée.

Lors de la digestion, les aliments sont transformés en nutriments, dont certains sont utilisés par les organes essentiellement pour produire de l'énergie.

La valeur énergétique des sources énergétiques

- **Les sources d'énergie sont représentées par les *glucides*, les *lipides* et les *protides*, issus de la dégradation des aliments au cours de la digestion.**
- **L'énergie est exprimée en *joules*.**

Valeur énergétique des différents nutriments :

- 1 g de protide fournit 17 kJ ;
- 1 g de glucide fournit 17 KJ ;
- 1 g de lipide fournit 38 KJ.

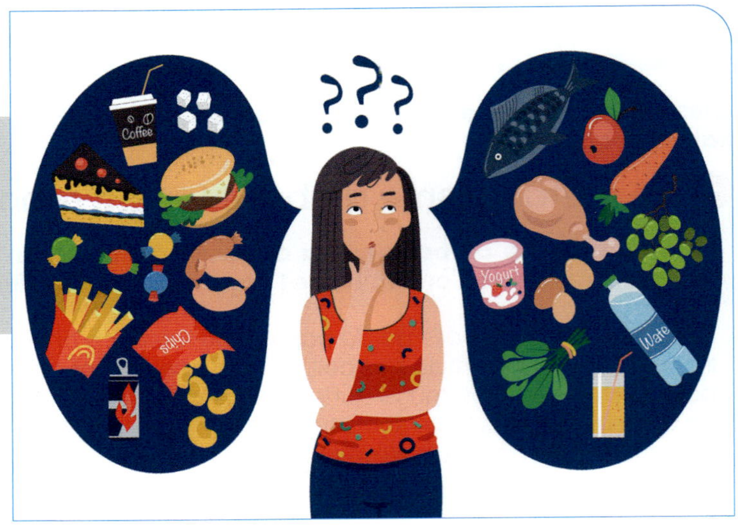
Coffee
Yogurt

Ainsi, selon la quantité de protides, de lipides et de glucides, un aliment aura une valeur énergétique déterminée.

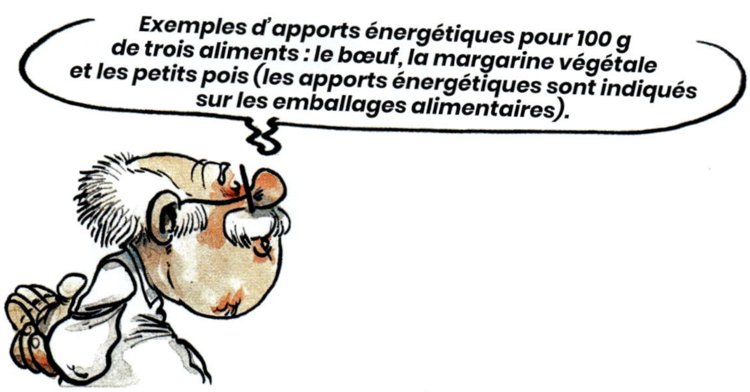
Exemples d'apports énergétiques pour 100 g de trois aliments : le bœuf, la margarine végétale et les petits pois (les apports énergétiques sont indiqués sur les emballages alimentaires).

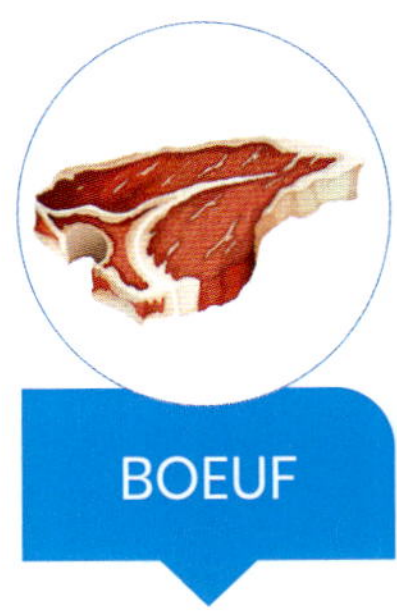

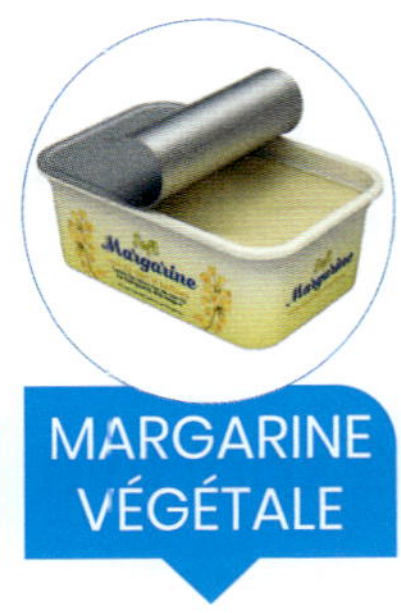

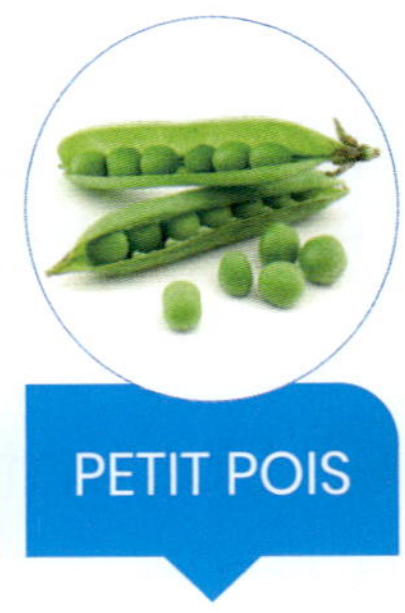

	BOEUF	MARGARINE VÉGÉTALE	PETIT POIS
Protides (pour 100 g)	21,4 g	0,04 g	5 g
Lipides (pour 100 g)	2 g	60 g	5,5 g
Glucides (pour 100 g)	0,8 g	0,06 g	0,9 g
Valeur énergétique pour 100 g	441 kJ	2 225 kJ	212 kJ

On constate que le bœuf est deux fois plus énergétique que les petits pois et que la margarine végétale l'est 10 fois plus !

Programme BTS ++

Les facteurs qui modifient les dépenses énergétiques quotidiennes

• Les dépenses énergétiques varient en fonction de l'activité, de l'âge et du sexe.

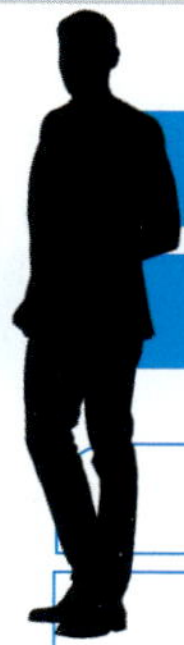
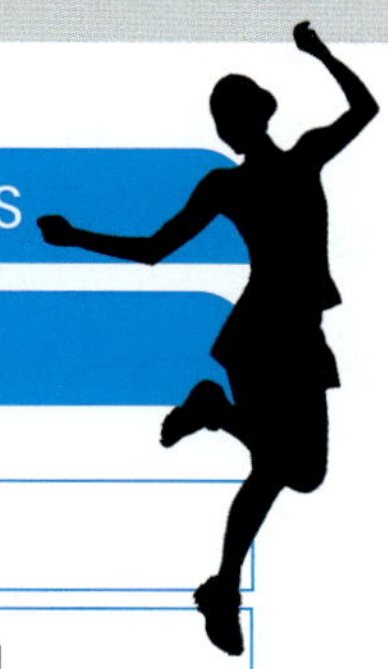

ÂGE, ÉTAT ET ACTIVITÉ	BESOINS ÉNERGÉTIQUES QUOTIDIENS	
	HOMME	FEMME
Enfants de 1 à 3 ans	5 700 kJ	
Adolescents de 13 à 15 ans	12 100 kJ	10 400 kJ
Adultes • activité faible • activité moyenne • activité intense • grossesse	 8 800 kJ 11 300 kJ 12 500 kJ	 7 500 kJ 8 400 kJ 9 200 kJ 8 300 à 9 000 kJ

• Plus l'activité est importante, plus la dépense énergétique est importante.

Une période de croissance, comme une période de grossesse sont également à l'origine d'une dépense énergétique importante.

• La dépense énergétique varie avec la nature de l'activité.

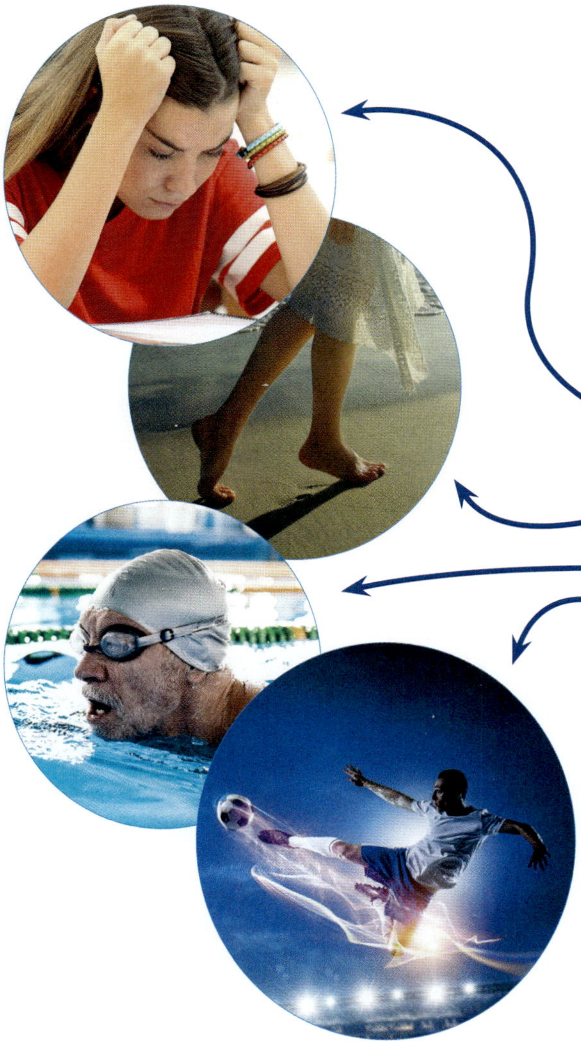

Exemples de variations de la dépense énergétique en fonction de la nature de l'activité.

NATURE DE L'ACTIVITÉ	DÉPENSE ÉNERGÉTIQUE
1 heure de travail scolaire	180 kJ
1 heure de marche	400 kJ
1 heure de natation	1 600 kJ
1 heure de football	2 200 kJ

À NOTER

L'activité physique entraîne une dépense énergétique plus importante que l'activité intellectuelle. La marche étant une activité physique modérée, la dépense énergétique sera moins importante que pour des activités plus intenses comme la natation ou le football.

Programme BTS ++

Les conditions de l'équilibre énergétique

Lorsque l'apport énergétique est égal à l'énergie réellement dépensée, la masse corporelle demeure stable. Dans le cas contraire, il y a gain ou perte de poids.

- Si la consommation d'aliments (notamment ceux à forte valeur énergétique) est supérieure aux besoins énergétiques, l'excédent sera mis en réserve sous forme de lipides, en particulier dans l'hypoderme.
- Si les apports sont supérieurs aux besoins, le risque est d'être en surpoids facteur de risque majeur de maladies cardio-vasculaires.

Les modes de calcul du poids en fonction de la taille pour les adultes : le poids idéal (Pi) de l'adulte

Pour chaque individu, on définit un *poids idéal*, qui correspond à une relation entre la taille et le poids, favorisant une vie dans des conditions optimales de bonne santé.
Pour définir le poids idéal, on utilise différentes formules, notamment l'*indice de Quetelet*.

Indice de Quetelet ou indice de masse corporelle (IMC) ou Body Mass Index.

$$IMC = \frac{P}{T^2} \qquad (\text{d'où } P = IMC \times T^2)$$

IMC en $kg.m^{-2}$, P = poids actuel du sujet en kg, T = taille en m (> $T^2 = T \times T$).

La classification OMS (Organisation Mondiale de la Santé) des IMC : «masse maigre » / « masse grasse »

Pour un individu de poids normal, la masse grasse représente 15 à 20 % du poids du corps (8 à 14 kg).

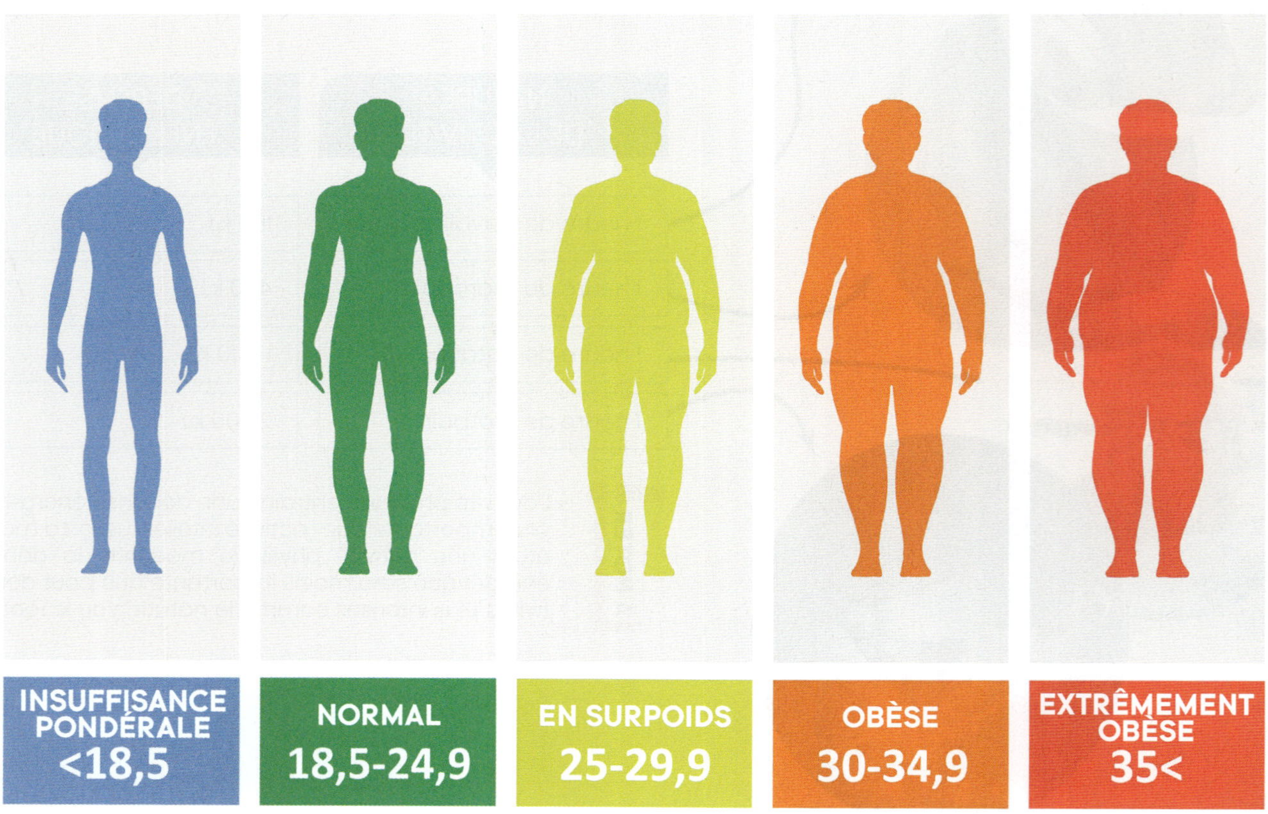

Programme **BTS ++**

4 LES BESOINS ET APPORTS RECOMMANDÉS EN MICRONUTRIMENTS. INTÉRÊT POUR LA PEAU

- **Les micronutriments sont représentés par les minéraux, les oligoéléments et les vitamines.**
- **Voir pages 118, 119, 120, etc.**

5 LES COMPLÉMENTS ALIMENTAIRES

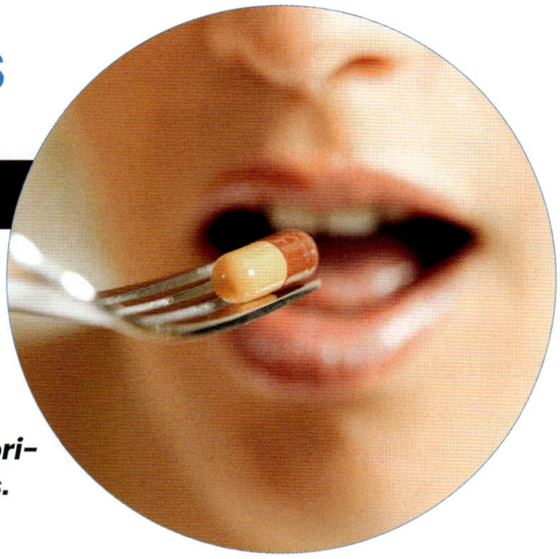

La définition et la réglementation

- **« Les compléments alimentaires sont des produits destinés à être ingérés en complément de l'alimentation courante, afin de palier l'insuffisance réelle ou supposée des apports journaliers » *(DGCCRF 28/02/91).***
- ***Le décret du 14/10/1997 précise l'interdiction de certains organes d'origines bovine, ovine et caprine dans les compléments alimentaires.***
- ***Les compléments alimentaires ne sont pas des médicaments.***

Ils sont considérés comme des denrées alimentaires et, à ce titre, sont soumis aux textes de portée générale applicables à l'ensemble des aliments et régissant leur composition, leur étiquetage, la publicité ainsi que les conditions hygiéniques de leur fabrication, leur conditionnement, leur stockage et leur mise en vente. Ces produits ne peuvent contenir que des substances d'addition dont l'emploi a été autorisé par l'AFSSA.

La composition

Au début, les compléments alimentaires se composaient essentiellement de vitamines et/ou de minéraux, puis la composition s'est fortement diversifiée. Ils comportent :

- des vitamines et minéraux : leurs teneurs ne doivent pas présenter de risques pour la santé des consommateurs (les Apports Journaliers Recommandés ne doivent pas être dépassés compte tenu du mode d'emploi préconisé) ;
- des acides gras indispensables, hydrolysat de protéines, etc. ;
- des ingrédients traditionnellement admis et utilisés en alimentation humaine peuvent être incorporés sans restriction dans les compléments alimentaires : huiles végétales, huiles de poisson ;
- des plantes, des parties de plantes, des extraits de plantes autorisés ;
- des substances ou produits d'origine minérale (silice, poudre de roche, argile etc.) après avis favorable de l'AFSSA.
- des additifs utilisés dans un but technologique (arrêté du 2/10/97).

Les effets recherchés pour la peau

- *Ralentissement du vieillissement cutané et prévention des altérations de la peau déclenchées par les UV :* grâce à l'effet protecteur des antioxydants contre les radicaux libres (beta carotène, vitamines E, C, Sélénium, Zinc).
- *Pour les peaux sèches :* vitamines A, E, huiles végétales, huiles de poisson.
- *Pour les cheveux et les ongles :* gélatine (acides aminés soufrés).

Programme BTS ++

BON A SAVOIR **Quelques astuces pour optimiser la manière de s'alimenter.**

● L'index glycémique (IG) : pour bien choisir les glucides dans son alimentation.

- *La glycémie est la mesure du taux de glucose dans le sang.*
- *L'index glycémique (IG)* est un paramètre biologique qui permet de classer les aliments en fonction de l'*élévation de la glycémie* qu'ils produisent quand on les consomme : plus leur IG est élevé (>à 50 sur une échelle allant, par convention, jusqu' à 100) plus les aliments concernés induisent une hausse rapide de la glycémie. Ce qui provoque une « décharge » d'insuline par le pancréas, dont le rôle est de faire baisser la glycémie, avec en corollaire d'*augmenter la faim*.
- *Les glucides à IG modéré seront donc privilégiés* : céréales non raffinées (pâtes complètes ou semi-complètes – pain complet - riz complet - pommes de terre non en purée car le broyage augmente l'IG), légumineuses (haricots, lentilles, pois).
- *Les aliments à IG élevé* : outre les sodas, les biscuits ou les friandises, contenant de vrais sucres simples, figurent aussi les céréales de petit déjeuner, le riz à cuisson rapide , le pain blanc , les bananes, les pommes de terre frites ou en flocons, en purée, cuites dans leur peau eau/vapeur... »

● Les lipides en questions.

- *Une alimentation trop riche en lipides est-elle dangereuse ?*
  Oui, car elle peut contribuer à l'apparition de maladies cardio-vasculaires.
- *Les glucides peuvent-ils donner de la « graisse » ?*
  Oui, car :
  - une partie des glucides apportés par l'alimentation est consommée par nos cellules ;
  - une autre partie est stockée dans les muscles et le foie sous forme de glycogène ;
  - l'excès, s'il y en a, est transformé en graisses (lipogenèse), et s'accumule dans l'hypoderme.

D'où le rôle très important des aliments glucidiques dans la constitution d'une surcharge de poids.

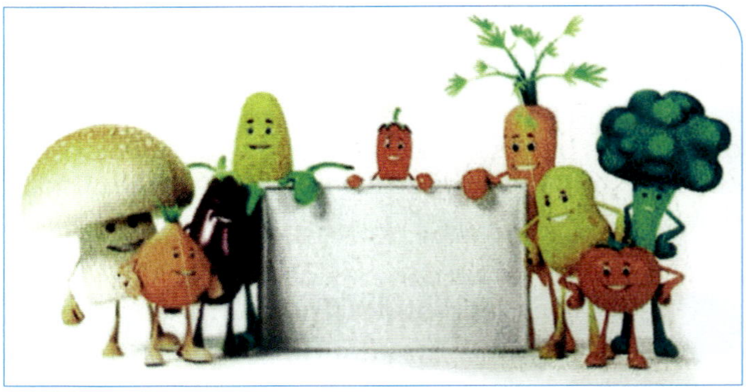

Végétaux et champignons : à consommer sans modération !

● Les aliments riches en protides : plus un animal court vite, moins sa viande est grasse.

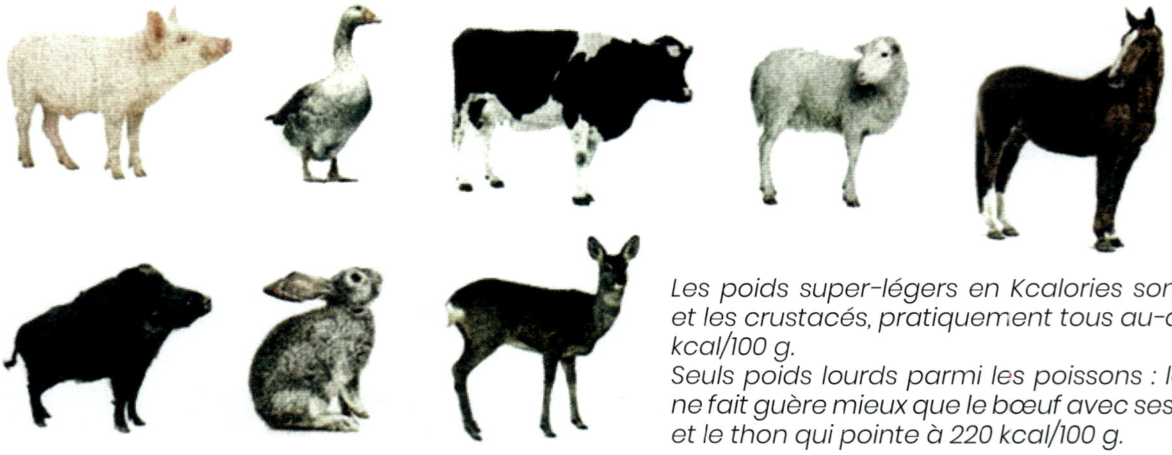

Les poids super-légers en Kcalories sont les poissons et les crustacés, pratiquement tous au-dessous de 100 kcal/100 g.
Seuls poids lourds parmi les poissons : le saumon, qui ne fait guère mieux que le bœuf avec ses 200 kcal/100 g, et le thon qui pointe à 220 kcal/100 g.

Nombre de Kcalories par 100 g chez les animaux terrestres.

● L'œuf est un excellent aliment, le seul à contenir tous les acides aminés indispensables à la construction de nos protéines. D'après les nutritionnistes, une consommation de six œufs par semaine est convenable, à moins qu'il n'existe des problèmes avec le taux de cholestérol sanguin.

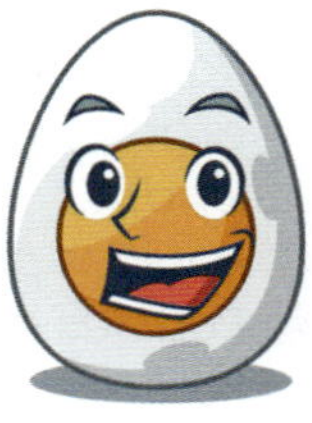

PARTIE 3

Biologie Cellulaire

La cellule, unité structurale et fonctionnelle fondamentale de tous les êtres vivants

« Tous les êtres vivants sont constitués de cellules et uniquement de cellules. »

Theodor Schwann - 1839

CHAPITRE 10

LA CELLULE : LA STRUCTURE ET LES FONCTIONS

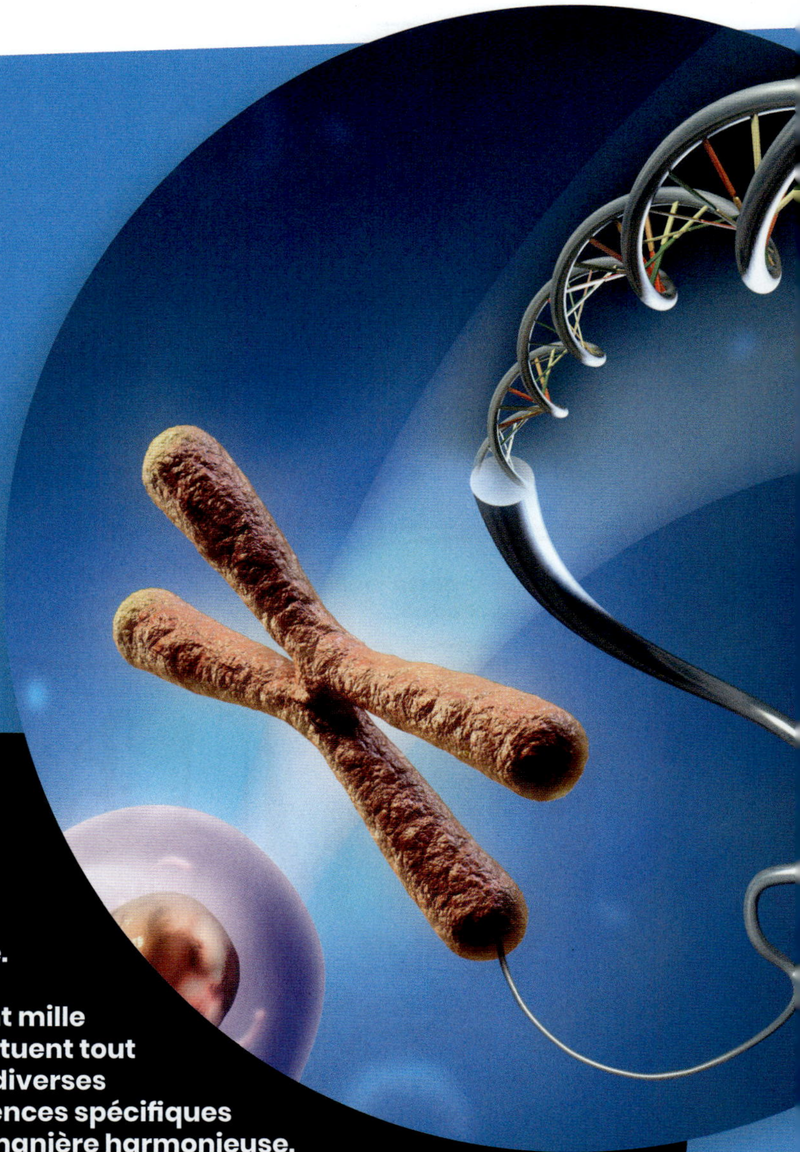

Message clé

La cellule est une minuscule portion de matière biologique qui peut vivre de manière indépendante et se reproduire.

Des centaines de milliards de cellules (cent mille milliards pour l'être humain adulte) constituent tout organisme vivant, sachant qu'il en existe diverses variétés, chacune étant dotée de compétences spécifiques pour faire fonctionner les organismes de manière harmonieuse.

Je dois savoir :

CAP

- ☐ annoter un schéma de l'organisation de la cellule animale avec ses organites ;
- ☐ énoncer le rôle de la membrane plasmique ;
- ☐ nommer sur un schéma les différentes phases de la mitose ;
- ☐ préciser le rôle de la mitose dans le renouvellement cellulaire ;

Je dois savoir :

BP / BAC PRO

- ☐ annoter un schéma de la cellule animale ;
- ☐ présenter les différents organites ;
- ☐ présenter la nature et le rôle des lipides membranaires ;
- ☐ positionner la mitose dans le cycle cellulaire ;
- ☐ préciser son rôle dans le renouvellement cellulaire.

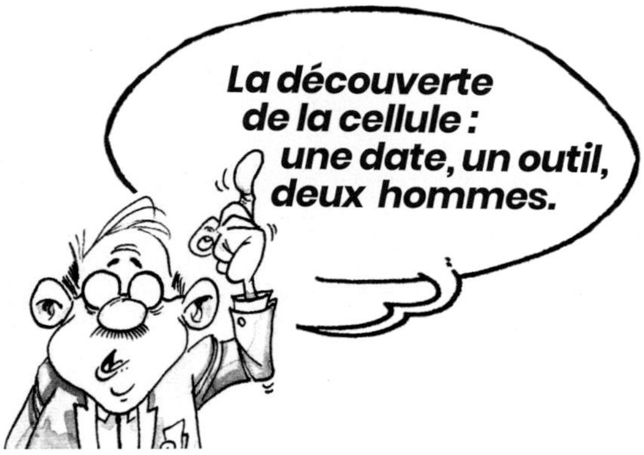
La découverte de la cellule : une date, un outil, deux hommes.

On est en 1663. Robert Hooke, savant reconnu comme un des esprits les plus féconds du XVIIe siècle, entrevoit la notion de « cellule » grâce à un appareil d'optique rudimentaire (nommé abusivement « microscope » car il ne possédait qu'une lentille) inventé quelques années plus tôt par Antoni van Leeuwenhoek, un modeste drapier hollandais qui avait perfectionné à l'extrême les « compte-fils », grosses loupes permettant à l'époque d'apprécier la trame des tissus.

Hooke livre à ses pairs sa découverte cruciale au cours d'une séance de la Royal Society de Londres.

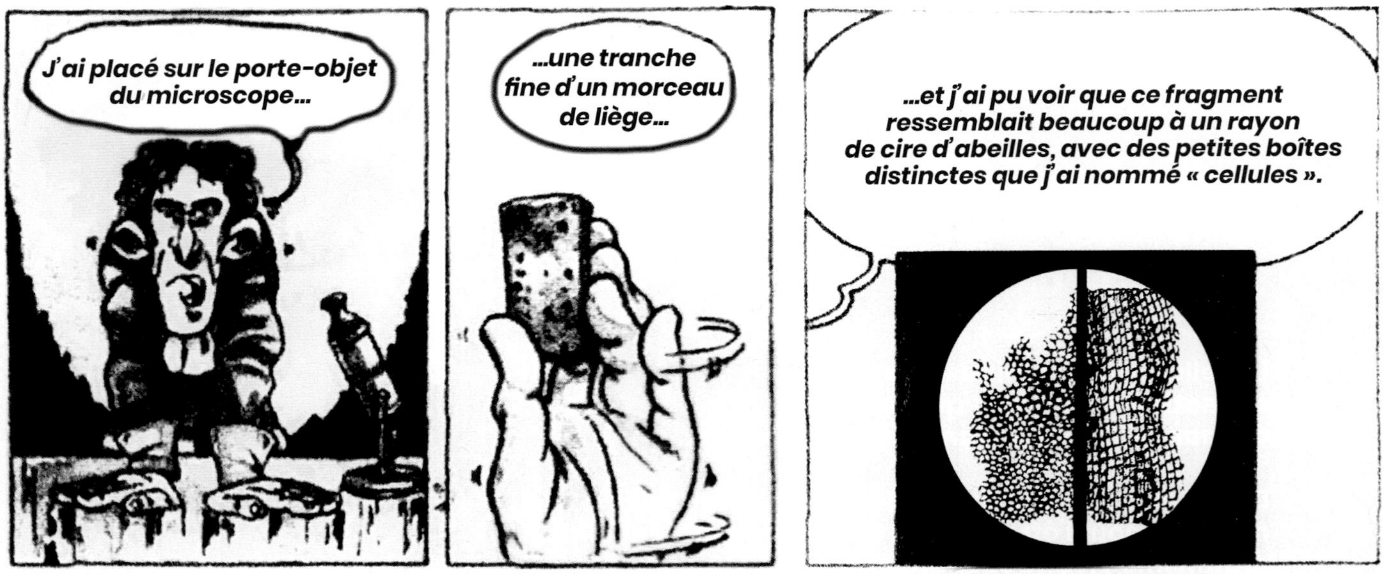

Coupe transversale. ***Coupe longitudinale.***

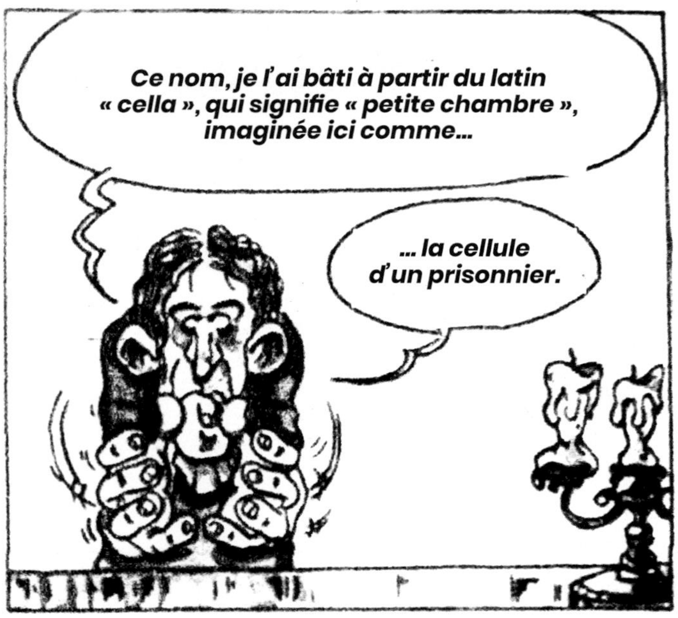
Ce nom, je l'ai bâti à partir du latin « cella », qui signifie « petite chambre », imaginée ici comme...
... la cellule d'un prisonnier.

En réalité, le savant, qui avait enthousiasmé toute la communauté scientifique anglaise lors de la présentation de sa découverte, avait fait une analyse erronée de son observation, car il ne savait pas que chacune des cellules qui constituent les végétaux est entourée d'une enveloppe rigide en cellulose. Il ignorait aussi que le liège est un tissu mort, dans lequel il ne persiste que ce squelette. Ainsi, finalement, Hooke a appelé « cellules » des espace vides, le terme de cellule, dans sa définition actuelle impliquant la notion de ***« matière vivante »***, inexistante dans le liège qui est une structure morte.

On n'en a pas moins conservé le terme.

Textes : Gérard Peyrefitte
Illustrations : Jérôme Camponovo

1 LA STRUCTURE DE LA CELLULE ANIMALE

1 • L'ORGANISATION GÉNÉRALE

Toutes les cellules, quelles que soient leurs formes, leurs tailles ou leurs fonctions, sont construites sur le même modèle. L'étude de la cellule est la cytologie.
Le microscope est l'instrument indispensable pour révéler leur organisation : il donne des images agrandies d'objets trop petits pour être vus à l'œil nu. Il en existe deux variétés : le microscope photonique et le microscope électronique.

L'organisation de la cellule au microscope photonique

Le microscope photonique utilise la lumière visible pour produire des images grâce à des lentilles. Grossissement : 1 000 à 2 000 fois.

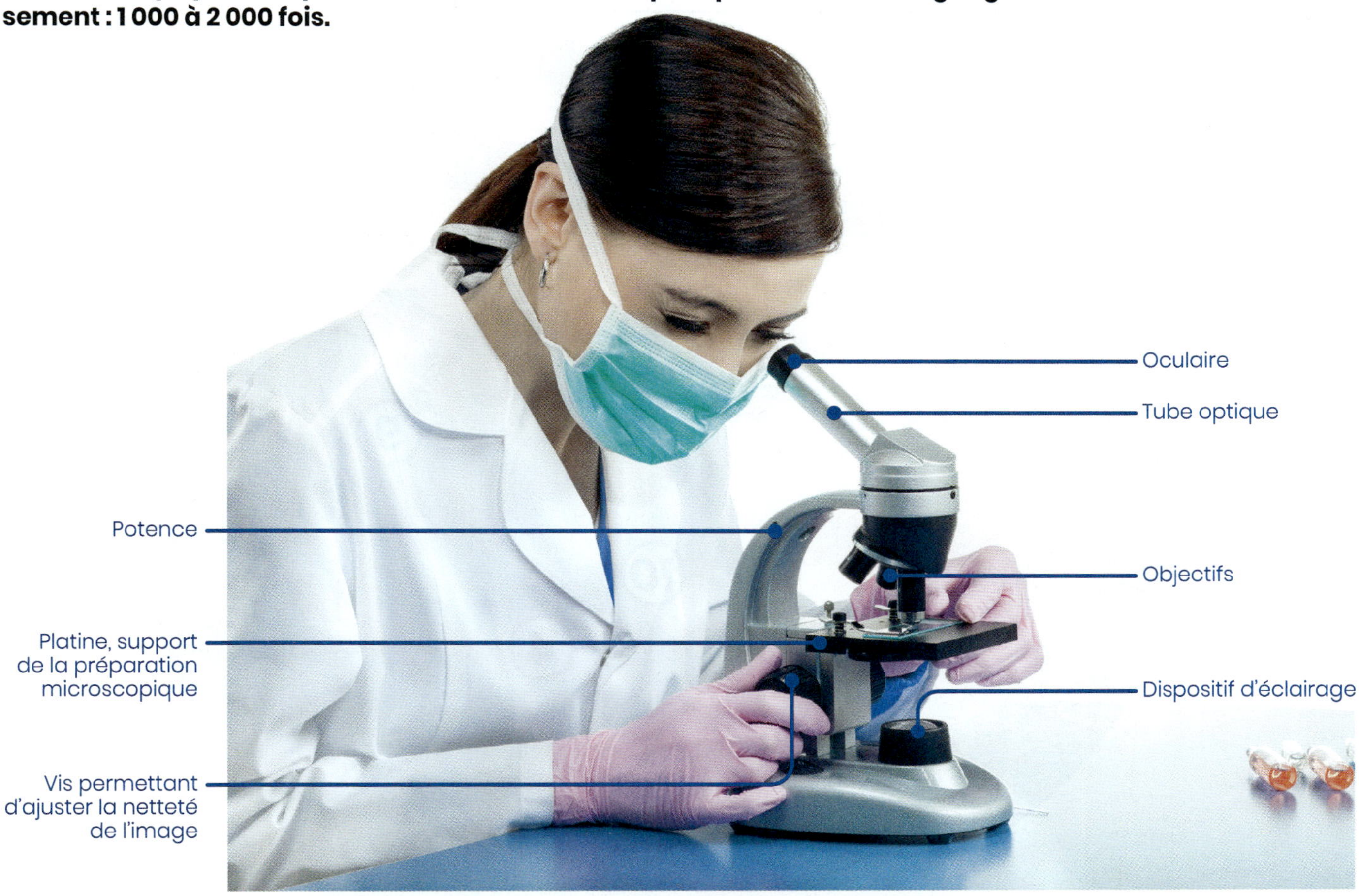

Microscope photonique.

Le microscope photonique permet de mettre en évidence les trois constituants fondamentaux de la cellule : la ***membrane plasmique*** (1) qui entoure chaque cellule et sépare son contenu de l'environnement extérieur, le ***cytoplasme*** (2) et le ***noyau*** (3), masse généralement sphérique, présent dans toutes les cellules de l'organisme à quelques exceptions près.

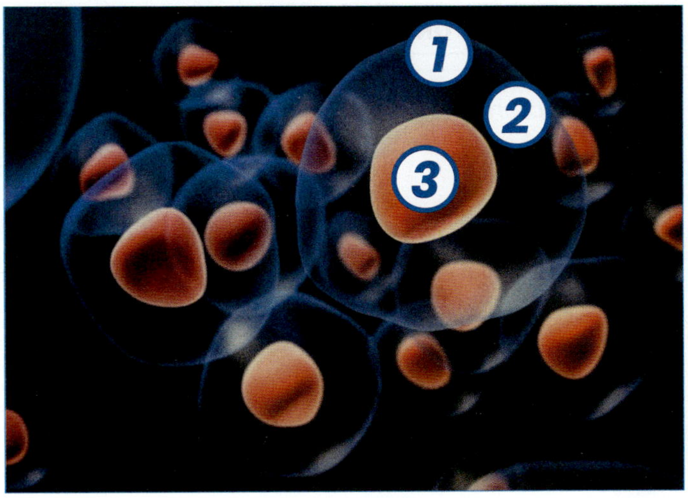

L'organisation de la cellule au microscope électronique

- Le microscope électronique fonctionne sur le même principe que le microscope photonique : la lumière visible est remplacée par un faisceau d'électrons focalisés grâce à des aimants. Grossissement supérieur à 1 200 000 fois.

- Le microscope électronique permet une observation fine de la cellule. Ainsi le ***cytoplasme***, qui apparaît « vide » au microscope photonique, montre qu'il est constitué d'un liquide, le ***cytosol***, dans lequel sont situées de multiples structures appelées ***organites*** qui assurent une fonction spécifique dans la machinerie cellulaire. Le cytosol lui-même est une solution d'ions, de métabolites et de macromolécules.

Le schéma d'après les données du microscope électronique (ultrastructure).

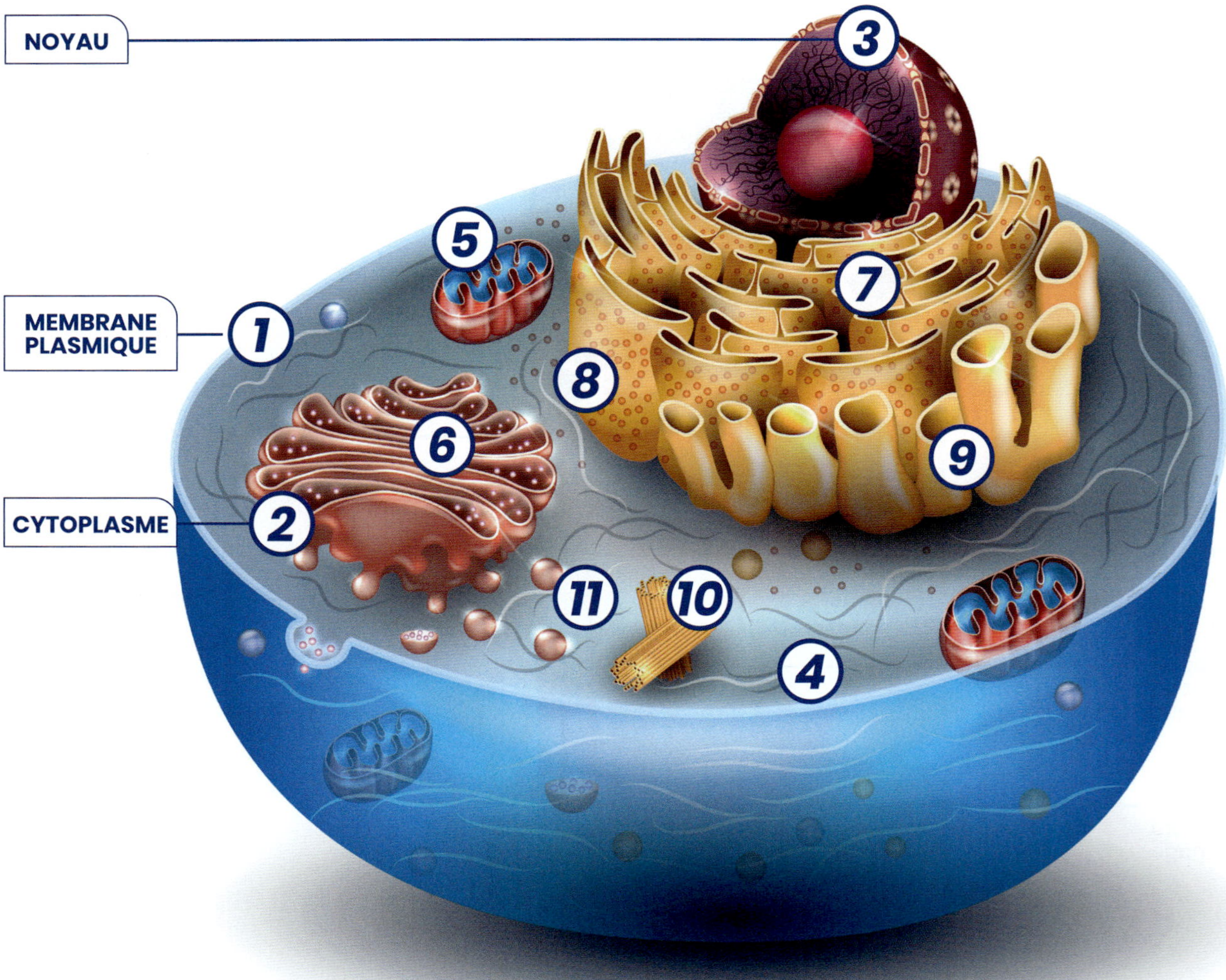

CONSTITUANTS FONDAMENTAUX
① *Membrane plasmique*
② *Cytoplasme*
③ *Noyau*

ORGANITES	
④ *Cytosquelette*	⑧ *Ribosomes*
⑤ *Mitochondrie*	⑨ *Réticulum endoplasmique lisse*
⑥ *Appareil de Golgi*	⑩ *Centrosome*
⑦ *Réticulum endoplasmique granuleux*	⑪ *Lysosomes*

À NOTER

Deux types d'organisation cellulaire coexistent dans le monde vivant : le type « *procaryote* » (ensemble des bactéries), et le type « *eucaryote* » (par exemple toutes les cellules du corps humain). Chez les premiers, le matériel génétique baigne directement dans le cytoplasme. Chez les eucaryotes, le matériel génétique est enfermé dans le noyau.

Les données essentielles sur les différentes structures.

(1) La membrane plasmique

Structure souple très fine (7 à 8 nm) qui entoure chaque cellule.

(2) Le cytoplasme

C'est le contenu de la cellule. Il est constitué du *cytosol* (solution d'ions et de macromolécules), dans lequel baigne une multitude d'organites cellulaires.

(3) Le noyau

- Le noyau est une structure spécifique des cellules dites *eucaryotes* (contrairement aux cellules *procaryotes*, comme les bactéries, qui n'ont pas de noyau). Masse plus ou moins sphérique, il occupe généralement le centre de la cellule.
- Le noyau est un ordinateur cellulaire qui a deux fonctions :
    - il est l'*« entrepôt » de l'ADN*, support de l'information génétique ;
    - il *pilote les réactions chimiques* qui se déroulent dans le cytoplasme (synthèse des protéines, en particulier).

N.B. Quelques cellules eucaryotes n'ont pas de noyau, dont les cellules cornées de l'épiderme.

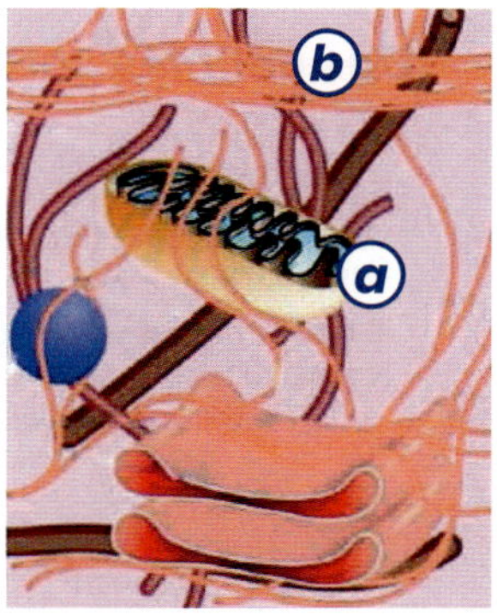

Mitochondrie (a) maintenue « suspendue » dans le cytosol par le cytosquelette (b).

(4) Le cytosquelette (= squelette de la cellule)

- ***Description.*** Le cytosquelette est un réseau de filaments reliés entre eux.
- ***Rôle.*** Le cytosquelette est un système de *soutien interne* de la cellule :
    - il *donne sa forme à la cellule* et lui permet de se déformer ;
    - il assure également le *maintien des organites* à l'intérieur de la cellule.

(5) Les mitochondries

- ***Description***. Organites de forme cylindrique. Chaque cellule contient de 500 à 2 000 mitochondries.
- ***Rôle.*** Les mitochondries sont les *générateurs de l'énergie* nécessaire au fonctionnement de nos cellules.

(6) Un dictyosome, élément de l'appareil de Golgi

- ***Description***. L'appareil de Golgi est constitué de plusieurs sous-unités, les *dictyosomes*, chacun étant lui-même formé d'un empilement de 4 à 6 saccules membranaires aplatis, parallèles et reliés entre eux. Ils bourgeonnent de vésicules.
- ***Rôle.*** Le Golgi reçoit les protéines produites par le REG, il assure leur maturation et leur exportation par les vésicules vers leur destination finale (soit à l'intérieur de la cellule, soit dans le milieu extracellulaire).

(7) Le réticulum endoplasmique granuleux - ou rugueux - (REG) et les ribosomes (8)

- ***Description***. Réseau d'une multitude de *sacs aplatis* qui communiquent entre eux. Sur leur surface externe sont attachés des petites granulations, les *ribosomes*. Certains ribosomes flottent librement dans le cytosol.
- ***Rôle.*** Le REG est le principal site de production des protéines. Produites par les ribosomes, les protéines sont libérées dans la lumière du REG pour rejoindre leur destination via *l'appareil de Golgi*.

(9) Le réticulum endoplasmique lisse (REL)

- ***Description***. Le *RE lisse* est un système de canaux ramifiés et interconnectés entre eux et au REG. Ils sont dépourvus de ribosomes.
- ***Rôle.*** Le RE lisse intervient dans la synthèse de lipides.

(10) Le centrosome

Il dirige les déplacements des chromosomes au cours de la mitose. Il est formé de deux cylindres creux, les *centrioles*.

(11) Les lysosomes

Ce sont des petites vésicules sphériques issues du Golgi, remplies d'*enzymes* qui dégradent les grosses molécules (glucides, lipides).

***Les vacuoles** sont des espaces intracellulaires de grande taille, lieux de stockage de nutriments.

BON A SAVOIR ***Les cellules qui constituent l'organisme ont des formes et des rôles spécifiques.***

L'organisme humain, comme la plupart des autres êtres vivants, est une société de cellules toutes différentes les unes des autres qui se sont spécialisées au cours de la vie embryonnaire pour façonner notre corps.

Les cellules qui constituent l'embryon, dites « cellules souches pluripotentes », rondes au départ, ne sont déjà plus identiques très tôt, entre trois et cinq jours après la conception selon les estimations (étude publiée dans la revue « *Cell* ») ! Guidées dans une direction particulière, elles vont prendre rapidement la forme correspondant à leur future activité dans l'organisme pour se transformer (on dit « se différencier ») en globules rouges ou blancs, en cellules nerveuses, musculaires, en kératinocytes dans la peau...
La plupart de ces cellules « différenciées » se reproduiront en permanence tout au long de la vie. Car, chaque seconde, près de 50 millions de cellules meurent... cependant qu'un même nombre de cellules nouvelles est formé et assure la relève, sinon... nous disparaîtrions en un peu plus de deux mois.

Des « cellules souches pluripotentes induites » sont produites en laboratoire à partir de cellules adultes et non d'embryon (éthique oblige). Elles peuvent créer n'importe quel tissu perdu lors de maladies ou d'accidents.

Des cellules souches aux cellules différenciées avec des formes et des rôles divers.

LES CELLULES NERVEUSES (NEURONES)

➔ **Pour coordonner, commander, communiquer.**
Nombre : 100 milliards de neurones dans notre cerveau reliés entre eux par des centaines de connexions.

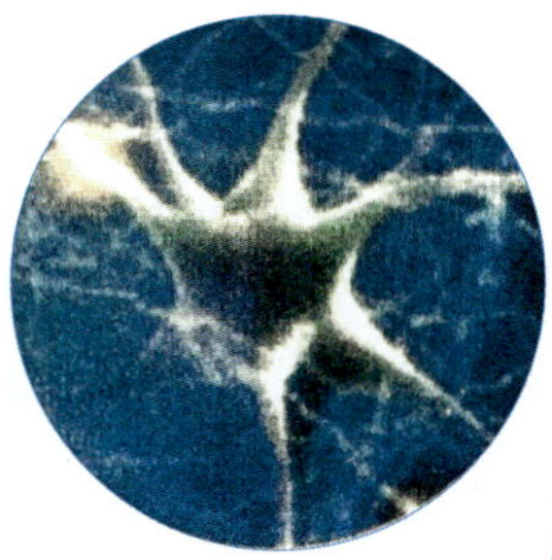

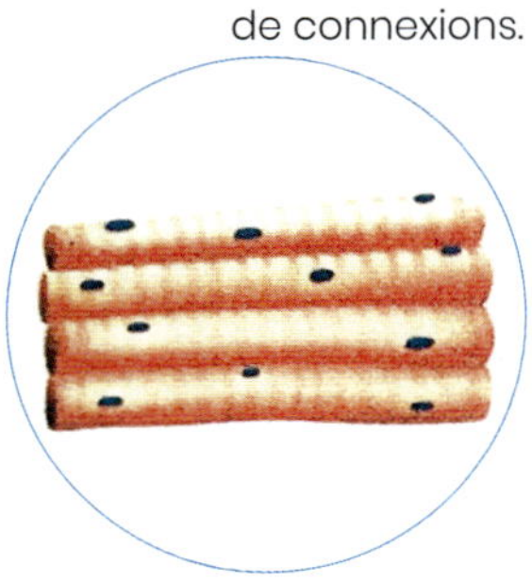

LES CELLULES MUSCULAIRES STRIÉES (FIBRES MUSCULAIRES STRIÉES)

➔ **Pour le mouvement.**
Taille : de quelques mm à plusieurs cm.
Caractéristique : plusieurs noyaux.

CELLULES SOUCHES EMBRYONNAIRES

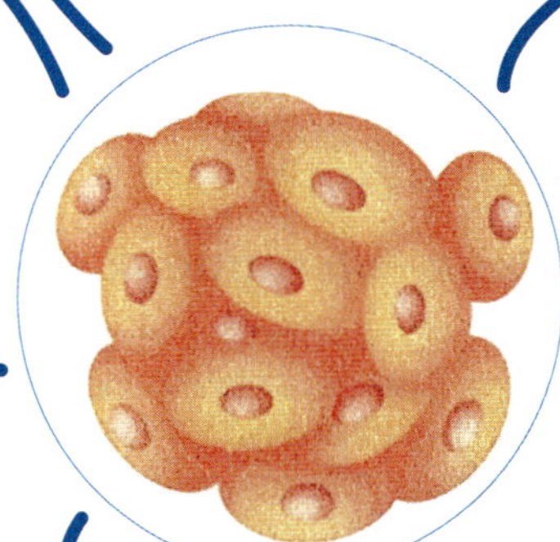

LES GLOBULES ROUGES (ÉRYTHROCYTES)

➔ **Pour transporter l'oxygène.**
Nombre : 5 millions / mm³ de sang.

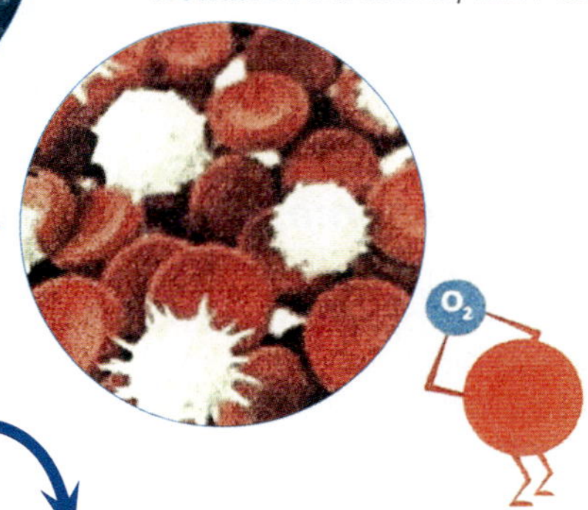

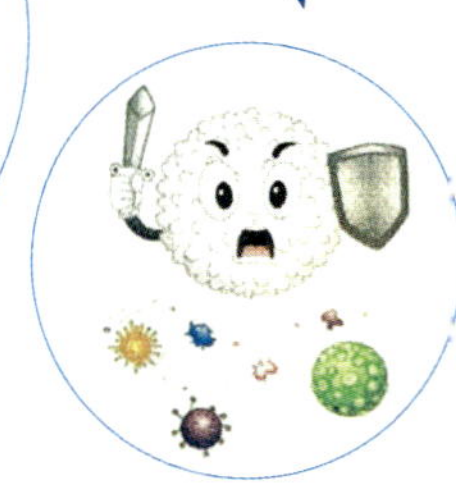

LES GLOBULES BLANCS (LEUCOCYTES)

➔ **Pour lutter contre les microbes.**
Nombre : 7 000 / mm³ de sang.

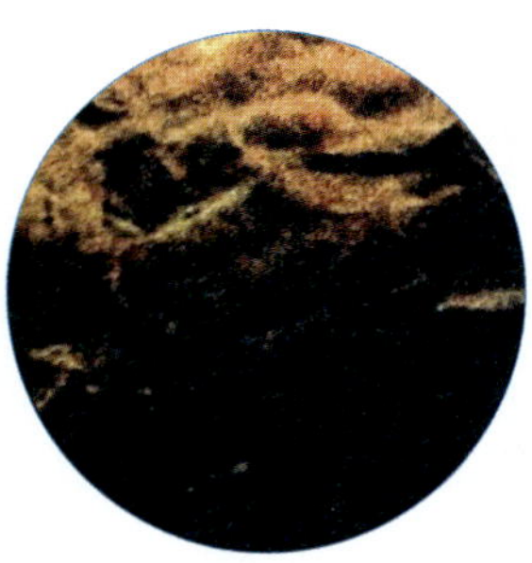

LES CELLULES CORNÉES (CONÉOCYTES)

➔ **Pour nous protéger des agressions du monde extérieur.**
Les cornéocytes forment la couche cornée de l'épiderme.

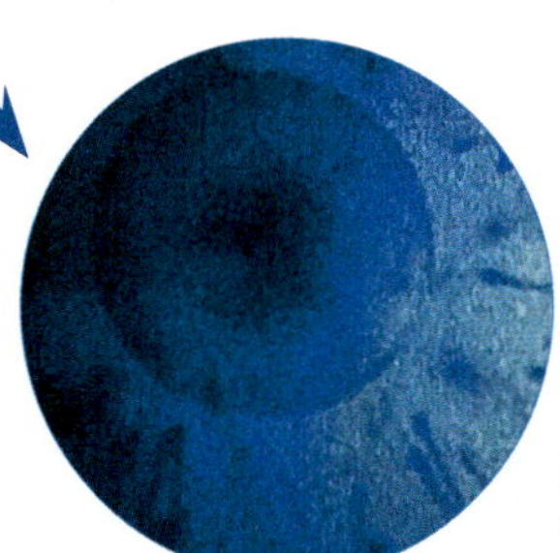

Un ovocyte entouré d'un ballet de spermatozoïdes...

LES GAMETES

➔ **Pour assurer la pérennité de l'espèce. L'ovocyte est la plus grosse cellule du corps (100 µm).**

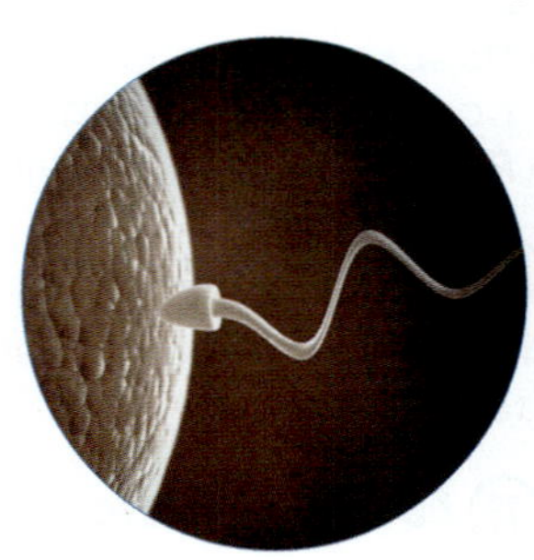

... un seul pénétrera dans l'ovocyte pour créer un être nouveau.

2 • LES RÔLES DE LA MEMBRANE PLASMIQUE

La membrane plasmique a deux rôles.

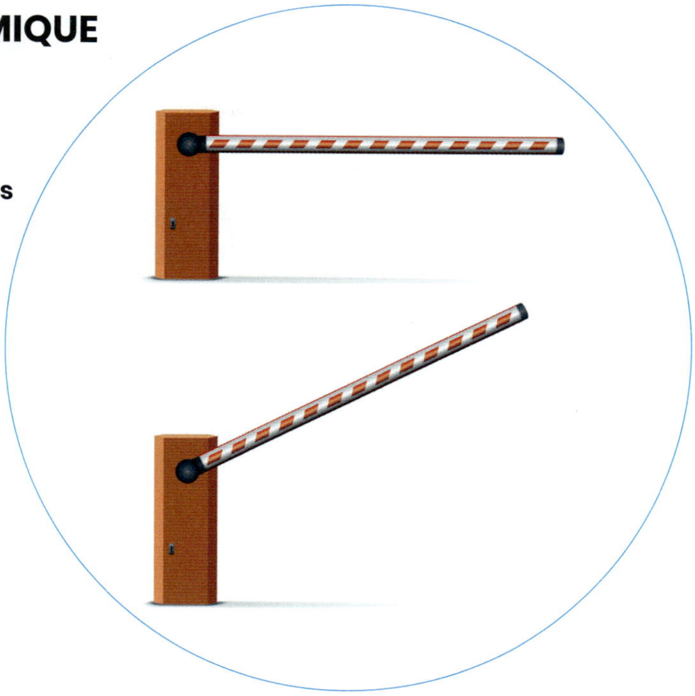

① C'est une « barrière » sélective » qui contrôle les échanges avec le milieu extra-cellulaire.
Elle n'autorise le passage que de molécules sélectionnées de l'extérieur vers l'intérieur de la cellule, et, en sens inverse, elle libère les déchets indésirables.

> « La membrane plasmique réalise le prodige d'être une barrière à la fois ouverte et fermée. »
> Paul Valéry

② La membrane plasmique contient des récepteurs qui captent des « messages » utiles à l'organisme.

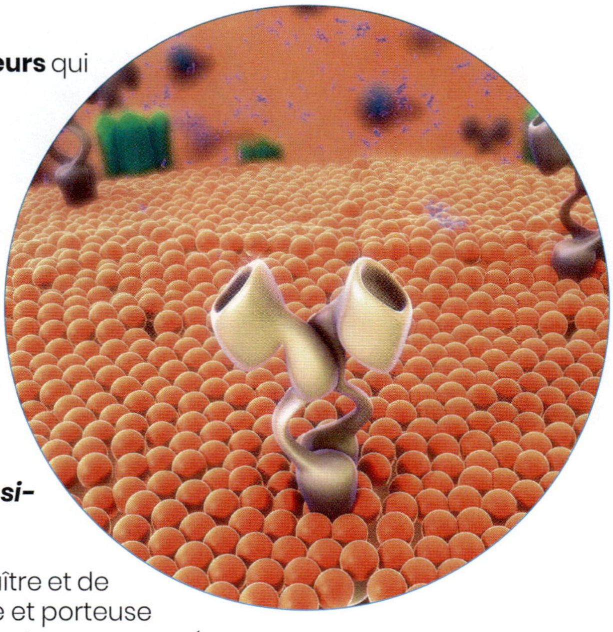

FLASH INFO ! ***À propos des récepteurs membranaires.***

Les récepteurs membranaires sont des protéines situées sur la membrane plasmique.

Un récepteur membranaire est capable de reconnaître et de fixer une substance spécifique extérieure à la cellule et porteuse d'une information. Il émet un signal quand cette substance nommée *ligand* se fixe sur le site de reconnaissance. Les ligands peuvent être des ions, des métabolites, des hormones, des neurotransmetteurs, des anticorps, des molécules bactériennes ou virales.

À partir de là, se manifeste à l'intérieur de la cellule une réponse spécifique. Par exemple, des globules blancs, les lymphocytes B, portent sur leur membrane des récepteurs qui reconnaissent une substance extérieure à l'organisme (antigène) et synthétisent des anticorps qui détruisent l'intrus.

D'après « Larousse médical ».

Programmes **BP / BAC PRO + & BTS ++**

LES CONSTITUANTS DE LA CELLULE

La membrane plasmique

La nature de la membrane plasmique

La membrane plasmique se présente comme un film lipidique très fin qui délimite la cellule. Elle est constituée d'une *bicouche de phospholipides* dans laquelle sont insérés des *protéines* et du *cholestérol*. Des *courtes chaînes glucidiques* sont également présentes du côté extracellulaire de la membrane.

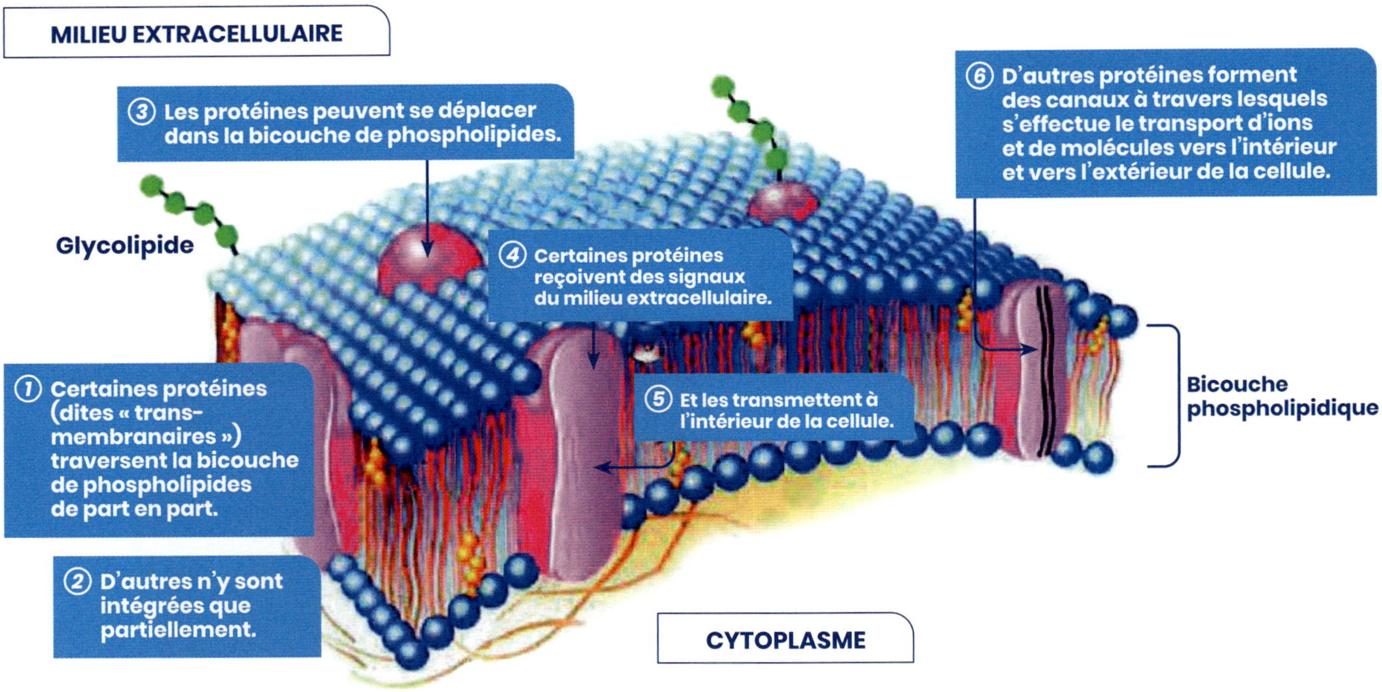

Interprétation biochimique de la membrane plasmique sur le modèle de la mosaïque fluide.

La nature et les rôle des lipides membranaires

- ***Les phospholipides ou glycérophospholipides***
  - **Nature.** Ce sont des *triglycérides modifiés* ayant un groupement phosphate et *deux chaines d'acides gras*. Leur structure est amphiphile (ils possèdent une partie hydrophile au niveau du groupement phosphate et une partie hydrophobe constituée par les acides gras). Les chaines carbonées hydrophobes des acides gras s'affrontent pour former une bicouche.
  - **Rôle.** Ils *forment une bicouche* qui est la trame fondamentale de la membrane.
- **Le cholestérol**
  - **Nature.** C'est un *stéroïde* constitué de quatre cycles hydrocarbonés juxtaposés, substitués par une chaine carbonée courte et un groupe hydroxyle. Sa structure est amphiphile. Les anneaux hydrocarbonés plats s'insèrent entre les phopholipides de la bicouche pour stabiliser et / ou assouplir la membrane.
  - **Rôle.** Il *immobilise partiellement les phospholipides* et les empêche de s'agréger.
- **Les glycolipides**
  - **Nature.** Ce sont des *phospholipides* qui font face au milieu extracellulaire et sur lesquels sont liés des *glucides*. Leur structure est amphiphile. Les chaînes carbonées participent à la formation de la bicouche tandis que les chaînes glucidiques interviennent dans les contacts cellulaires.
  - **Rôle.** Les *chaînes glucidiques des glycolipides* ont un rôle de marqueur biologique, un rôle immunitaire, un rôle d'interaction cellulaire et un rôle adhésif.

NOTES NOTES NOTES NOTES NOTES NOTES NOTES NOTES NOTES NOTES NOTES NOTES

Les transports membranaires : « des canaux et des pompes »

Elie Debreuve

La membrane plasmique est perméable de façon sélective à certains ions et à certaines molécules maintenant ainsi le pH et la composition ionique du cytosol dans d'étroites limites. Pourtant, certains ions et molécules doivent pouvoir sortir ou entrer. Pour cela, les membranes plasmiques comportent des *protéines de transport* qui permettent un passage sélectif selon les gradients de concentration existant entre le cytosol et le milieu extracellulaire.

Quand un transport se fait dans le sens du gradient, c'est-à-dire du milieu le plus concentré vers le milieu le moins concentré, il s'agit d'un *transport passif* ; quand le transport se fait dans un sens opposé au gradient, on parle de *transport actif* et, dans ce cas, la cellule dépense de l'énergie (ATP).

Les protéines de transport membranaires existent dans tous les types de membranes biologiques.
Chaque protéine est destinée au transport d'une classe particulière de molécules (ions, oses, acides aminés...) et souvent d'une seule espèce moléculaire de cette classe.

- ***Diffusion par un canal protéique (pore).***

Un canal protéique forme un pore rempli d'eau à travers la membrane plasmique permettant à des ions spécifiques de diffuser en suivant leur gradient de concentration.

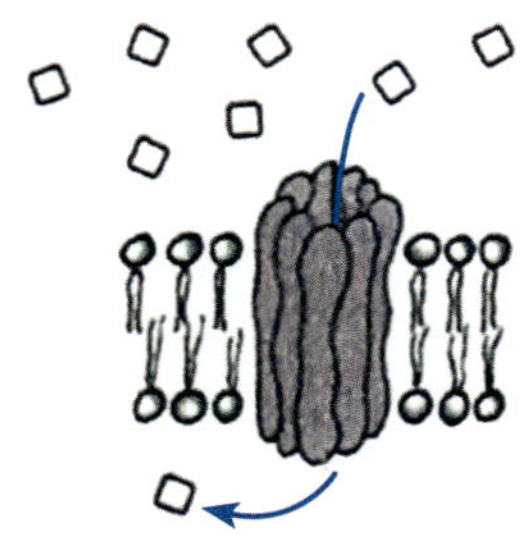

- ***Passage de molécules grâce à des canaux protéiques chimio-dépendants.***

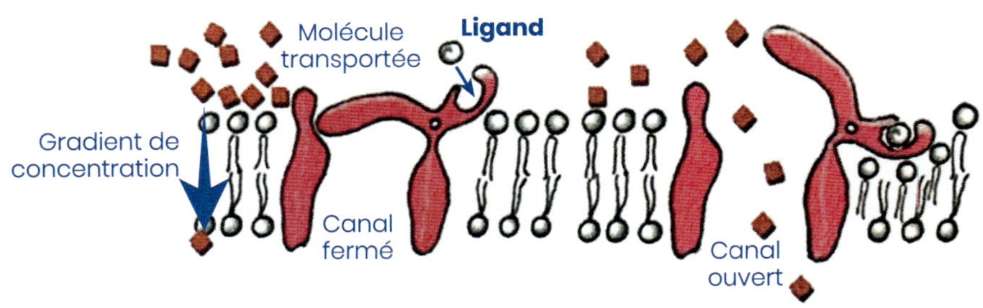

La fixation d'une molécule signal (ligand) sur le récepteur du canal provoque l'ouverture de celui-ci et le passage des molécules.

- ***La diffusion facilitée ou système ping-pong.***

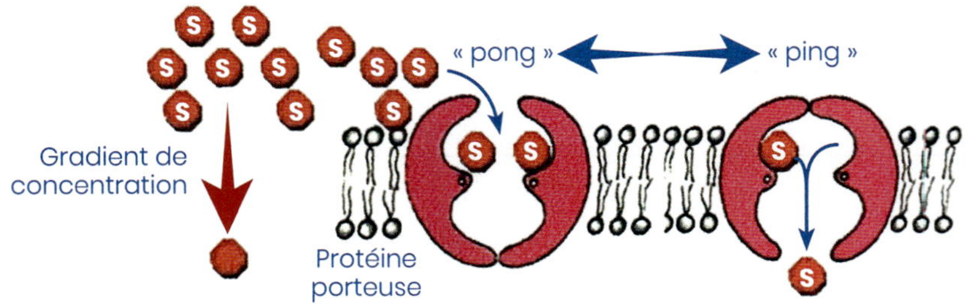

Le changement de conformation de la protéine porteuse permet le passage de solutés :
- dans la configuration « pong », les sites de liaison pour le soluté S sont exposés dans le milieu extérieur ;
- dans la configuration « ping », les mêmes sites sont exposés dans le cytoplasme.

- ***Transport par des protéines porteuses fonctionnant comme uniport, symport ou antiport.***

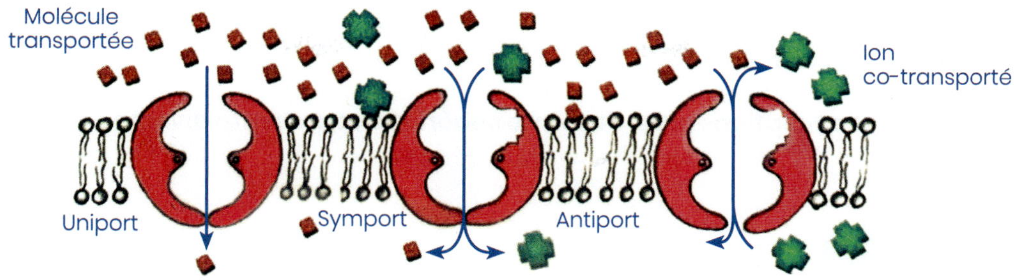

- ***Transport actif : pompe ionique ou ATPase (exemple de la pompe Na+ / K+ ATPase).***

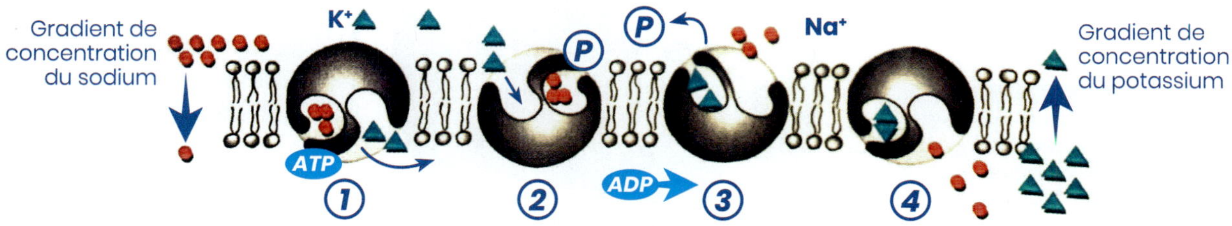

(1) La fixation d'une molécule d'ATP sur la pompe libère 2 ions K^+ dans la cellule et piège 3 ions Na^+

(2) La transformation de l'ATP en ADP permet une modification de la conformation de la pompe et le passage du sodium (Na^+) vers le milieu extracellulaire.

(3) La déphosphorylation de la pompe permet la libération du sodium et la capture des ions potassium.

(4) La conformation de la pompe se modifie une nouvelle fois, permettant l'entrée des ions K+ dans la cellule.

Le noyau

La structure

Le noyau est, à quelques exceptions près, de forme sphérique et présente diverses caractéristiques.

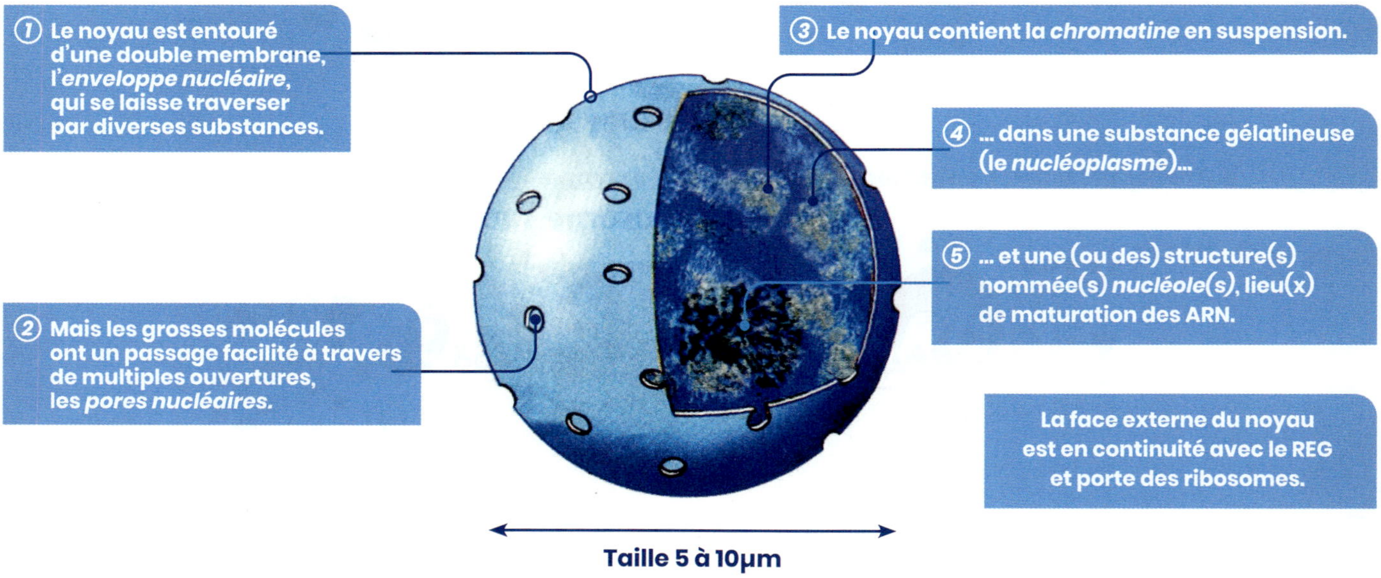

Le noyau à ciel ouvert.

Le noyau est l'« entrepôt » de l'ADN

● L'ADN

L'ADN est une immense molécule, support de l'information génétique de chacun d'entre nous.

La molécule d'ADN ressemble à un escalier en spirale formé de plusieurs milliers de marches, dont la longueur dans une cellule humaine est estimée à 2 mètres ! On a même calculé que « si l'on mettait bout à bout le « ruban » contenu dans toutes les cellules du corps humain, on obtiendrait une ligne droite dont la longueur serait 1 000 fois la distance de la Terre au Soleil. »

● La chromatine

Afin d'occuper l'espace relativement étroit du noyau des cellules (10 µm), la molécule d'ADN est « empaquetée » pour former un réseau de filaments qui parcourent tout le nucléoplasme quand la cellule ne se divise pas (cellule dite « en interphase »), constituant la chromatine.

● Les chromosomes

- Lorsqu'une cellule est sur le point de se diviser, les filaments de chromatine s'enroulent et se condensent pour former de courts bâtonnets appelés *chromosomes*.
- Chaque chromosome est formé de 2 *chromatides* accolés au niveau du centromère.
- *À chaque chromosome correspond un chromosome identique.*
- Les cellules de l'homme, avec leurs 46 chromosomes, ont en réalité 23 paires de chromosomes homologues.
- Pour chaque paire de chromosomes, un chromosome vient du père et l'autre de la mère.

De l'ADN au chromosome.

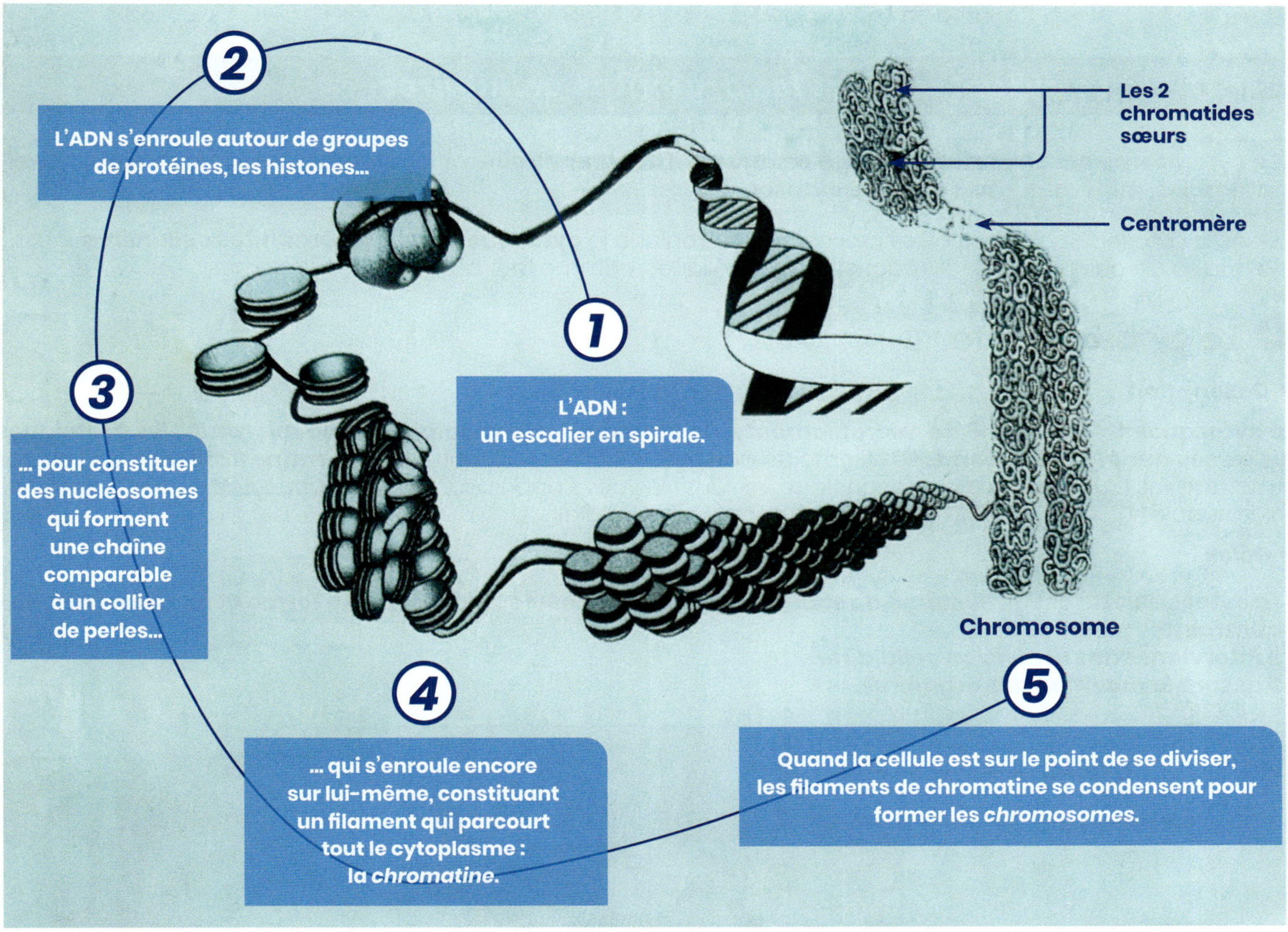

Le nombre de chromosomes varie en fonction des espèces.

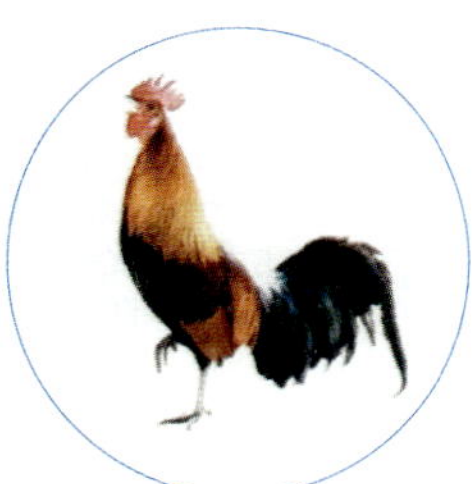

78

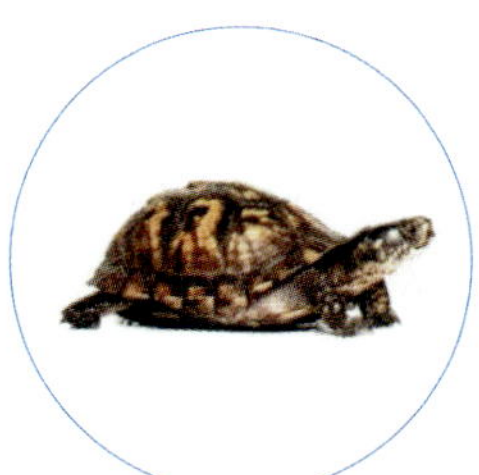

50

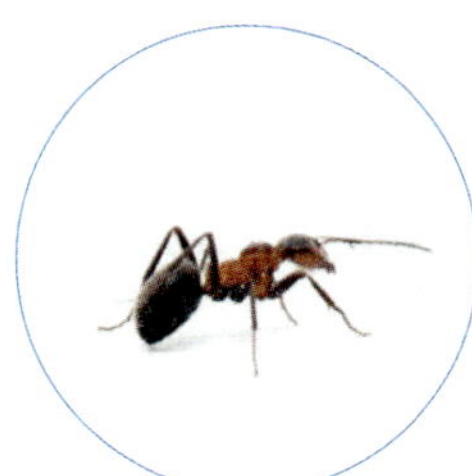

16 à 26 selon les espèces

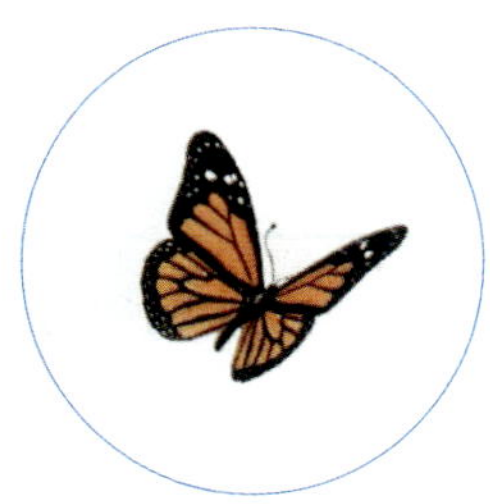

62

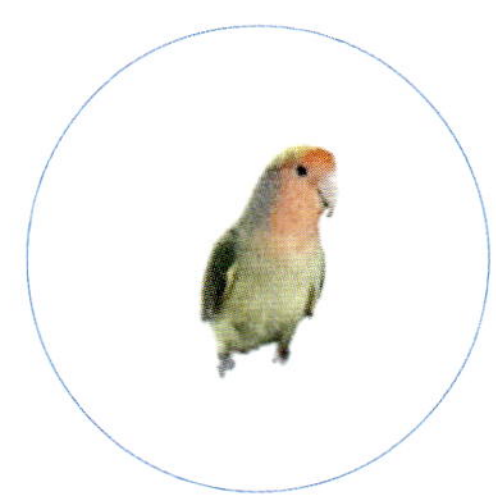

26

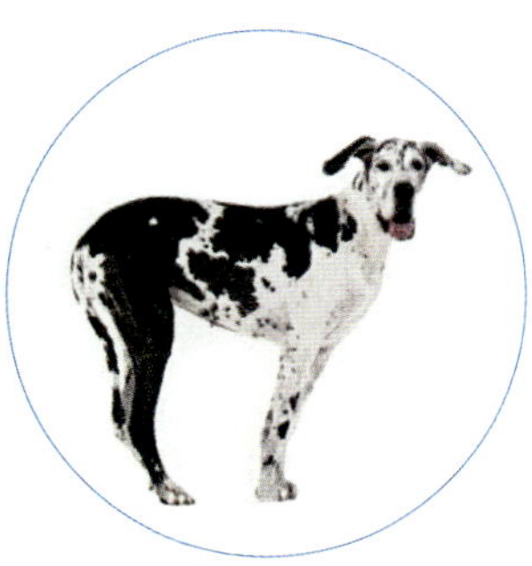

78

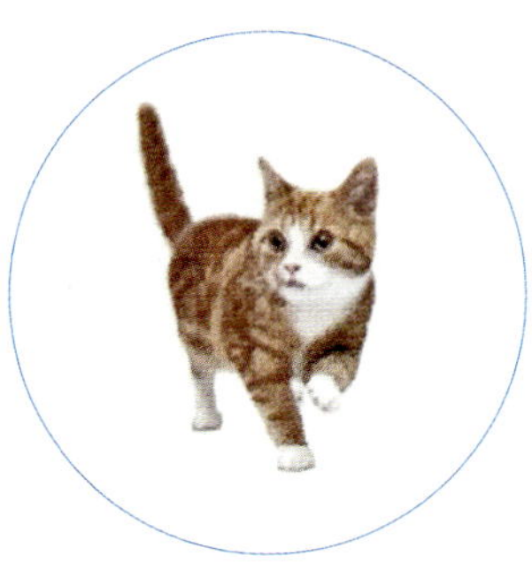

38

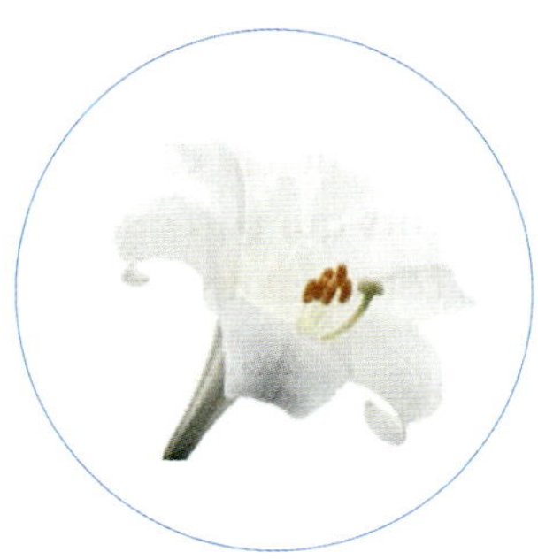

24

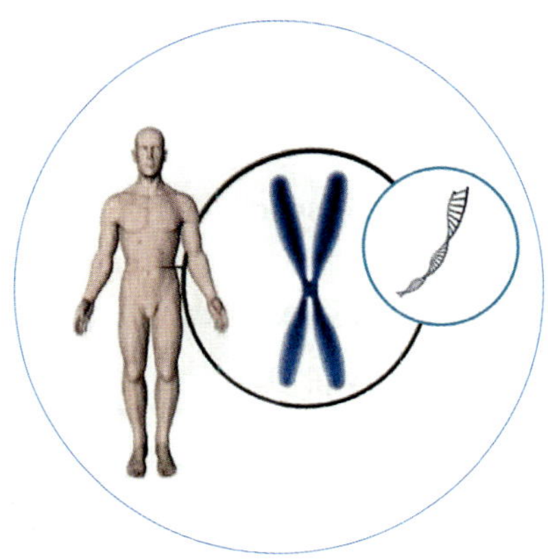

46

Programmes **BP / BAC PRO**

Le cytoplasme et les organites cellulaires

Le cytoplasme est constitué d'une gelée aqueuse contenant des molécules dissoutes (protéines, oses, vitamines, minéraux, etc.), appelée cytosol.

Dans le cytosol, on observe au microscope électronique le ***cytosquelette*** et les ***organites cellulaires***. C'est là que se déroulent certaines réactions métaboliques, comme la production des protéines.

Le cytosquelette

● *Description*

Le cytosquelette est formé de *microfilaments*, de *filaments intermédiaires* et de *microtubules* protéiques dispersés dans le cytoplasme. Les filaments intermédiaires sont constitués de ***kératine fibrillaire***. Ce sont les structures les plus stables du cytosquelette. Ils sont très développés dans les kératinocytes épidermiques. Les microtubules et les microfilaments sont des protéines globulaires.

● *Rôles*

- **Le cytosquelette est un *système de soutien interne* de la cellule : il lui donne sa forme et sa résistance aux contraintes mécaniques.**
- **Il intervient dans la *division cellulaire*.**
- **Il *assure le maintien des organites*.**

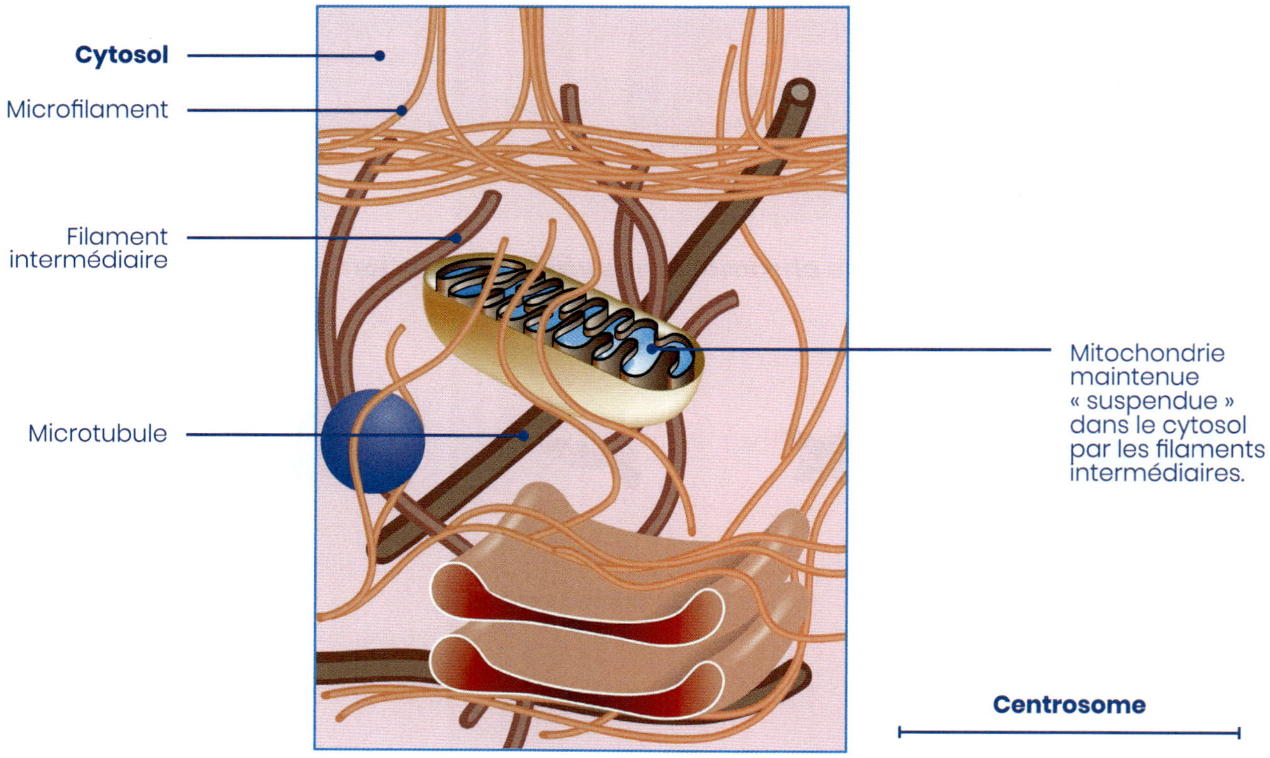

● *Les centrioles*

- Ce sont deux cylindres perpendiculaires, formés de microtubules, qui constituent le ***centrosome***.
- Ils coordonnent l'organisation du cytosquelette. Ils interviennent dans la division cellulaire.

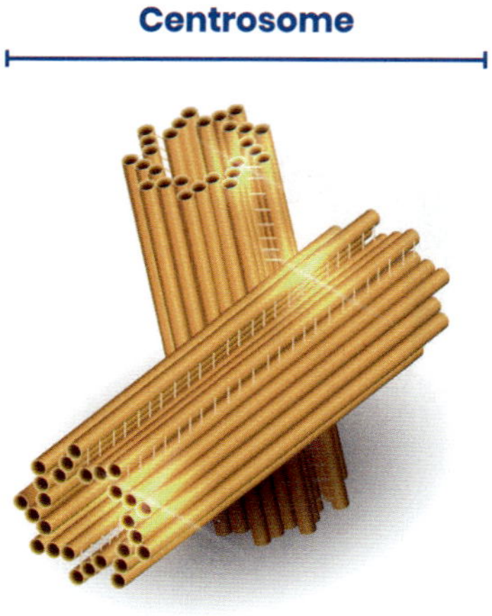

La présentation des organites cellulaires

Il existe deux types de réticulum endoplasmique : « granuleux » et « lisse ».

Description / Rôle

Le réticulum endoplasmique granuleux (REG) ou rugueux (RER)

- Réseau d'une multitude de *sacs aplatis* qui communiquent entre eux. Leur surface externe porte des granulations, les *ribosomes*.
- Porteur des ribosomes, le REG est impliqué dans la *synthèse des protéines*, qui seront libérées dans la lumière des sacs du REG pour rejoindre leur destination via l'*appareil de Golgi*.

Le réticulum endoplasmique lisse (REL)

- Le RE lisse est un système de canaux ramifiés et interconnectés entre eux et au REG. Ils sont dépourvus de ribosomes.
- Le RE lisse intervient dans la synthèse de lipides, ou le stockage du calcium.

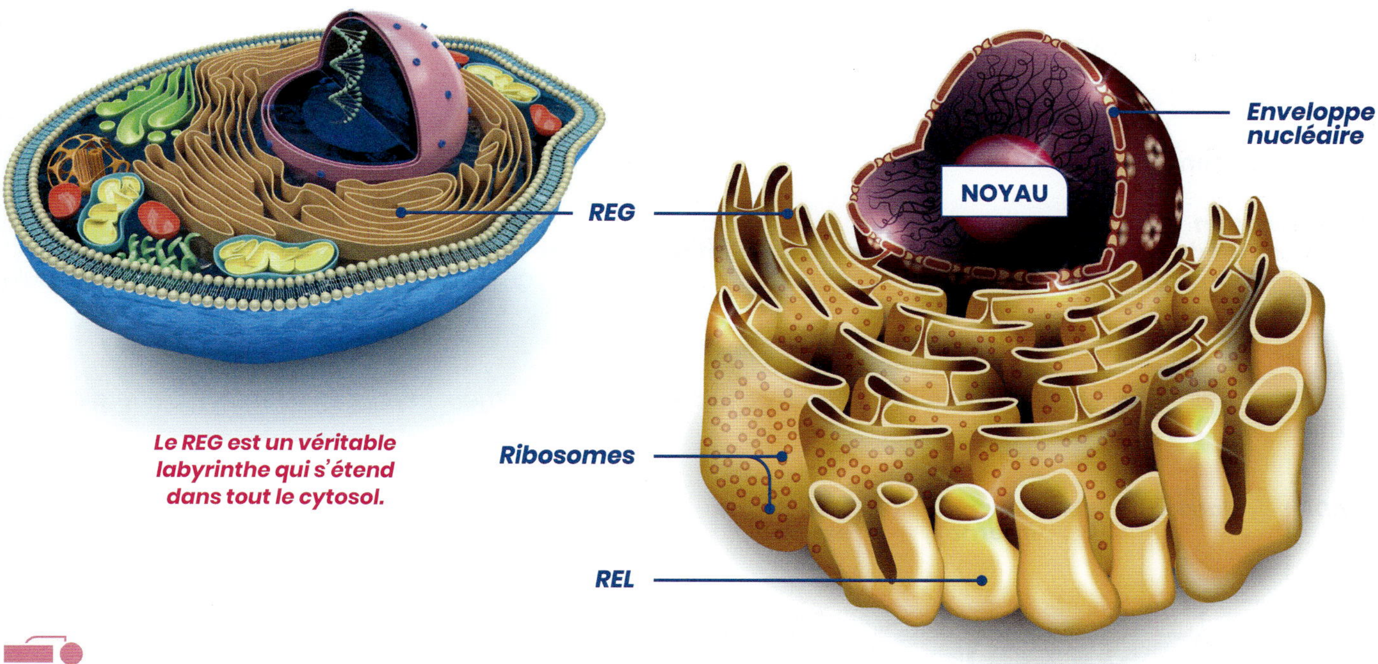

Le REG est un véritable labyrinthe qui s'étend dans tout le cytosol.

À NOTER

Contrairement aux « vrais » organites, ***les ribosomes ne sont pas entourés d'une membrane.***

- **Les risobomes**

Description

- Petites granulations constituées d'ARN et de protéines.
- Ils sont agencés en 2 sous-unités.
- Ils sont libres dans le cytosol ou associés pour former des *polysomes*. Certains sont situés à la surface du réticulum endoplasmique « granuleux ».

Rôle

Les ribosomes sont le site de production des protéines.

C'est là que sont assemblées les chaînes d'acides aminés en fonction des codons de l'ARN messager . Processus nommé *« traduction » (voir page 159).*

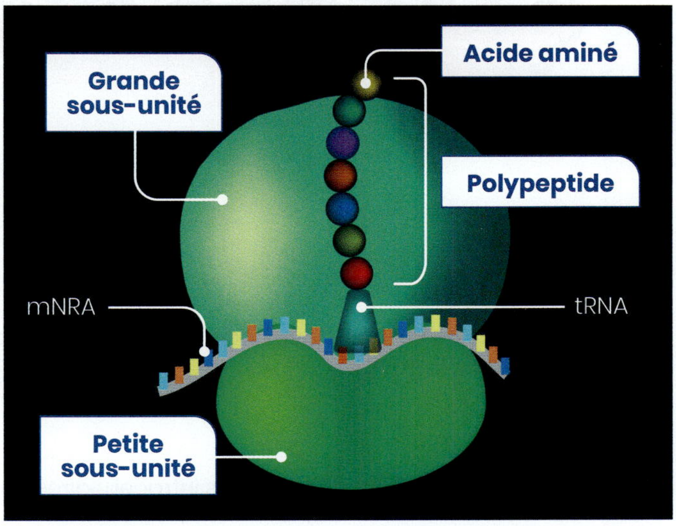

tNRA : ARN de transfert **mNRA : ARN messager**

- **L'appareil de Golgi**

Description
Organite constitué de plusieurs sous-unités, les *dictyosomes*. Chacun étant lui-même formé d'un empilement de 4 à 6 saccules membranaires aplatis, parallèles et reliés entre eux.
Ils bourgeonnent de vésicules.

Rôle
Le Golgi reçoit les protéines produites par le REG, il assure leur maturation et leur exportation par des ***vésicules de sécrétion*** vers leur destination finale :

- soit à l'intérieur de la cellule ;
- soit dans le milieu extracellulaire. Dans ce cas, elles fusionnent avec la membrane plasmique pour permettre de déverser leur contenu hors de la cellule (***phénomène d'exocytose***).

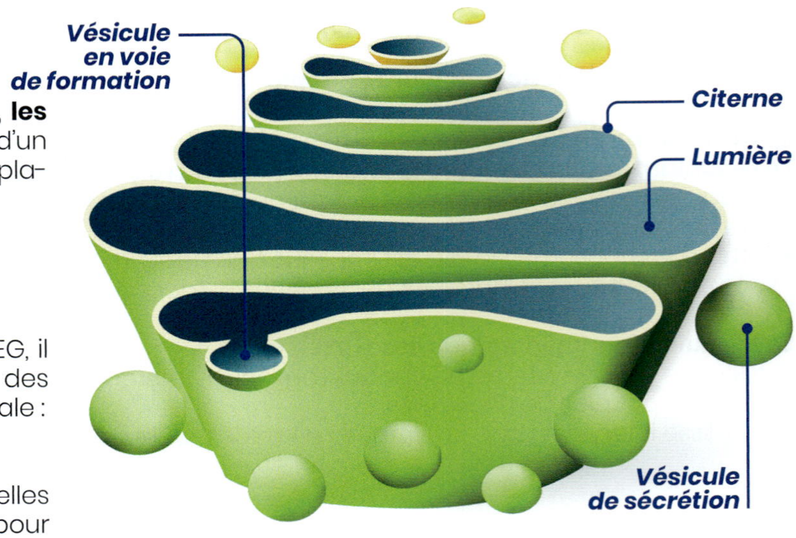

Dictyosome.

- **Les mitochondries**

Description
Les mitochondries sont de forme ovoïde et sont délimitées par une double membrane.
La membrane interne forme des crêtes transversales vers la *matrice*, qui contient des ribosomes et une molécule d'ADN circulaire.

Rôle
Les mitochondries sont le siège de la ***respiration cellulaire*** *: elles constituent la principale source d'énergie de la cellule.*

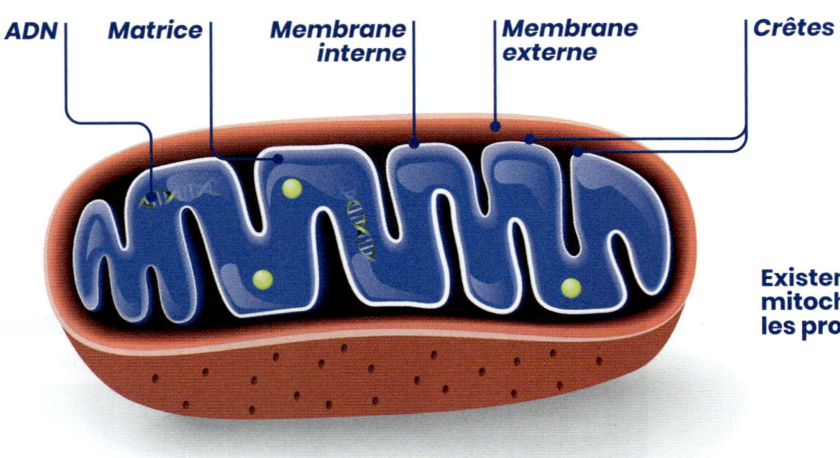

Existence de ribosomes mitochondriaux pour les protéines mitochondriales.

- **Les lysosomes**

Ce sont des petites vésicules sphériques issues du Golgi, remplies d' enzymes qui dégradent les grosses molécules (glucides, lipides).

À NOTER
Les vacuoles sont des espaces intracellulaires de grande taille, lieux de stockage de nutriments.

BON A SAVOIR

À propos des protéines : de leur synthèse, expression de l'information génétique, à leurs destinations.

Chantal Tchouatcha

Chaque protéine est une chaîne polypeptidique produite par l'expression d'un **gène**. La séquence de la protéine est l'ordre d'enchaînement des acides aminés. Cette séquence, caractéristique d'une protéine, est déterminée par la séquence des nucléotides du gène codant la protéine. Les nucléotides du gène sont organisés en codons. Un codon est un triplet de nucléotides ; il correspond à un acide aminé. Le code génétique est la correspondance entre les codons et les acides aminés. Il est établi sur les codons de l'ARN messager.

Dans les cellules eucaryotes, l'ADN est enfermé dans le noyau, délimité par une enveloppe nucléaire. Or, la synthèse des protéines se déroule dans le cytoplasme. L'expression de l'information génétique nécessite donc un intermédiaire qui est l'**ARN messager (ARNm)**. **L'ARNm** est une copie du gène codant la protéine.

La synthèse des protéines comprend plusieurs étapes.

1. La première étape est la transcription (1) : une séquence d'ADN est utilisée comme modèle pour synthétiser une molécule d'**ARN pré-messager**. La transcription nécessite des enzymes, des facteurs de transcription et des coactivateurs.
L'enzyme, hélicase, ouvre la double hélice d'ADN pour permettre l'accès au brin transcrit.
La transcription débute par l'interaction de l'enzyme **ARN polymérase** avec le promoteur. L'ARN polymérase intègre et polymérise les ribonucléotides complémentaires du brin transcrit. La transcription s'arrête au niveau du site terminal.

2. L'ARN pré-messager subit un processus de maturation (épissage (2)) pour donner un ARN messager (ARNm) utilisable pour la synthèse d'une protéine.

3. L'ARN messager mature est exporté (3) du noyau dans le cytoplasme en empruntant un pore nucléaire.

4. Dans le cytoplasme a lieu l'étape de la traduction (4).
L'ARNm est utilisé comme « lecteur » pour la fabrication d'une protéine par les ribosomes. Les ribosomes sont des « usines à protéines ». Chaque ribosome est composé de deux sous-unités équipées de deux sites importants. Le site **A** du ribosome permet l'incorporation des acides aminés transportés spécifiquement par des **ARN « de transfert » ARNt**. Le site **P** accueille la chaîne polypeptidique en cours de synthèse.

- La traduction débute par la lecture du codon d'initiation AUG correspondant à la méthionine
- Ensuite, des **ARN « de transfert » (ARNt)** transportent spécifiquement les acides aminés présents dans le cytoplasme pour permettre leur assemblage dans les ribosomes.
- Au fur et mesure du déplacement des ribosomes le long de l'**ARNm**, l'information génétique portée la séquence des codons permet l'assemblage, par la formation de liaisons peptidiques, des acides aminés dans l'ordre conforme à la séquence du gène.
- La traduction s'arrête au niveau d'un codon stop (qui ne désigne aucun acide aminé) : la protéine se détache du ribosome et de l'ARNm.

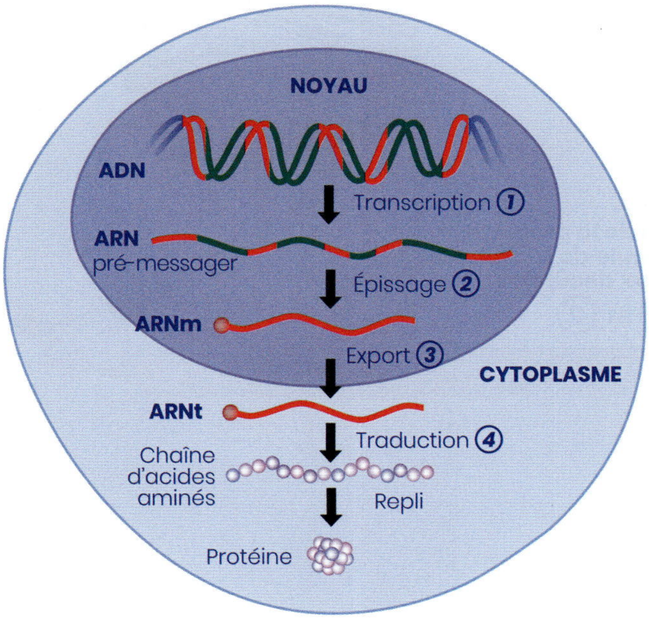

Rôle des ARN dans la synthèse des protéines.

Le parcours de la protéine vers ses destinations.

Libérée dans la lumière du REG, la protéine migre vers le Golgi, où elle subira une *maturation*, par exemple l'acquisition de sa structure spatiale.

- Les protéines synthétisées par les ribosomes fixés sur le réticulum endoplasmique pénètrent dans les citernes du réticulum pour subir des modifications avant d'acquérir la forme (conformation spatiale) adaptée à leur activité.
- Le réticulum endoplasmique transfère les protéines à l'appareil de Golgi dans lequel elles subissent des modifications post-traductionnelles.
- L'appareil de golgi trie les protéines, et finalise leur maturation avant de les exporter vers leur destination finale. Certaines protéines sont expulsées de la cellule par exocytose. D'autres protéines sont activées pour catalyser une réaction dans la cellule.

Ces différentes étapes sont l'objet de contrôles par des protéines « régulatrices » qui permettent à la cellule de réguler l'expression des différentes protéines dont elle a besoin pour son métabolisme.

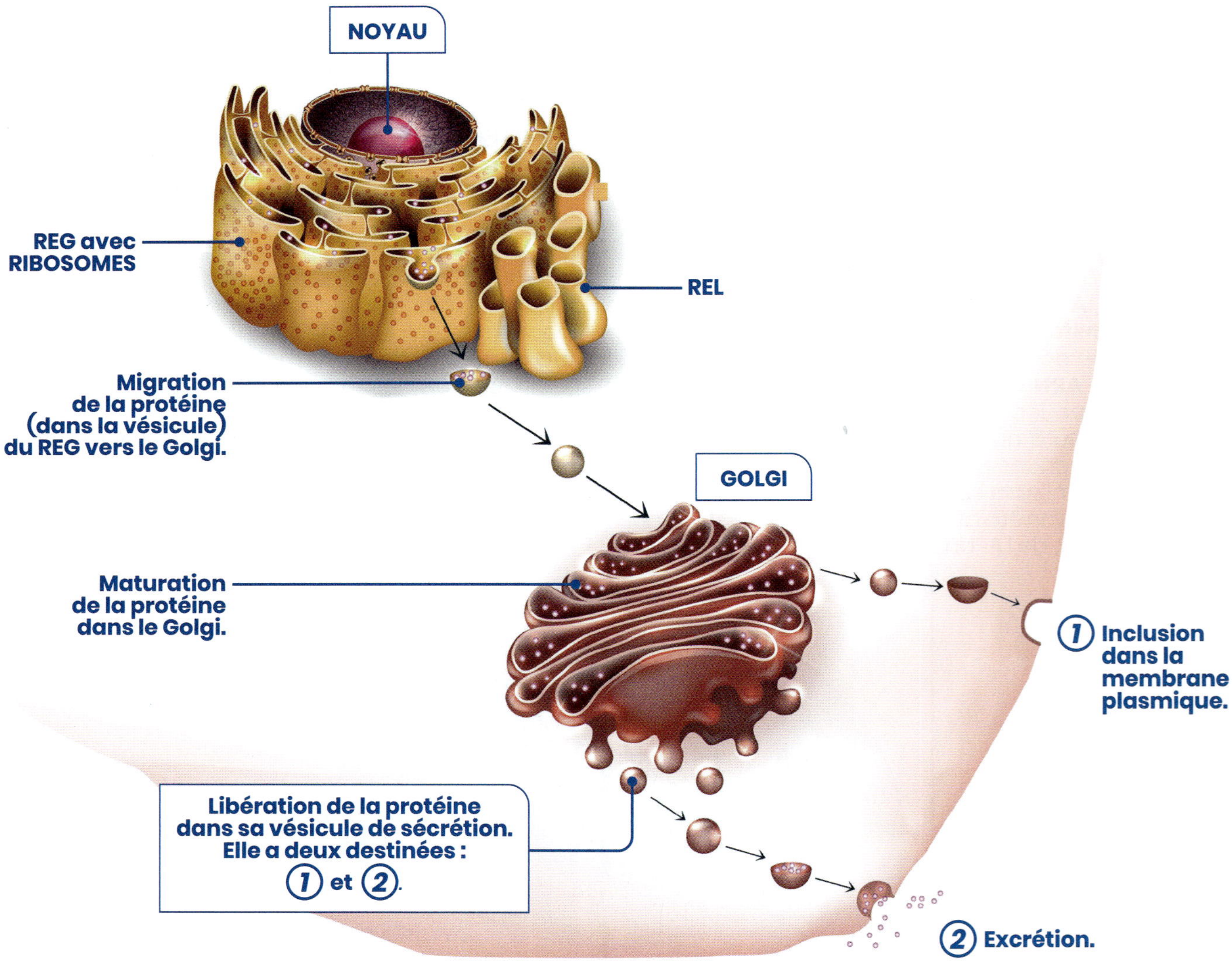

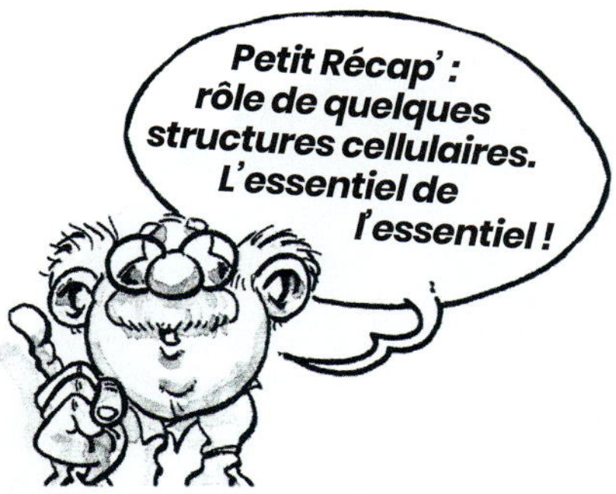
Petit Récap' :
rôle de quelques
structures cellulaires.
L'essentiel de
l'essentiel !

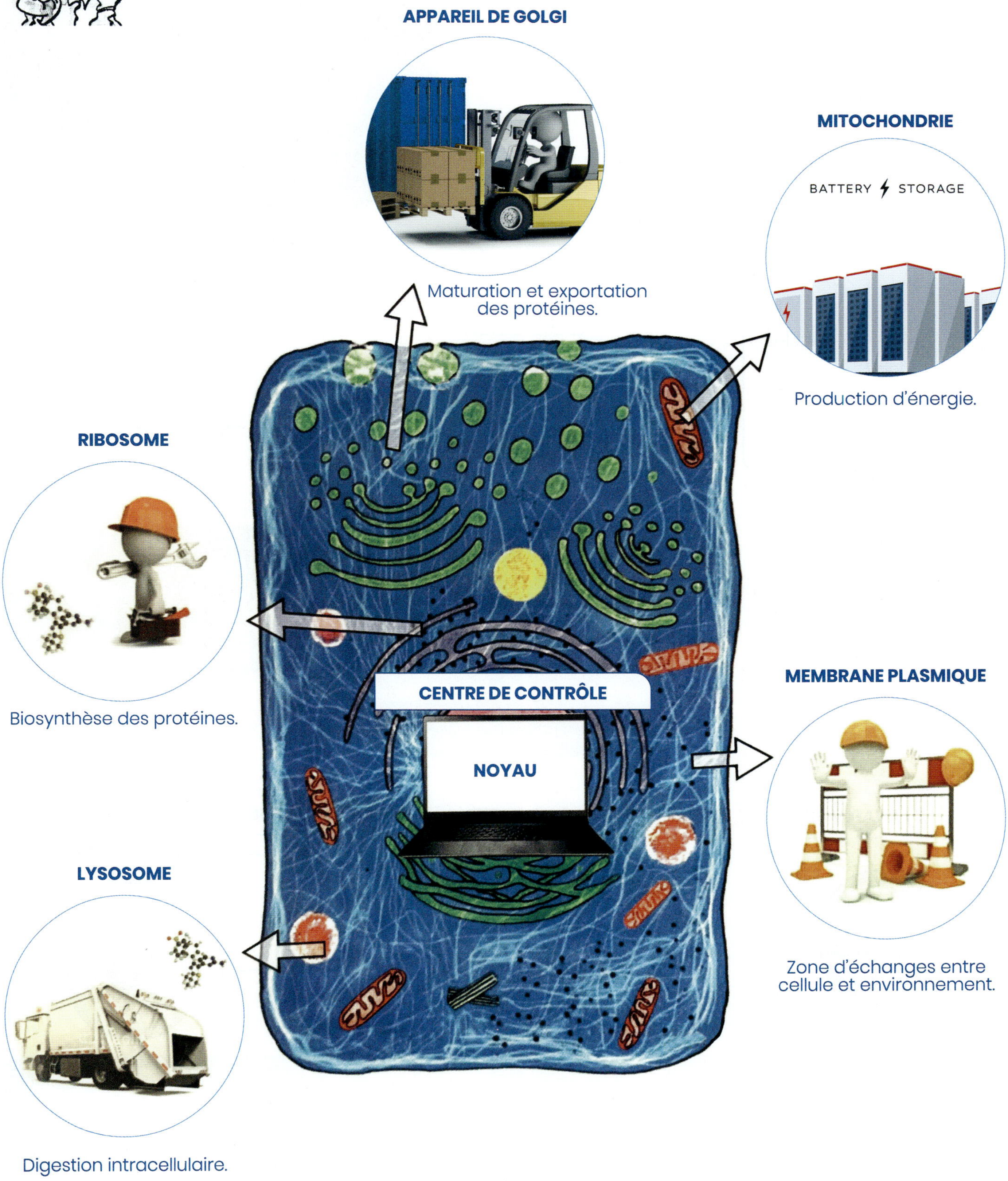
APPAREIL DE GOLGI
Maturation et exportation des protéines.
MITOCHONDRIE
BATTERY STORAGE
Production d'énergie.
RIBOSOME
Biosynthèse des protéines.
CENTRE DE CONTRÔLE
NOYAU
MEMBRANE PLASMIQUE
Zone d'échanges entre cellule et environnement.
LYSOSOME
Digestion intracellulaire.

2 LA DIVISION CELLULAIRE OU MITOSE

Toute cellule résulte de la division d'une autre cellule.
La mitose est le processus de division d'une cellule (cellule dite mère) pour donner deux cellules (dites filles) parfaitement identiques à la cellule mère, dont elles reçoivent une copie complète de l'information génétique de la cellule mère.

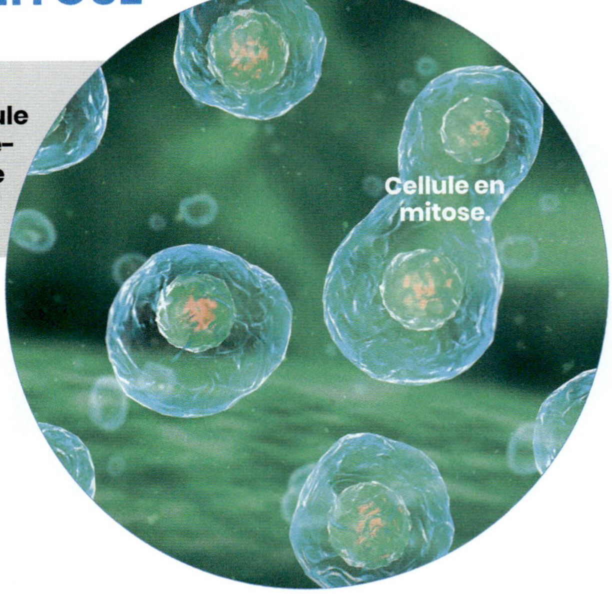

> **« Le rêve de toute cellule : devenir deux cellules. »**
> François Jacob
> Biologiste, lauréat du Prix Nobel de physique en 1965

1 • LES PHASES DE LA MITOSE

Début de la mitose

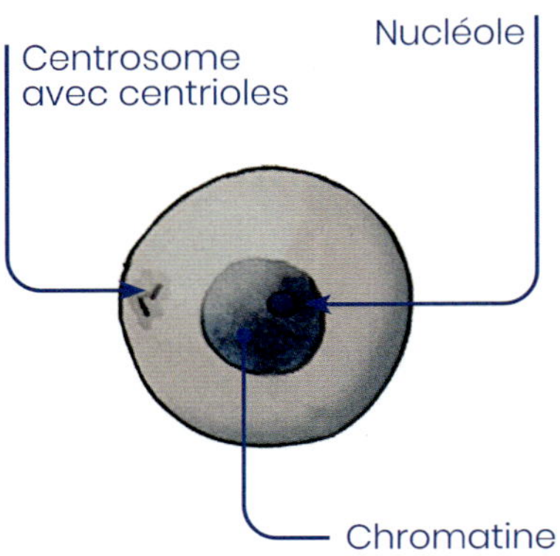

Cellule en interphase
« Cellule mère »

① PROPHASE

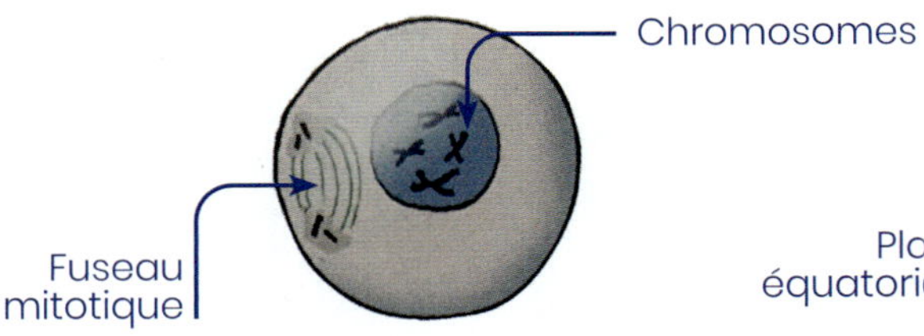

- Condensation de la chromatine faisant apparaître des *chromosomes* bien définis. Ils sont formés de deux chromatides liés au niveau du centromère.
- Les deux centrioles s'éloignent l'un de l'autre, et migrent vers chaque pôle de la cellule en formant le *fuseau mitotique*, formé de micro-tubules dirigés d'un pôle à l'autre de la cellule.

② METAPHASE

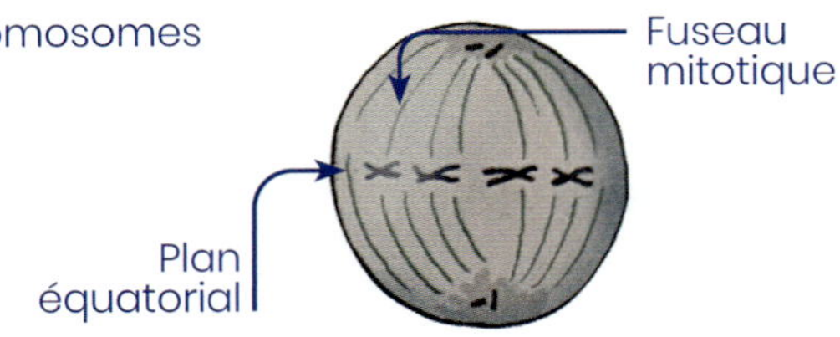

- Les chromosomes s'alignent sur un plan (dit « équatorial ») de la cellule, à mi-chemin de chaque pôle du fuseau, par leur centromère qui est rattaché aux fibres du fuseau.
- L'enveloppe nucléaire disparaît.

③ ANAPHASE

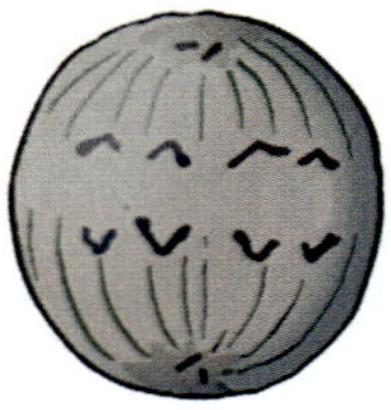

Les deux chromatides de chaque chromosome se séparent.
Chaque chromatide est lentement tirée par le fuseau mitotique vers le pôle du fuseau qui est en face d'elle.

④ TÉLOPHASE

Fin de la mitose

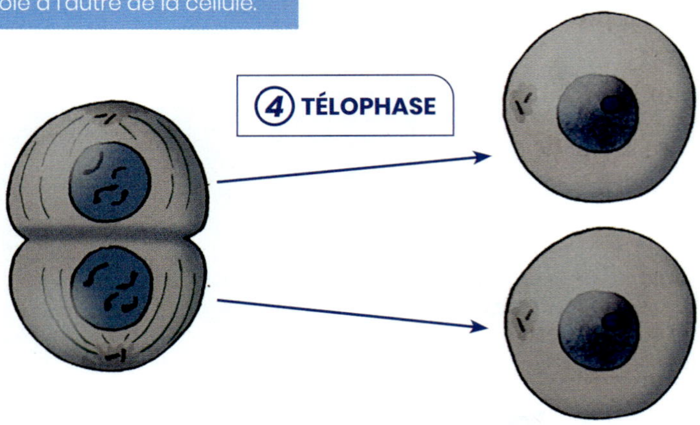

Les chromatides filles séparées arrivent à leur pôle. Le fuseau mitotique disparaît. Une nouvelle enveloppe nucléaire se reforme autour de chaque groupe de chromatides filles.
Les chromatides se décondensent pour former la chromatine. Les nucléoles réapparaissent.

Le cytoplasme se divise et les deux cellules filles se séparent.

2 • LES RÔLES DE LA MITOSE

La construction de notre organisme commence sous la forme d'une cellule unique qui est l'ovule fécondé dont proviennent toutes les cellules de notre corps.

- **Le rôle de la mitose est donc d'*assurer la croissance de l'organisme* en augmentant progressivement le nombre de cellules qui le constituent.**
  On arrive ainsi au chiffre vertigineux de 6×10^{13} cellules pour l'organisme d'un adulte de 70 kg.

- **Chez un sujet adulte, le rôle de la mitose est de renouveler les *cellules à durée de vie limitée ainsi que la réparation des tissus qui ont été lésé.***

Programmes **BP / BAC PRO**

Position de la mitose dans le cycle cellulaire

Le cycle cellulaire est l'ensemble des étapes par lesquelles passe une cellule entre deux divisions cellulaires.

Le cycle cellulaire correspond à toutes les transformations que subit une cellule entre l'instant où elle naît, suite à une mitose, et le moment où elle se reproduit elle-même par mitose.
Ce cycle comporte deux périodes : l'interphase, et la mitose elle-même.

- L'*interphase* est la phase de préparation à la mitose au cours de laquelle est doublée la quantité d'ADN pour ensuite être répartie de façon égale entre les cellules filles au cours de la mitose.

  L'interphase se divise en trois sous-phases nommées G1, S et G2.

  - G1 est la phase de croissance initiale.
  - S est la phase de synthèse de l'ADN par réplication (ou duplication).
  - G2 est la deuxième phase de croissance de la cellule arrivée à maturité, juste avant la mitose.

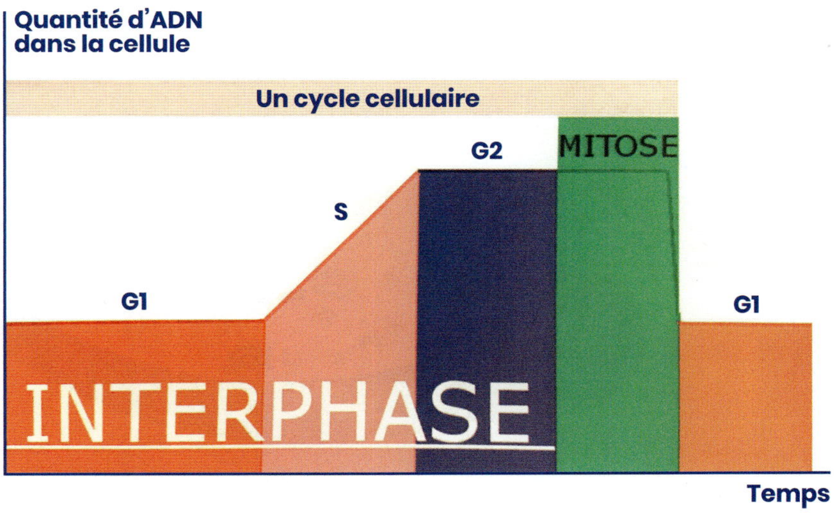

- *La mitose* survient immédiatement après G2, dès lors que la cellule a doublé sa quantité d'ADN et synthétisé les enzymes et autres substances nécessaires à la mitose.

BON A SAVOIR **Les cellules filles issues de la mitose ont plusieurs destinées possibles.**

1. Des cellules peuvent rester à l'état de cellules souches « indifférenciées ».
Il s'agit de cellules qui gardent tout leur potentiel mitotique pour assurer le renouvellement des cellules et la réparation des tissus. **C'est le cas des cellules basales de l'épiderme** qui se divisent régulièrement par mitose pour assurer le renouvellement de l'épiderme.

2. Des cellules peuvent entamer un processus de « différenciation cellulaire ».
Le mot « différenciation » est pris ici dans le sens de « transformation » : la cellule issue de la mitose se spécialise, c'est-à-dire qu'elle acquiert la forme, la structure et l'ultrastructure adaptées à une fonction précise dans un tissu. **C'est aussi le cas des kératinocytes issus de la division des cellules basales**.

3. D'autres cellules se divisent par méiose.
Il s'agit d'une autre forme de division cellulaire qui génère les gamètes haploïdes (cellules qui contiennent un stock simple de chromosomes - ovules et spermatozoïdes -).

4. Il existe des cellules dites « quiescentes ».
Ce sont des cellules en sommeil, dont la destinée est peut-être opportuniste, en fonction des besoins de l'organisme.

5. Des cellules peuvent être victimes d'une apoptose, une mort cellulaire génétiquement programmée, nécessaire à la vie de l'organisme : la cellule s'autodétruit.
L'apoptose va dans l'intérêt de l'organisme, contrairement à la nécrose qui est une *mort cellulaire accidentelle*, liée à un événement pathologique, mécanique, thermique ou métabolique, qui entraîne une destruction du noyau et une rupture de la membrane plasmique, synonyme de la mort cellulaire.

L'APOPTOSE

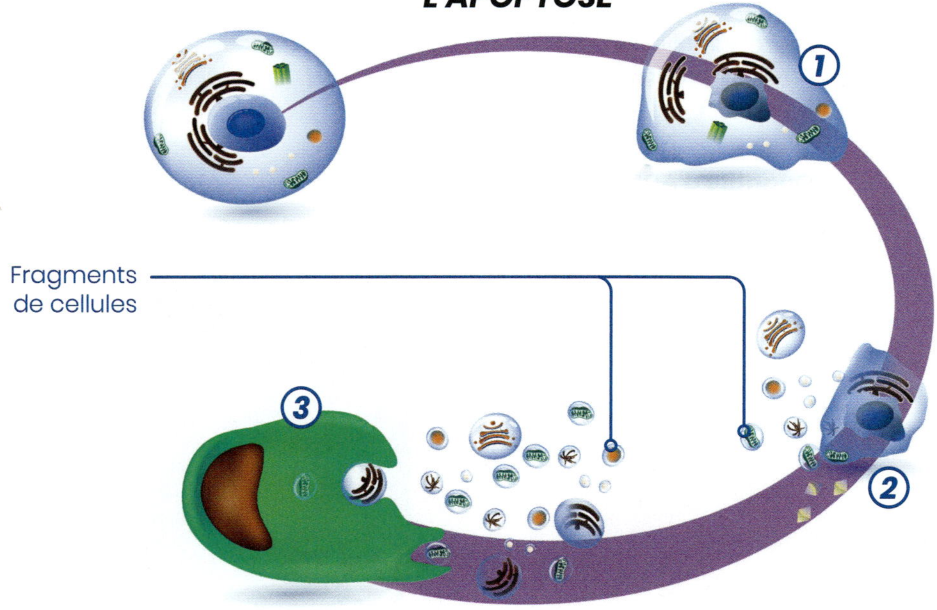

① Condensation du noyau.

② Le cytoplasme se « disloque » en petits amas distincts, éliminés par phagocytose.

③ Phagocytose : englobement et digestion de ces fragments de cellules inutiles (ou de micro-organismes) par des leucocytes.

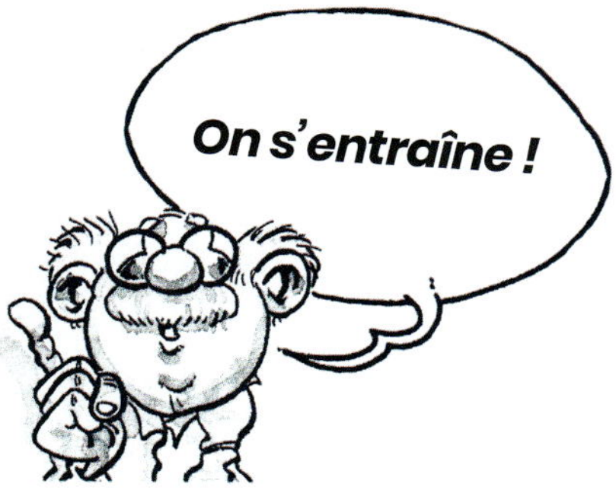

Q. 1. Annoter le schéma ci-dessous, qui montre les constituants fondamentaux de la cellule et les multiples structures qu'elle contient.

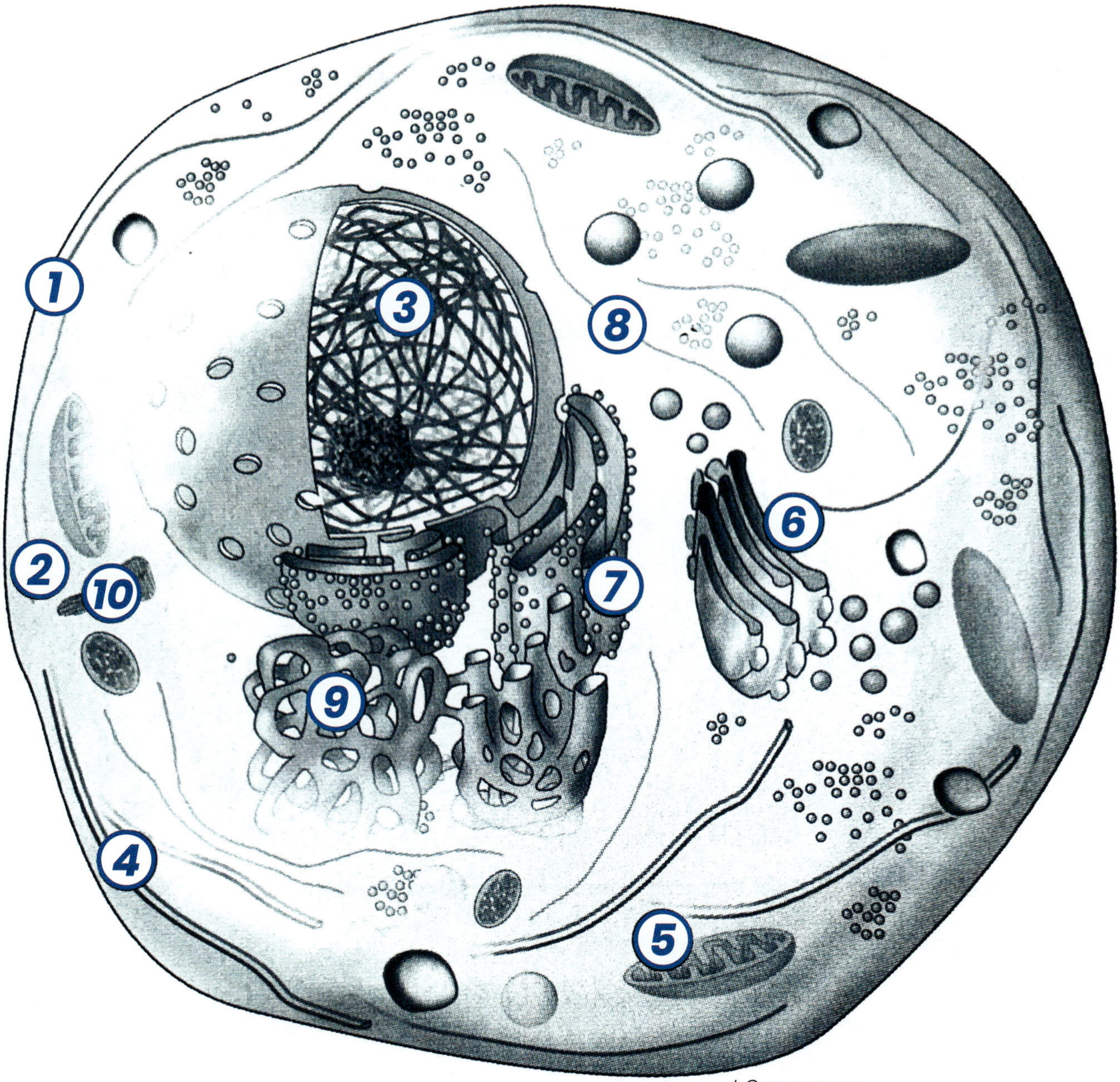

J. Camponovo

1 ....
2 ....
3 ....
4 ....
5 ....
6 ....
7 ....
8 ....
9 ....
10 ....

Q. 2. Compléter cette équation :

Cytoplasme = Cytosol + ...

Q. 3. Le *noyau* est présent dans toutes les cellules de l'organisme humain :

a. **Vrai** **b.** **Faux**

Q. 4. Citer une variété de *cellules anucléées*.

....

Q. 5. Les ribosomes sont situés dans le noyau.

a. **Vrai** **b.** **Faux**

Q. 6. La membrane plasmique est une barrière « *sélective* ». On dit aussi qu'elle a une perméabilité « sélective ».

Expliquer le mot « sélective ». ....
....

Q. 7. Observer la figure ci-dessous puis remplir le tableau proposé en rétablissant l'ordre chronologique des phases de la division cellulaire.

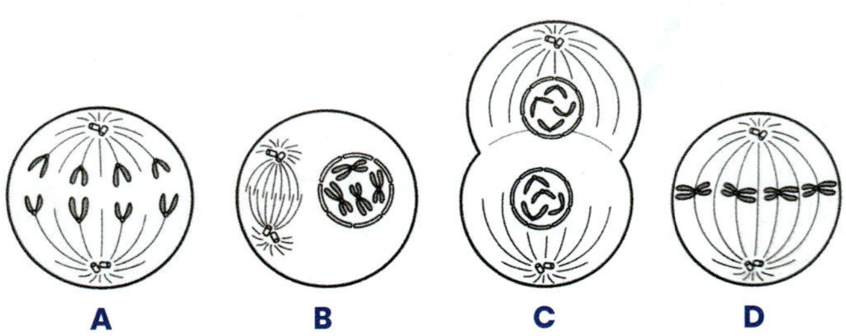

ORDRE	NOM DE LA PHASE

Q. 8. Le schéma ci-dessous représente *deux phases de la division cellulaire*.

Indiquer le nom de chacune de ces phases.

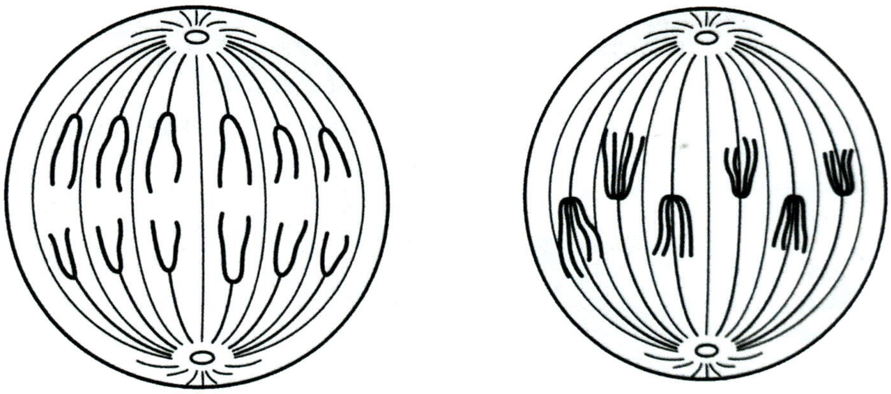

Phase : .... ***Phase :*** ....

CHAPITRE 11

LES CELLULES DANS L'ORGANISME : LES TISSUS

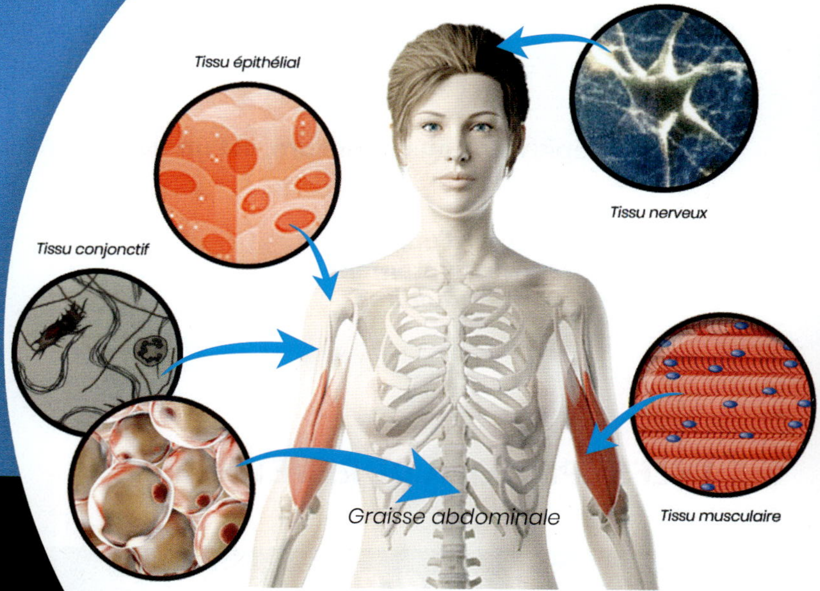

Les 4 types de tissus qui bâtissent le corps humain. Ils sont dits « tissus primaires ».

Message clé

Si les êtres vivants formés d'une seule cellule comme l'amibe, effectuent seuls tous les actes de la vie, chez les organismes plus compliqués chaque fonction est remplie par un groupe de cellules qui ont subi des modifications de leur forme et de leur structure au cours de la vie embryonnaire.

Un tissu est un groupe de cellules ayant la même morphologie et la même structure pour remplir une fonction déterminée.

Je dois savoir :

CAP

- ☐ citer les caractéristiques des epithelia de revêtement et glandulaires, et des tissus conjonctifs ;

Je dois savoir :

BP / BAC PRO

- ☐ indiquer les différents tissus avec leurs caractéristiques ;
- ☐ définir une glande, en préciser le mode d'excrétion ;
- ☐ différencier sur un schéma les glandes acineuses des tubuleuses ;
- ☐ indiquer sur un schéma les éléments constitutifs d'un tissu conjonctif dont le derme ;
- ☐ caractériser le tissu adipeux.

1 LE TISSU ÉPITHÉLIAL OU EPITHELIUM

Le nouveau vocabulaire en Biologie exige que dans le mot epithelium, les e n'aient pas d'accent car c'est du latin ! Au pluriel, epithelium donnera epithelia, pour la même raison.

Un tissu épithélial, ou epithelium, est un tissu formé de cellules étroitement serrées les unes contre les autres.

Il existe 2 groupes d'epithelia :
- ***les epithelia de revêtement ;***
- ***les epithelia glandulaires.***

1 • LES EPITHELIA DE REVÊTEMENT

Les caractéristiques

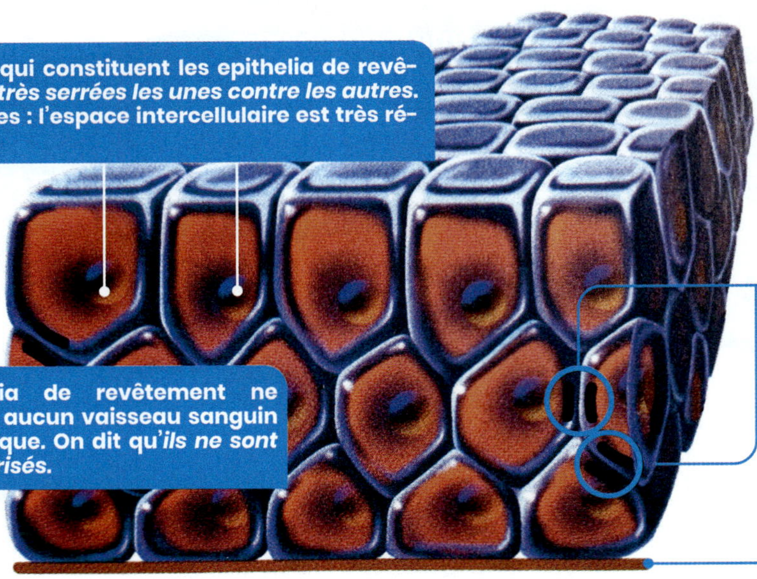

Les différentes variétés d'epithelia de revêtement

● ***Les epithelia de revêtement sont constitués de cellules qui ont des aspects différents***

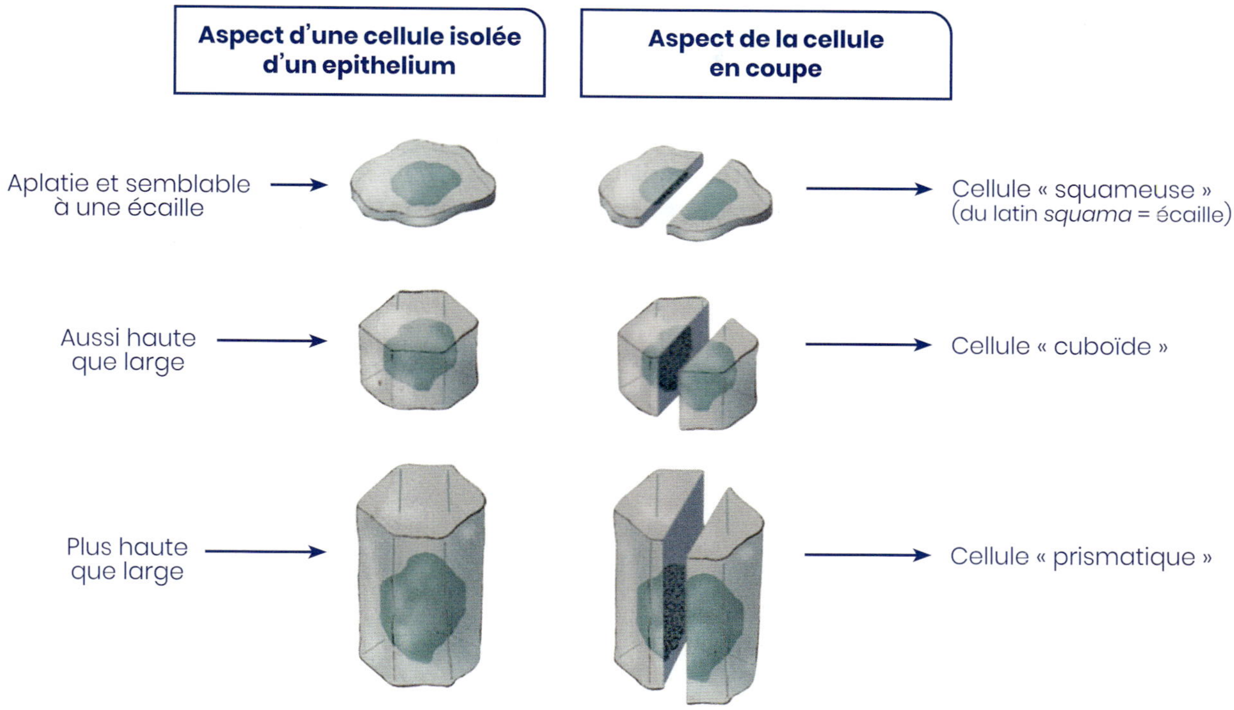

● ***Les epithelia de revêtement ont un nombre plus ou moins important de couches (d'« assises ») de cellules***

➔ **Lorsqu'ils sont constitués d'une seule couche de cellules, les epithelia de revêtement sont dits *epithelia simples.***

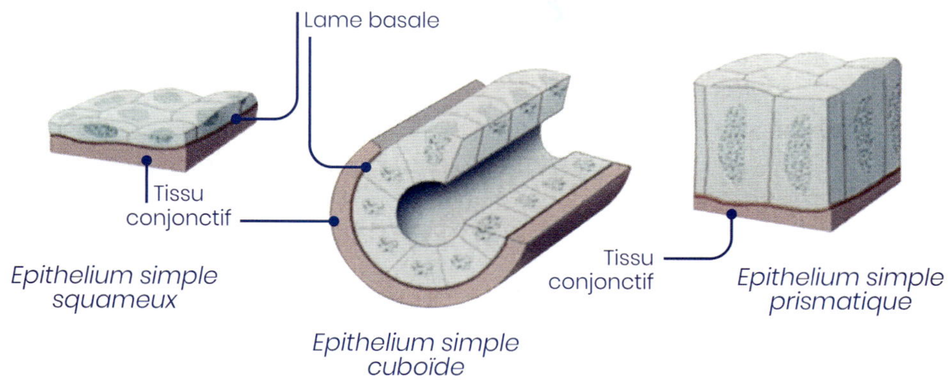

➔ **Lorsqu'ils sont constitués d'une superposition d'au moins deux couches de cellules ou plus (jusqu'à plusieurs centaines), les epithelia de revêtement sont dits *epithelia stratifiés.***

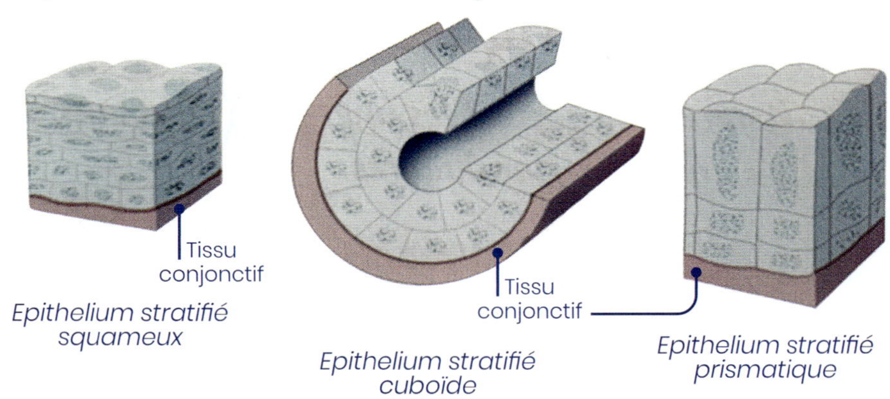

2 • LES EPITHELIA GLANDULAIRES

Les epithelia glandulaires sont formés de cellules qui constituent des organes appelés *glandes*.

- **Les glandes sont des organes qui produisent des substances utiles à l'organisme, nommées *sécrétions*.**
- **Il existe deux variétés de glandes qui diffèrent par leur *mode d'excrétion* (*qui signifie rejet, élimination de la substance sécrétée (= produite)*) : les *glandes exocrines* et les *glandes endocrines*.**

Les glandes exocrines

● Mode de fonctionnement

Les glandes exocrines « sécrètent » (produisent) une substance qu'elles « excrètent », rejettent par l'intermédiaire d'un conduit (le « conduit excréteur ») :
- directement à l'extérieur de l'organisme (glandes cutanées),
- ou dans des organes ou systèmes en relation avec l'extérieur (tube digestif, système respiratoire, etc.).

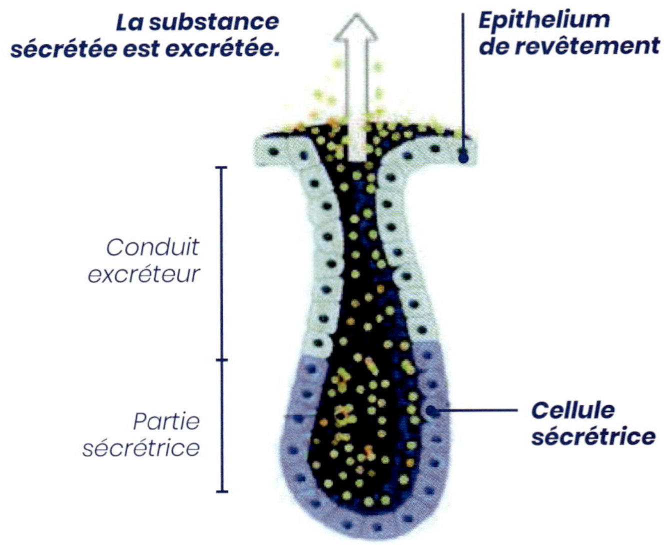

● Il existe deux variétés de glandes exocrines : des glandes acineuses et des glandes tubuleuses

La peau contient ces deux sortes de glandes.

Glandes acineuses :
glandes constituées d'éléments ayant la forme de petites sphères, nommées acinus (*acinus* en latin signifie « grain de raisin »).
Exemple : la glande sébacée.

Glandes tubuleuses :
glandes en forme de tube, plus ou moins contourné.
Exemple : glandes sudoripares.

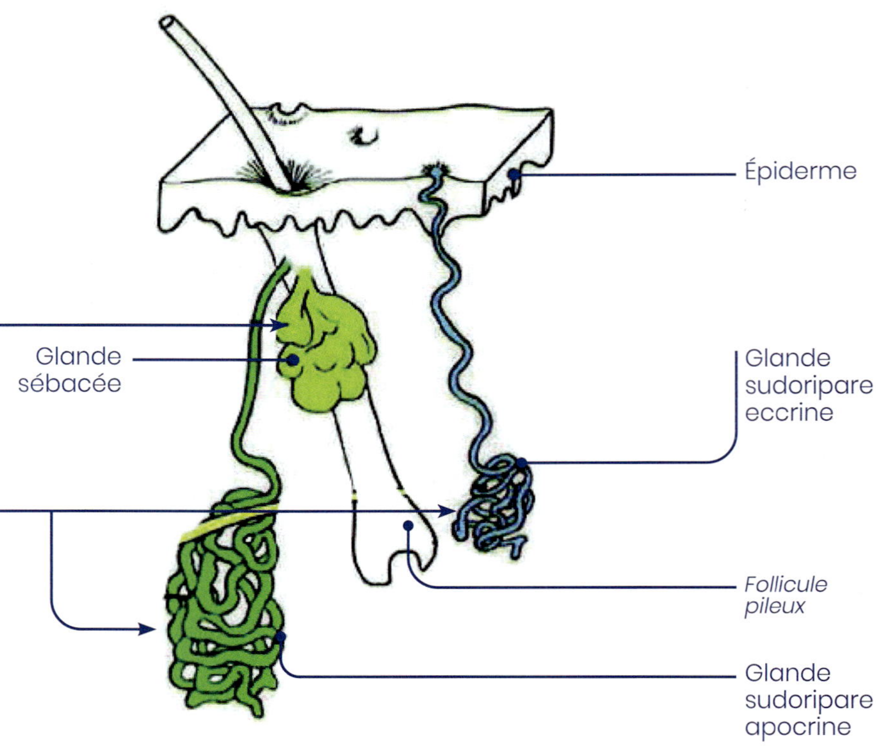

Les glandes endocrines : mode de fonctionnement

Les glandes endocrines sécrètent des substances, nommées *hormones*, qu'elles déversent dans le sang.

Les hormones sont véhiculées par le torrent circulatoire qui inonde tout l'organisme et parviennent ainsi à chacune des 60 000 milliards de cellules de notre organisme. Mais seul un petit nombre d'entre elles, les *cellules cibles*, vont détecter et répondre au message qu'elles véhiculent. Les réactions des tissus ou des organes surviennent généralement après un temps de latence plus ou moins long. En contrepartie, elles durent plus longtemps que les réactions induites par le système nerveux.

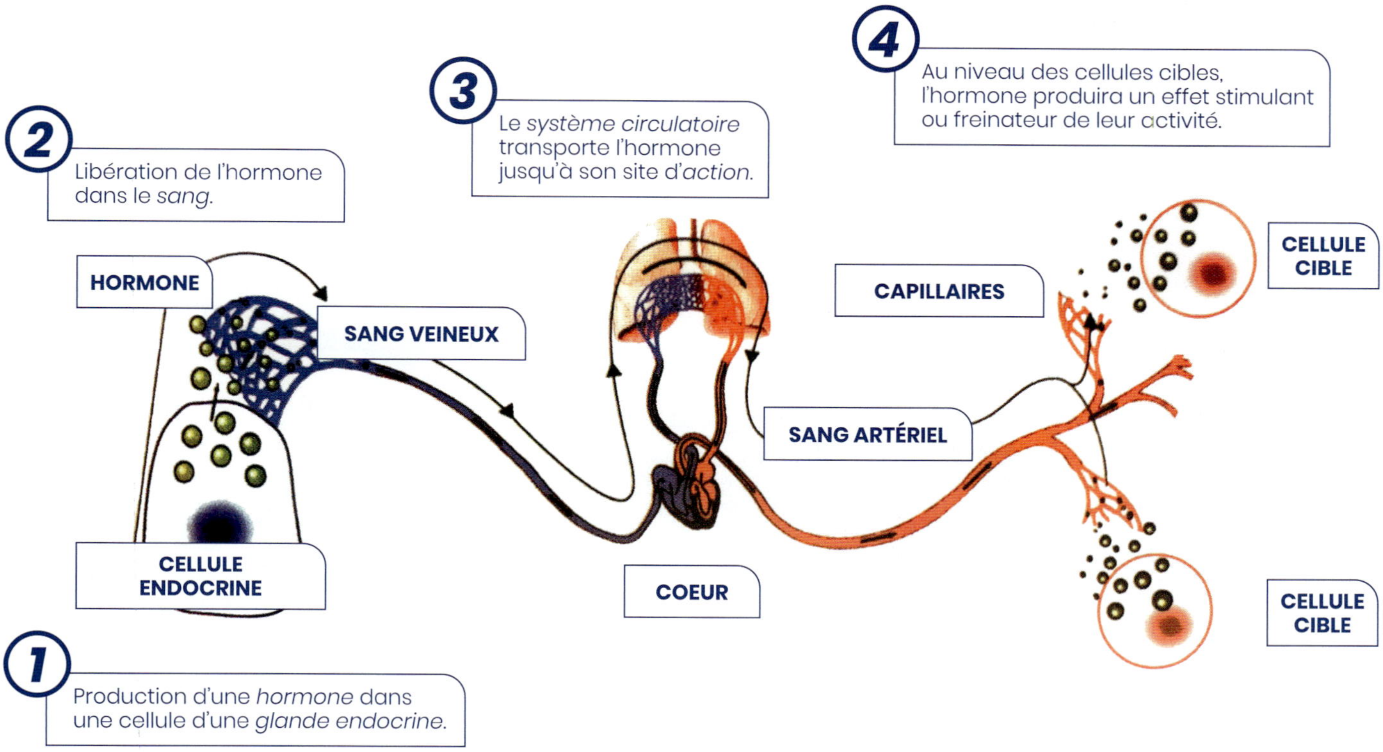

FLASH INFO ***Une glande « mixte », à la fois exocrine et endocrine : le pancréas.***

Le pancréas est une glande du système digestif. Il est situé dans l'abdomen, derrière l'estomac, dont la première partie, nommée « tête », se niche dans le cadre en forme de C, représentée par le duodénum, région initiale de l'intestin grêle.

- Le *pancréas dit « exocrine » est une glande acineuse.* Elle produit le suc pancréatique qui contient des enzymes indispensables pour la digestion. Cette substance est véhiculée par un réseau de canaux vers un canal qui se jette dans le duodénum après avoir été rejoint par un canal qui véhicule la bile. Le *pancréas est donc bien une glande exocrine.*

- Le *pancréas est aussi « endocrine ».* Il renferme des cellules qui n'ont rien à voir avec les cellules des acinus. Elles sont regroupées dans les « îlots de Langerhans » et produisent des hormones, l'insuline et le glucagon, qui sont déversées dans le riche réseau vasculaire du pancréas. Elles régulent le taux de glucose dans le sang (glycémie).

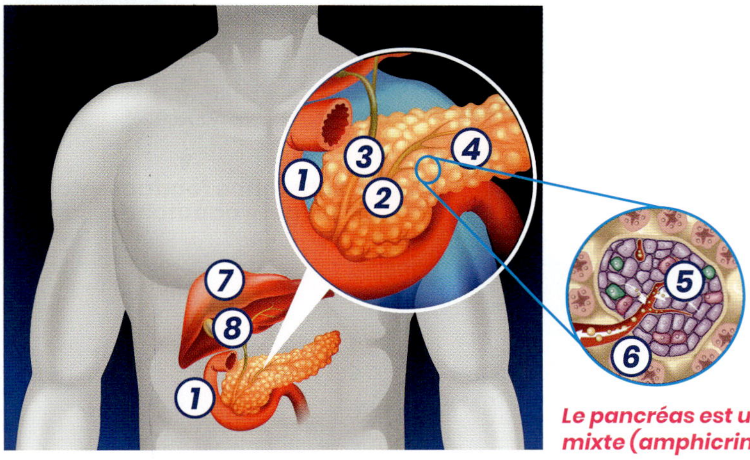

Le pancréas est une glande mixte (amphicrine).

① Duodénum.
② Canal pancréatique.
③ Canal cholédoque (transporte la bile).
④ Pancréas exocrine formée d'acinus et d'un réseau de canaux qui rejoignent le canal pancréatique.
⑤ Ilot de Langerhans dont les cellules produisent des hormones qui sont déversées dans le sang du riche réseau de vaisseaux sanguins ⑥, qui irrigue le pancréas.
⑦ Foie.
⑧ Vésicule biliaire.

2 LE TISSU CONJONCTIF : LES CARACTÉRISTIQUES

Les tissus conjonctifs ont une structure commune

Il existe plusieurs variétés de tissu conjonctif mais, malgré leur diversité, ils ont une structure commune : *des cellules éloignées les unes des autres (pas de desmosomes) dispersées dans une substance intercellulaire abondante, nommée matrice extracellulaire (MEC).*

Constituants des tissus conjonctifs sur le modèle du derme.

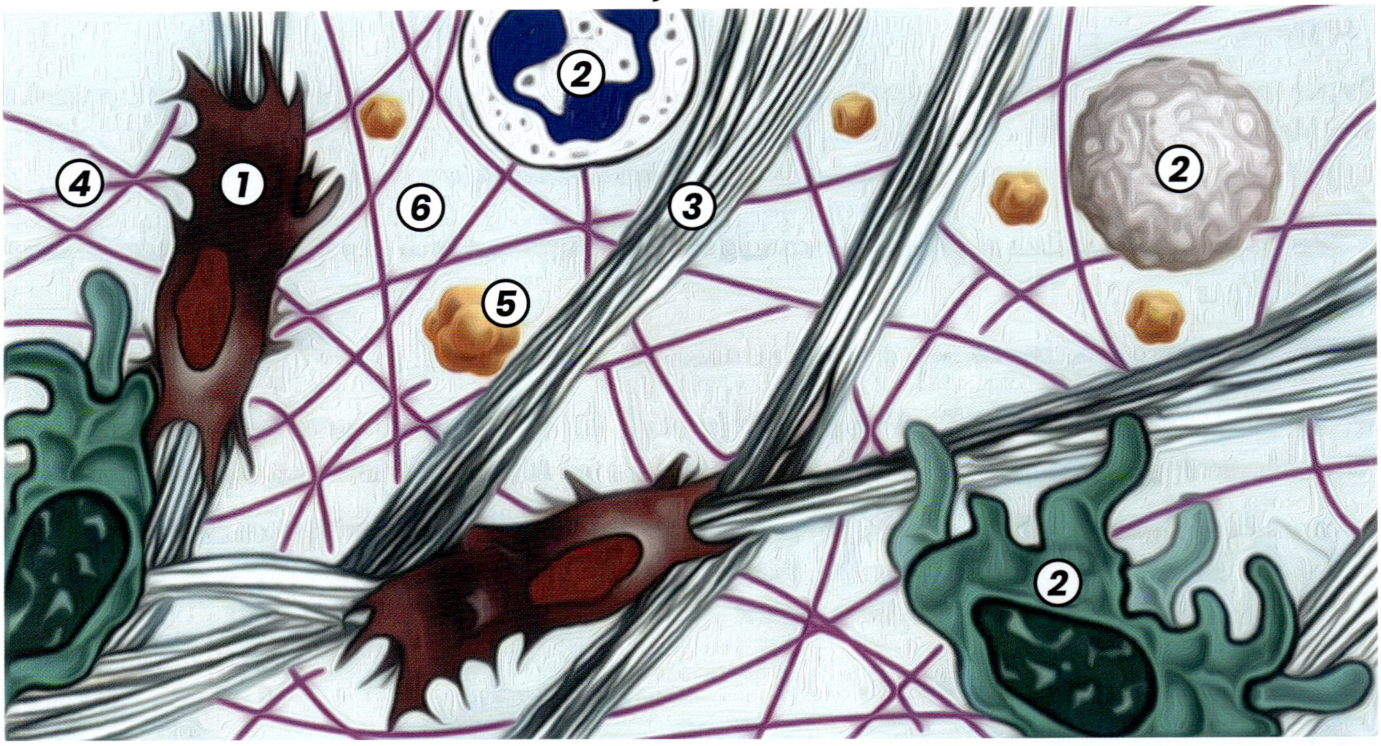

CELLULES

① FIBROBLASTES

Ils synthétisent les fibres, et les macromolécules qui fixent l'eau dans le derme.

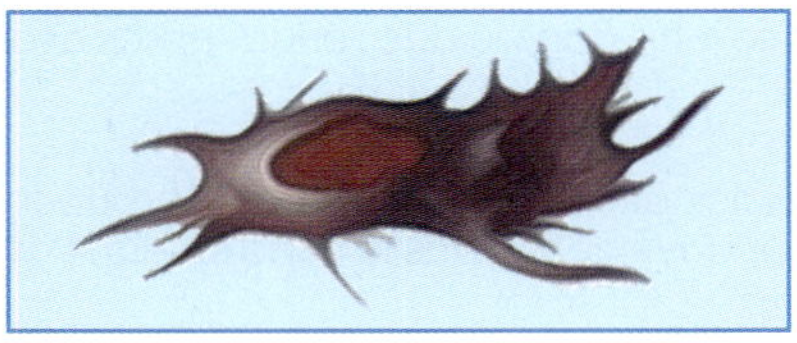

② LEUCOCYTES

Cellules de l'immunité,
en première ligne pour capturer les micro-organismes qui ont pénétré dans le derme.

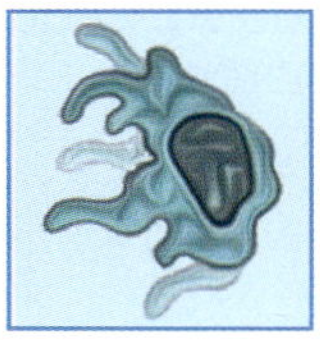

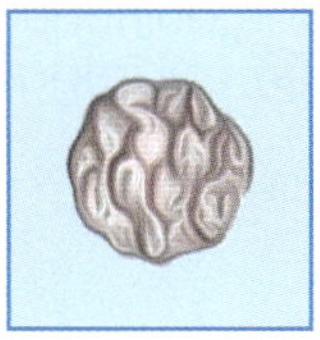

MATRICE EXTRACELLULAIRE

③ FIBRES DE COLLAGÈNE

Longs et épais rubans sinueux qui donnent sa *résistance au derme.*

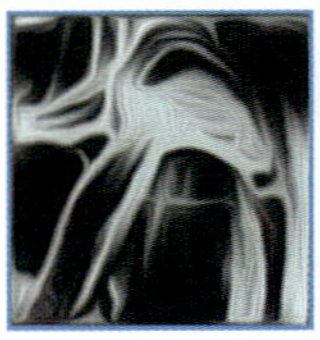

④ FIBRES D'ÉLASTINE

Réseau de fibres très fines dans toutes les directions de l'espace qui donnent son *élasticité au derme.*

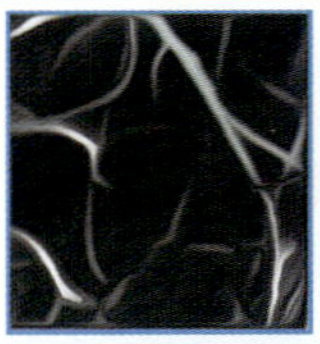

⑤ MACROMOLÉCULES (glycosaminoglycanes)

Grosses molécules qui *fixent l'eau dans le derme.*

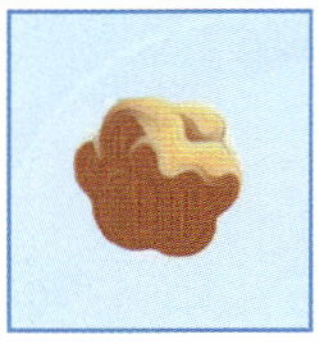

Macromolécules qui fixent l'eau
+
EAU
↓
Substance fondamentale : un gel « caoutchouteux »

⑥ EAU

L'eau est très abondante dans le derme où elle est fixée par des macromolécules. *Elle donne « sa tonicité » à notre peau.*

Les autres caractéristiques des tissus conjonctifs

- Contrairement aux tissus épithéliaux, les tissus conjonctifs contiennent de ***nombreux vaisseaux sanguins et lymphatiques*** (on dit qu'ils sont « très vascularisés »).
- Les tissus conjonctifs sont les ***tissus de soutien*** des epihelia.

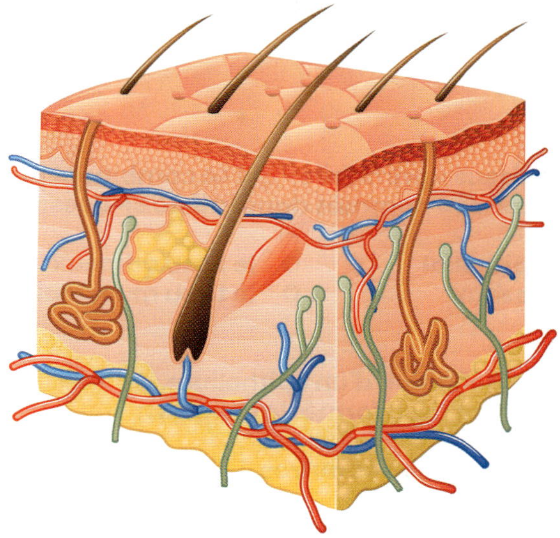

Les différentes variétés de tissus conjonctifs

Tissu conjonctif lâche

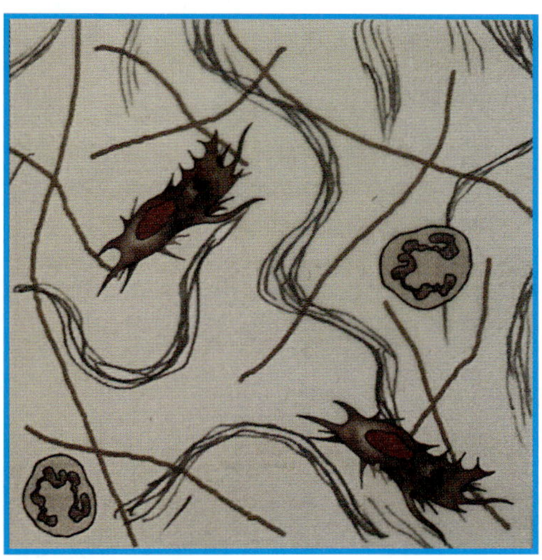

Tissu conjonctif dense

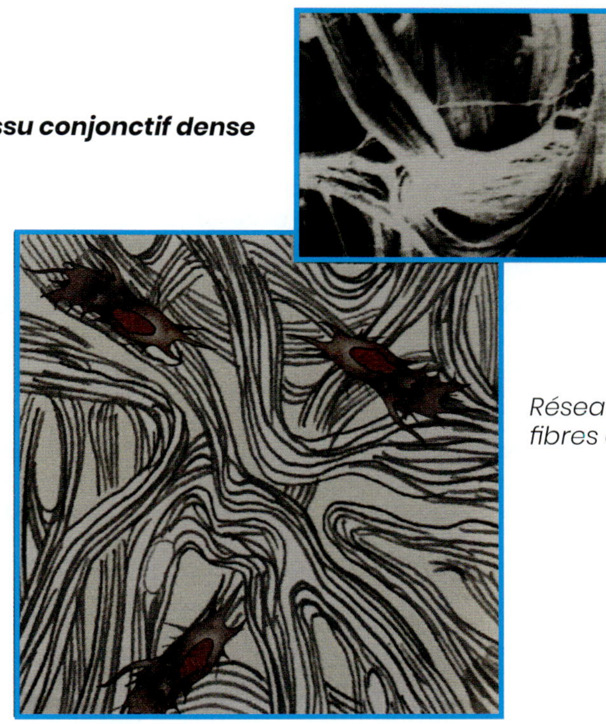

Réseau très dense de fibres de collagène

Le tissu adipeux est un tissu conjonctif.
Les cellules qui constituent le tissu adipeux, les adipocytes, sont certes serrées les unes contre les autres mais n'ont pas les caractéristiques des cellules épithéliales, en particulier pas de desmosomes, et le tissu adipeux est très vascularisé, contrairement aux tissus épithéliaux.

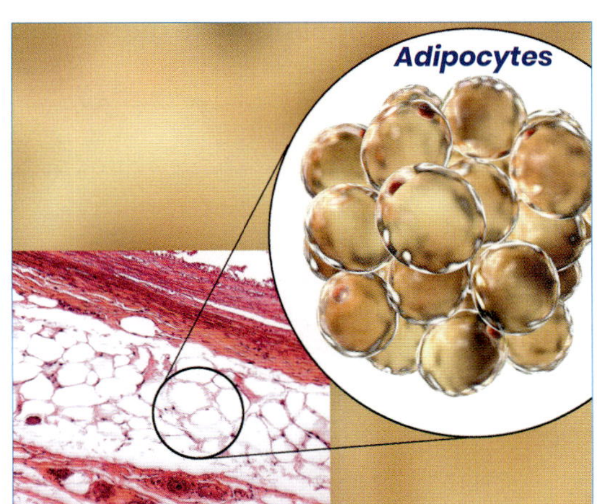

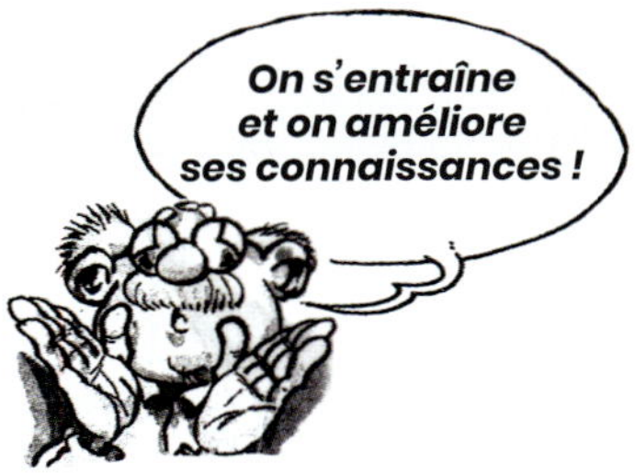

Q. 1. Il existe quatre tissus « primaires » qui se combinent pour former les organes du corps humain. Cocher les tissus « primaires » nommés dans la liste ci-dessous.

- **O le tissu épithélial**
- **O le tissu osseux**
- **O le tissu adipeux**
- **O le tissu musculaire**
- **O le tissu nerveux**
- **O le tissu conjonctif**

Q. 2. Cocher la bonne définition d'un épithelium.
Un epithelium est un tissu formé de cellules :

- **O éloignées les unes des autres.**
- **O serrées les unes contre les autres.**

Q. 3. Par définition « les epithelia de revêtement recouvrent la surface du corps et tapissent les « cavités » de l'organisme », constituant une frontière entre l'intérieur de notre organisme et le milieu extérieur ». Citer les « cavités » de l'organisme qui répondent à la définition ci-dessus :

....

....

Réponse à la fin de page 174

Q. 4. Les parois des cavités de l'organisme sont dans le prolongement de la peau et sont constituées, comme la peau, d'un épithélium de revêtement (correspondant à l'épiderme), qui repose sur un tissu conjonctif (équivalent du derme).

Donner le nom d'une telle structure qui tapisse les cavités de l'organisme.

....

Réponse à la fin de page 174

Q. 5. Les épithelia de revêtement sont constitués de cellules de formes variées. Les cellules les plus superficielles de l'épiderme, nommées cornéocytes, sont aplaties, semblables à des écailles microscopiques. Indiquer le nom donné aux cornéocytes pour préciser leur forme.

....

Réponse à la fin de page 174

Q. 6. Le pancréas est une glande mixte (nommée aussi « amphicrine »), c'est-à-dire à la fois exocrine et endocrine.
Justifier l'appellation de glande mixte attribuée au pancréas.

....

....

Réponse à la fin de page 174

QUELQUES RÉPONSES

Q. 3. *Le tube digestif / Les voies respiratoires / Les voies urinaires / Les voies génitales / L'intérieur des glandes exocrines répondent tous à la définition.*
Q. 4. *Muqueuse.*
Q. 5. *Cellules squameuses.*
Q. 6. *Le pancréas est une glande exocrine : il produit le suc pancréatique qui contient des diastases qui transforment les aliments en nutriments. Le pancréas est également une glande endocrine : il renferme des groupes de cellules qui produisent des hormones (l'insuline en particulier).*

PARTIE 4

Biocontamination et prévention

Des risques à mesurer et à prévenir

« On appelle « *biocontamination* » l'envahissement d'un organisme vivant, d'un objet ou d'un produit, par des *micro-organismes pathogènes.* »

D'après la Norme NF EN ISO 14698-1

CHAPITRE 12

LES RISQUES INFECTIEUX LORS DES SOINS ESTHÉTIQUES LES PRÉCAUTIONS À PRENDRE

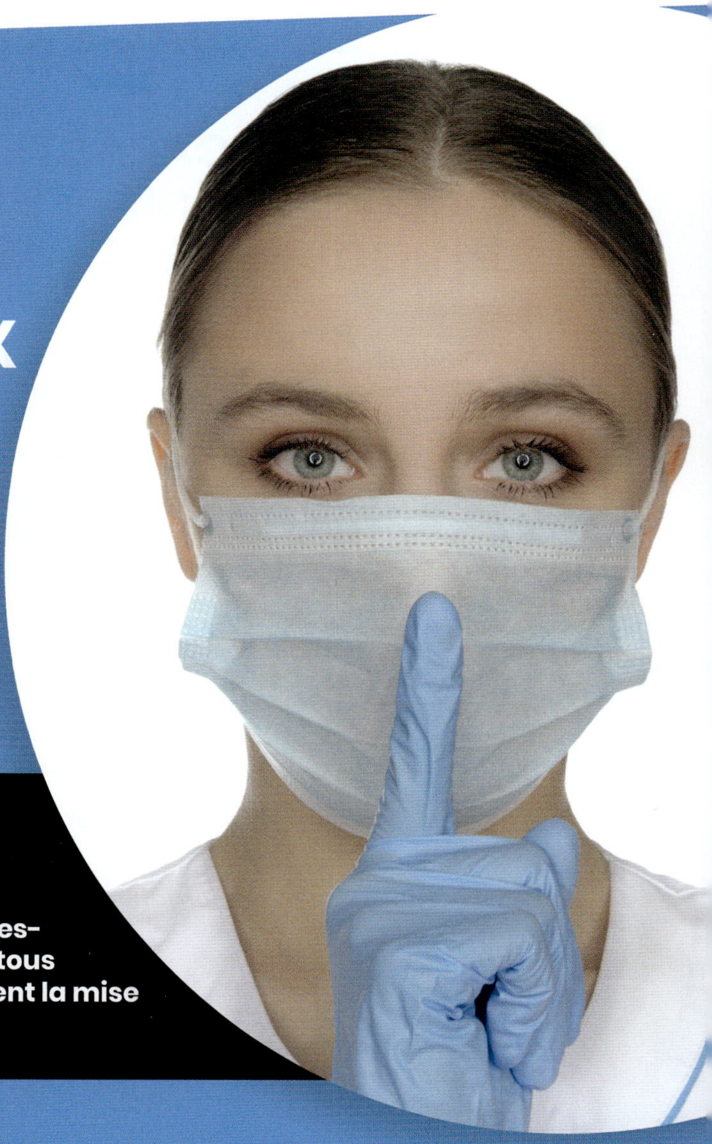

Message clé

Les risques de contamination dans le milieu professionnel de l'esthétique sont importants, comme tous ceux qui sont en contact avec le public. Ils justifient la mise en place de mesures pour les prévenir.

Je dois savoir :

CAP

- énoncer les risques de contamination pouvant survenir pour le client et le professionnel ;
- énoncer les principes d'hygiène générale relatifs à la profession ;
- respecter la conduite à tenir dans le cas d'une situation à risque ;

Je dois savoir :

BP / BAC PRO + & BTS ++

- connaître les caractéristiques de quelques micro-organismes pouvant présenter un risque infectieux en esthétique cosmétique ;
- mettre en relation le caractère pathogène des micro-organismes et les précautions à prendre lors des soins esthétiques ;
- mettre en œuvre une démarche de prévention des risques biologiques.

Programmes **BP / BAC PRO** + & **BTS** ++

1 L'ÉTUDE DES CARACTÉRISTIQUES DE QUELQUES MICRO-ORGANISMES POUVANT PRÉSENTER UN RISQUE INFECTIEUX EN ESTHÉTIQUE COSMÉTIQUE

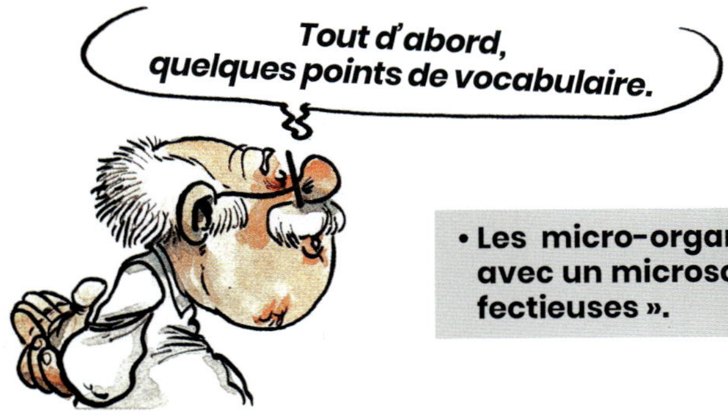

• Les micro-organismes sont des organismes vivants visibles seulement avec un microscope, certains pouvant provoquer des maladies dites « infectieuses ».

• On parle souvent de « flore » microbienne.

Le mot « flore », qui désigne dans son sens premier, des « *espèces végétales qui croissent dans une région déterminée* » (Le Robert), est remplacé par certains auteurs par le mot « faune », considérant que les micro-organismes sont plus proches des animaux que des végétaux.

• Aujourd'hui, on utilise volontiers le mot « *microbiote* ».

Règles d'écriture des micro-organismes (et de tous les êtres vivants) sur l'exemple du Staphylocoque doré.

1. ***Langue :*** *le latin, ce qui donne Staphylococcus aureus, une bactérie très répandue et dangereuse.*
2. ***Écriture du nom :*** *le micro-organisme est nommé par son genre, (ici « Staphylococcus »), qui prend une majuscule à la première lettre, suivi du nom de l'espèce (ici aureus), la première lettre étant en minuscule.*
3. ***Le nom du genre et le nom de l'espèce sont écrits en italique****. Dans une copie d'examen, afin de valider cette obligation, on soulignera Staphylococcus aureus, quel que soit le mode d'écriture, droit ou penché que l'on utilise.*

La classification des micro-organismes / Les risques infectieux

- Les micro-organismes sont présents dans tous les compartiments du milieu extérieur : sol, eaux douces, eau de mer, air, mais aussi sur les revêtements des végétaux et des animaux, dans les cavités de notre organisme qui sont en relation avec l'extérieur (intestin, cavité buccale, etc.).
- Les micro-organismes se répartissent en 4 règnes : les protozoaires, les champignons inférieurs, les bactéries et les virus.

● Les protozoaires

Ce sont des êtres vivants faits d'une seule et unique cellule.

Le plus connu est l'*amibe*. Sa structure est identique aux 60 000 milliards de cellules qui constituent le corps humain, avec sa membrane, son noyau, son cytoplasme et sa myriade d'organites. Une seule espèce d'amibe est *pathogène* pour l'homme, l'*amibe dysentérique*.

● Les champignons microscopiques ou mycètes existent sous deux formes

- **Sous la forme de cellules ovoïdes et bourgeonnantes :** les *levures*, dont ***Candida albicans*** est le représentant le plus connu. Naturellement présente dans le tube digestif, cette levure est inoffensive dans des conditions normales.
- **Sous la forme de filaments :** *les champignons dermatophytes.*
  Ces champignons se développent exclusivement dans la kératine de la couche cornée de la peau et des phanères, lorsqu'ils peuvent y pénétrer. Ils sont ainsi responsables de diverses ***mycoses des ongles*** *et de la peau en général.*

ASPECTS AU MICROSCOPE	RISQUES INFECTIEUX

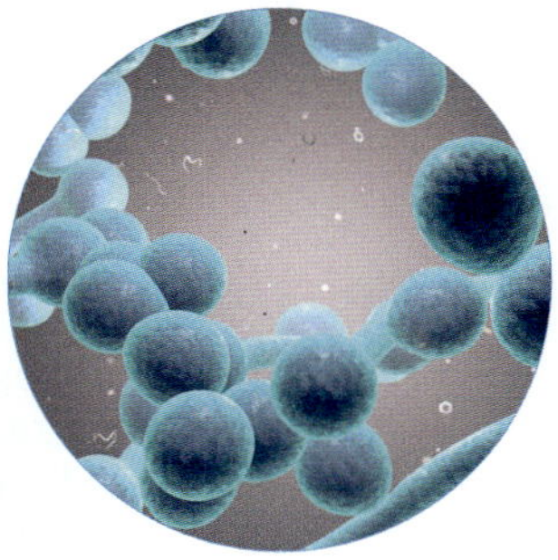

Candida albicans.

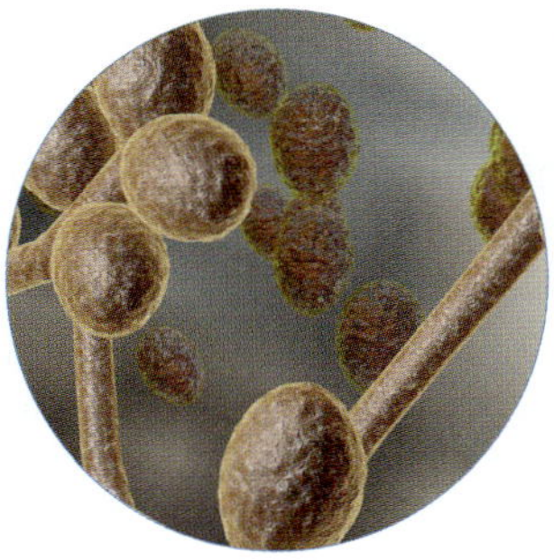

Champignon dermatophyte.

Intertrigos : plaques de couleur rouge, sèches ou suintantes au niveau des « plis cutanés » (aisselles, plis de l'aine, etc.).

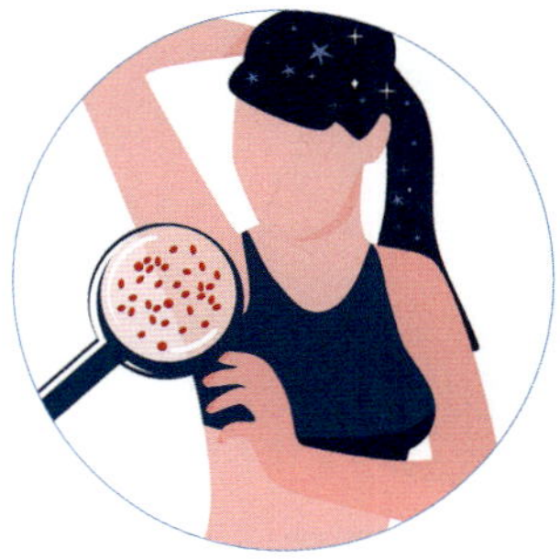

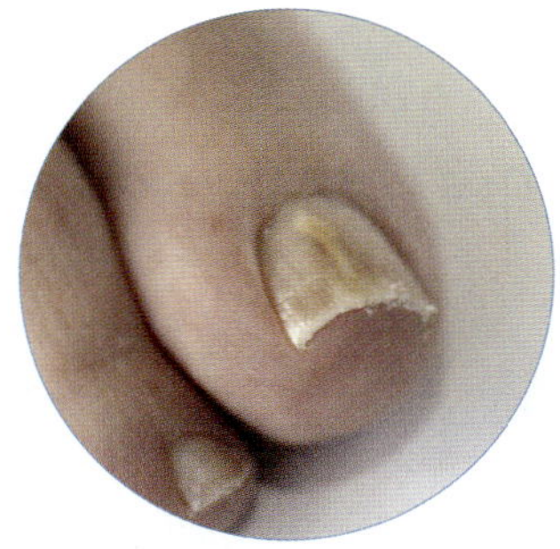

Mycoses des ongles.

● Les bactéries

Une bactérie est une cellule, c'est-à-dire « un amas de matière biologique entouré d'une membrane et contenant tous les éléments nécessaires à sa propre reproduction ».

Les bactéries se distinguent des autres cellules : elles n'ont pas de noyau individualisé et ne possèdent qu'un seul chromosome en contact direct avec le cytoplasme. Elles sont dites *eucaryotes*.

La plupart des bactéries sont inoffensives pour l'homme.

- Certaines vivent dans les milieux naturels et se nourrissent avec les molécules organiques issues de la décomposition des végétaux et animaux morts : ces bactéries sont dites ***saprophytes***.
- D'autres peuplent la peau et les muqueuses de l'homme et des animaux, et se nourrissent alors à leurs dépens sans provoquer de perturbations : ces bactéries sont dites ***commensales*** (ce qui signifie « *qui mangent à la même table* »).
- Un petit nombre de bactéries engendre une maladie infectieuse. Ces micro-organismes sont dits ***pathogènes***.

Aspects au microscope.

➔ **Bactéries rondes : les coques (ou cocci)**
Exemple : *Staphylococcus aureus*

➔ **Bactéries cylindriques : les *bacilles***

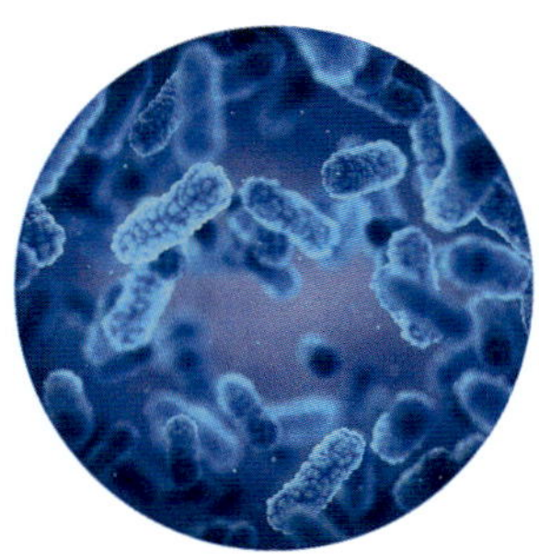

Bacilles.

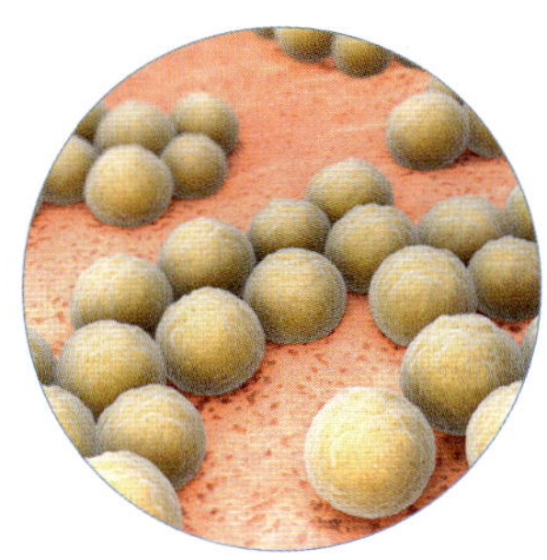

Cocci (Staphylococcus aureus).

Dermatoses provoquées par Staphylococcus aureus.

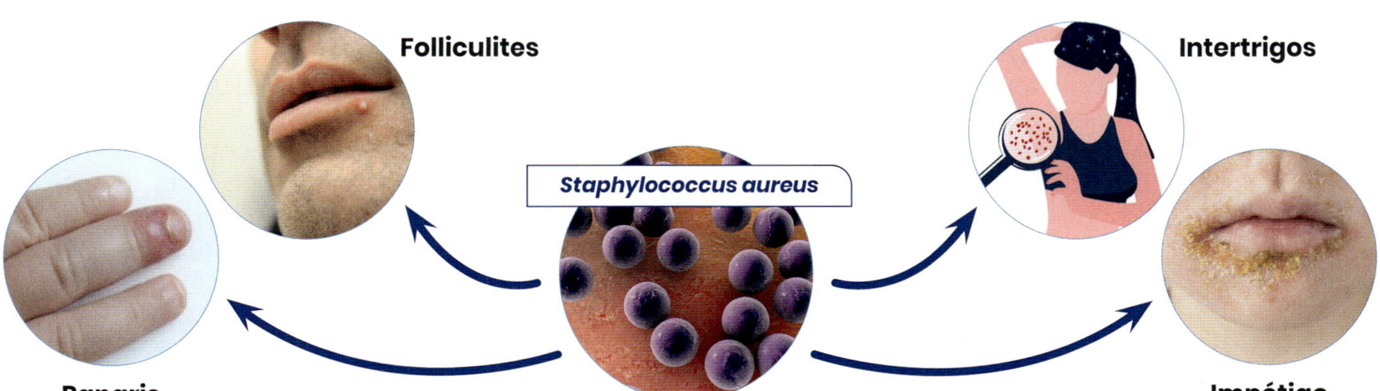

● Les virus : un monde à part

Un virus ne contient qu'un type d'acide nucléique, ADN ou ARN, qui constitue son patrimoine génétique. Autre caractéristique: les virus sont incapables de produire de l'énergie et ils sont dépourvus de ribosomes.

Ils ne peuvent donc pas fabriquer de protéines et donc ne peuvent pas croître... Les virus sont ainsi condamnés à utiliser l'assistance technique (les ribosomes) et l'énergie de la cellule-hôte pour se multiplier.

Des virus peuvent présenter des risques infectieux dans la pratique de soins esthétiques.

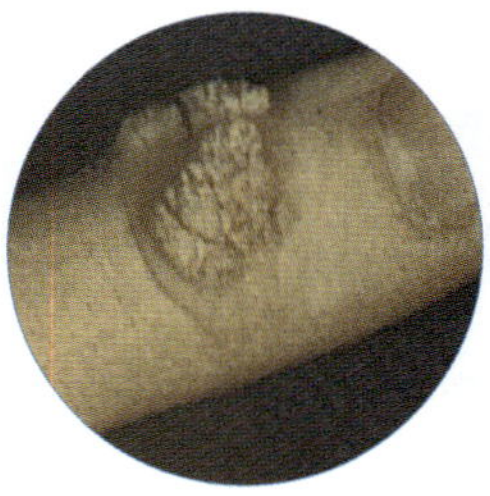

Verrue vulgaire.

Verrue plantaire.

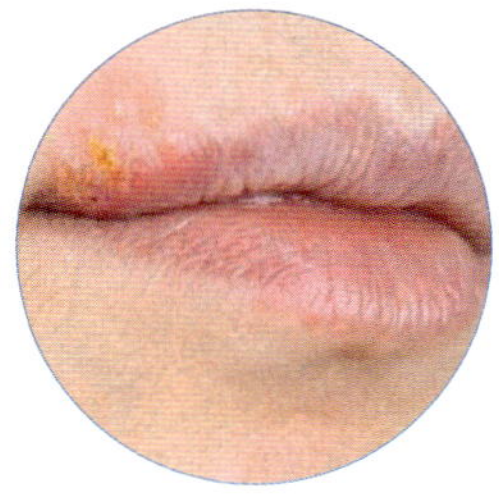

Herpès.

- Les verrues sont *contagieuses*, par contact direct (peau à peau), ou indirect (linge de toilette par exemple).

  Un virus de la famille des *Papilloma virus* est en cause. Le virus vit à la surface de la peau et peut ne jamais provoquer de verrues. Il faut une éraflure de la peau, même minime, pour que la contamination se produise.
- L'herpès est dû à *Herpes virus simplex*.

Les facteurs qui influencent la croissance des microbes

Aujourd'hui, notre langue s'est enrichie du mot « *microbiome* » qui prend en compte les *conditions écologiques de l'espace de vie des divers microbiotes* : température, pH, teneurs hormonales, teneurs en graisses, en protéines, absence de lumière, exposition aux UV, type de muqueuse de l'habitat, autant de **facteurs qui peuvent influencer la croissance du microbiote cutané**.

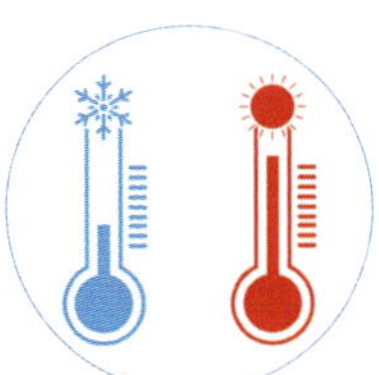

La température
La plupart des micro-organismes pathogènes ont une température optimale de développement située dans une fourchette entre 20 et 40°.
Certains se développent à une température optimale supérieure à 40°. C'est le cas de Pseudomonas, biocontaminant potentiel pour tous produits, y compris les cosmétiques.

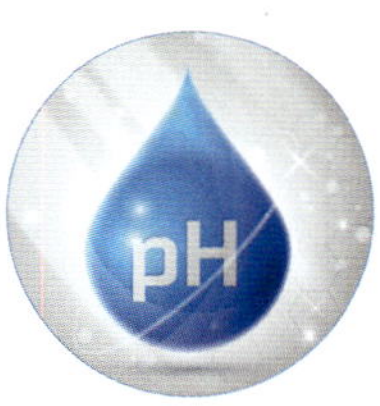

Le pH
La plupart des micro-organismes se développent à un pH voisin de la neutralité.

L'humidité ambiante
Le développement de certains micro-organismes est favorisé par le taux d'humidité de l'air.

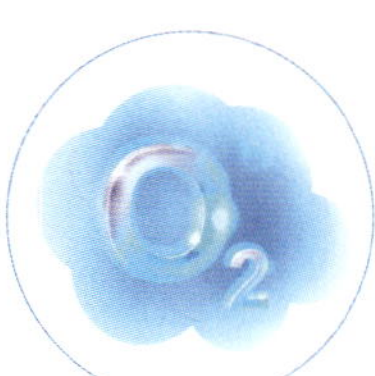

Le dioxygène
Il est indispensable pour la multiplication de la plupart des micro-organismes, dits aérobies. Certains au contraire sont anaérobies.

L'eau et la nourriture
Comme tous les êtres vivants, les micro-organismes ont besoin pour assurer leur développement d'eau et de nutriments.
Au niveau de la peau, l'eau est apportée par la sueur et les nutriments par le sébum. Les conditions idéales de développement seront donc les territoires à forte densité en glandes sébacées et glandes sudoripares eccrines, qui permettent de distinguer :

- les habitats gras (cuir chevelu, visage, épaules, thorax), où la sécrétion de sébum est importante;
- les habitats humides, qui concernent les plis (aisselles...) ;
- les habitats secs des territoires glabres, où les colonies microbiennes sont rares.

2 LES RISQUES DE CONTAMINATION PAR DES MICRO-ORGANISMES PATHOGÈNES POUR LA CLIENTÈLE ET LES PROFESSIONNELS

Il existe quatre modes de transmission (voies d'entrée) des micro-organismes : aéroportée, manuportée, trichoportée et sanguine.

➔ ***Transmission aéroportée :*** par des *particules de salive* contenant des micro-organismes du microbiote oropharyngé (nez, bouche, pharynx).

Ainsi, 30 % des hommes et femmes sains* sont porteurs de *Staphylococcus aureus* dans leurs fosses nasales ou au niveau de leur pharynx, où d'autres germes (streptocoques, méningocoques, etc.) sont également présents.

*Un sujet possédant une bactérie pathogène sans développer d'infection (donc de façon inapparente) est dit porteur sain.

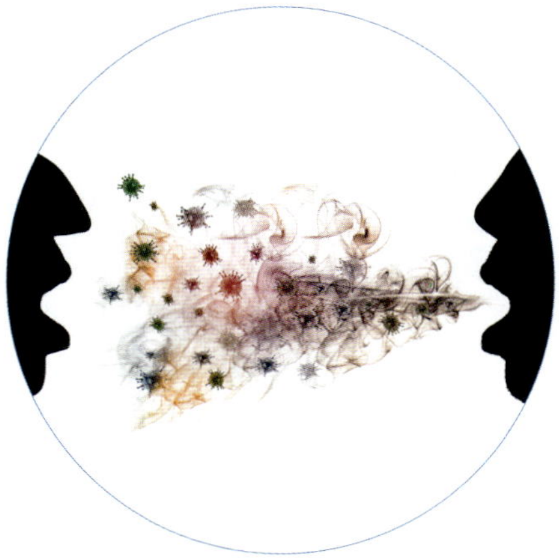

➔ ***Transmission manuportée :*** *par contact de mains porteuses de micro-organismes, peau à peau ou à partir de surfaces contaminées.*
Les micro-organismes ont pour origine la *flore transitaire du microbiote de la surface cutanée.*
Cette flore est composée de micro-organismes potentiellement pathogènes présents sur la peau accidentellement, qui proviennent :

- soit de l'environnement extérieur (*Staphylococcus aureus, Herpes virus simplex, Papilloma virus*) ;
- soit du *microbiote intestinal* constitué de bactéries vivant dans l'intestin, dont certaines sont pathogènes (*Escherichia coli*).

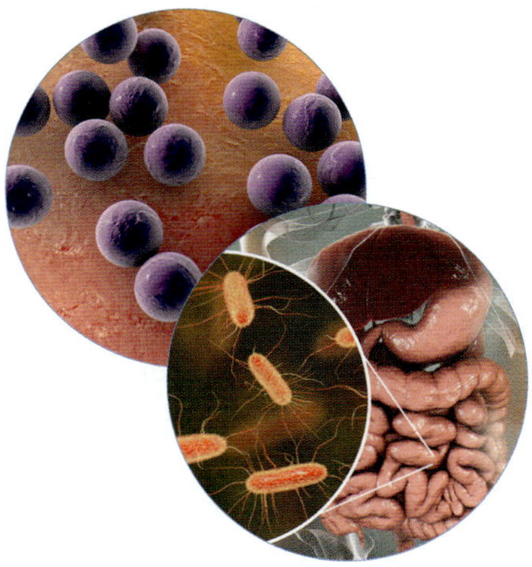

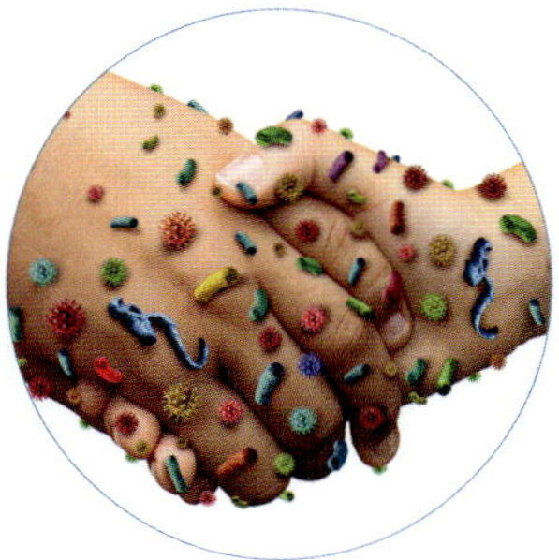

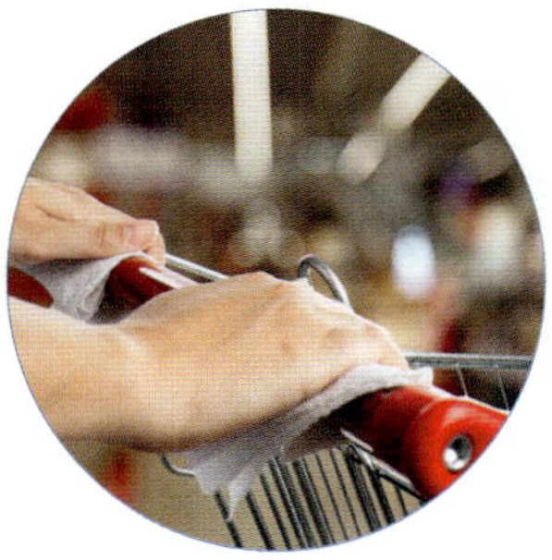

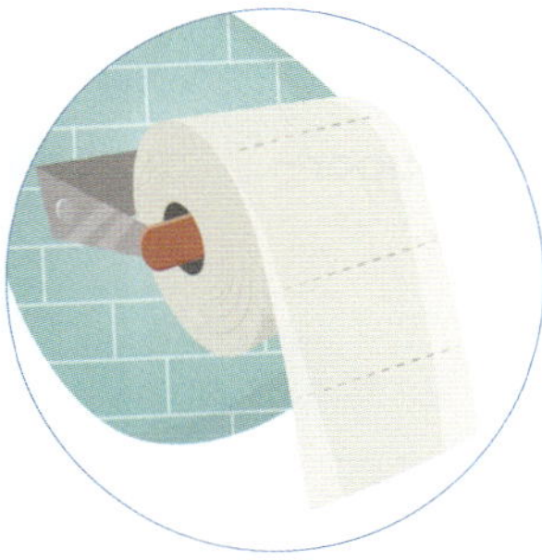

Des modes de transmission manuportées.

➔ ***Transmission trichoportée :*** *par les cheveux pollués par le microbiote de la peau ou de l'intestin.*

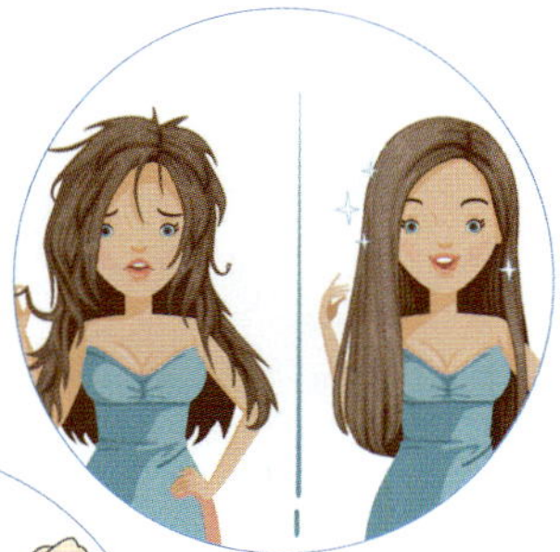

➔ ***Transmission par voie sanguine :*** *par le sang issu d'une blessure.*

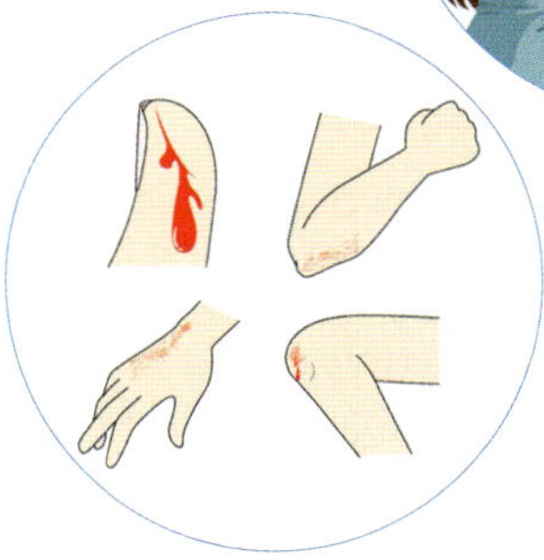

3 LES PRÉCAUTIONS À PRENDRE LORS DES SOINS ESTHÉTIQUES

Les principes d'hygiène générale dans les centres de beauté et de bien-être. La démarche de prévention des risques biologiques.

RE MEM BER

Les définitions préliminaires (norme Afnor* NF T 72 101) : antisepsie et désinfection.

**Afnor : Association Française de Normalisation*

- **« L'*antisepsie* est une opération au résultat momentané, permettant d'éliminer ou de tuer les micro-organismes et / ou d'inactiver les virus au niveau des *tissus vivants* ».**
- **« La *désinfection* est une opération au résultat momentané, permettant d'éliminer ou de tuer des microorganismes et / ou d'inactiver des virus portés par des *milieux inertes* ».**

Les antiseptiques et les désinfectants sont donc tous deux des molécules qui inhibent la croissance ou tuent les micro-organismes de façon rapide. La différence porte sur la nature de la surface traitée.

- **Les *antiseptiques* agissent sur les revêtements des organismes vivants, et donc la peau chez l'homme.**
- **Les *désinfectants* agissent sur les matériels (instruments de travail) et sur les surfaces inertes (plans de travail, locaux).**

L'hygiène corporelle

L'antisepsie de la peau du client

Adaptée à la situation professionnelle, elle doit être méticuleuse, quelle que soit la méthode choisie (lingettes aseptisantes, etc.).

Le professionnel doit lui-même assurer vis-à-vis de son client des mesures de prévention

(1) Prévention des contaminations aéroportées (particules de salive).

(2) Prévention des contaminations trichoportées (véhiculées par les cheveux).

(3) Prévention des contaminations manuportées (par l'intermédiaire des mains).

(1)

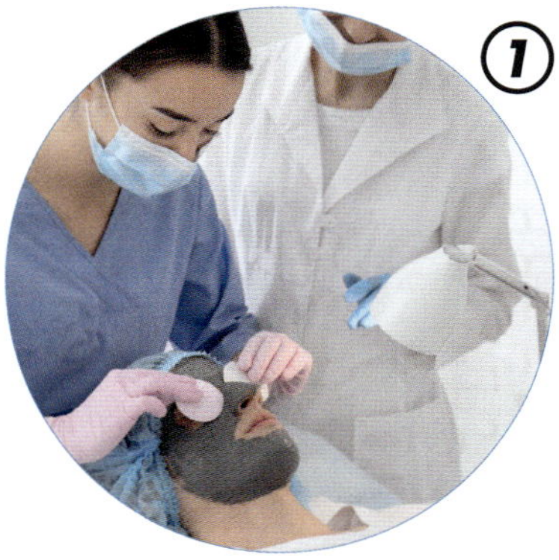

Port du masque.

(2)

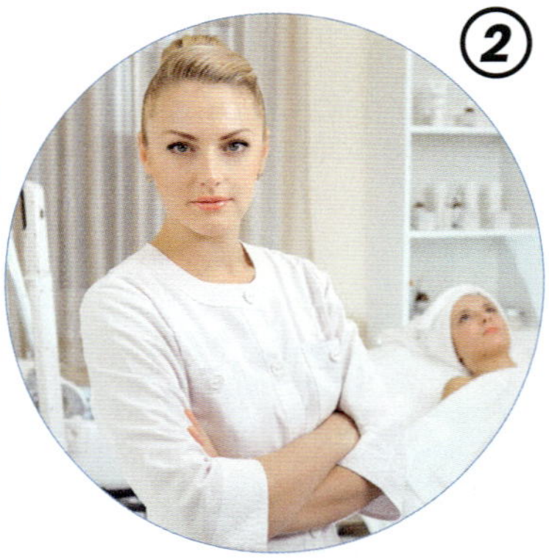

Coiffure adaptée.

(3)

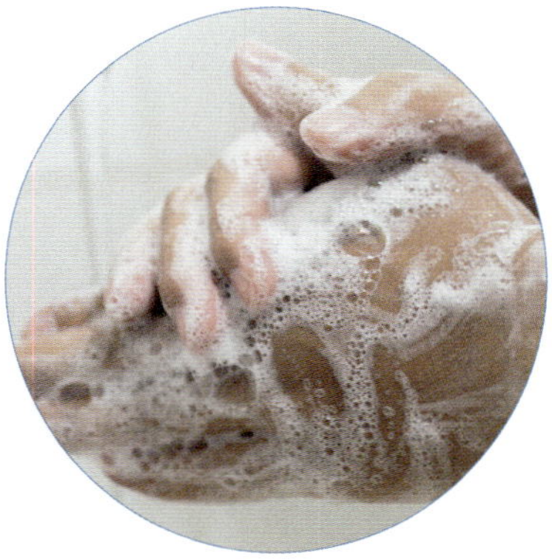

Lavage des mains irréprochable et fréquent.

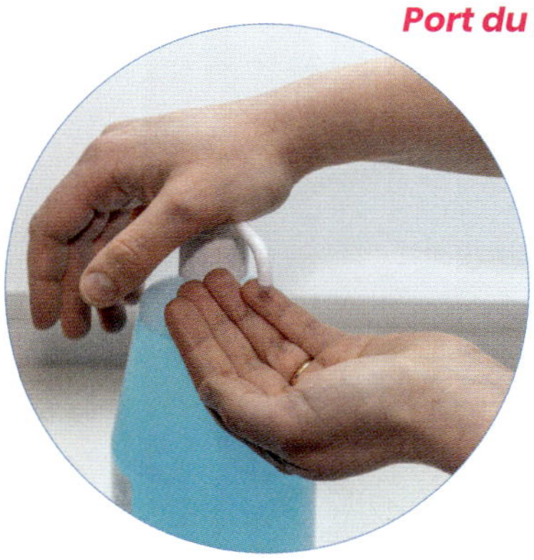

Utilisation de produits hydro-alcooliques.

- Les *ongles* doivent être courts (sources de contaminations importantes sous les ongles) et le *lavage des mains* doit être irréprochable : fait sous le robinet d'eau courante *pendant au moins 30 secondes*, après les avoir soigneusement savonnées. Préférer aux essuie-mains en tissu le papier à usage unique ou le sèche-mains électrique.
- Le *port de gants* peut aussi être préconisé.
- *Le port de bijoux* est formellement contre-indiqué : sources de contaminations en particulier sous les bagues.

BON A SAVOIR

1. Les risques de biocontamination pour l'esthéticien(ne) et son(sa) client(e) / La prévention.

● La voie aéroportée

- **Mode de transmission :** des particules de salive.
- **Provenance :** le microbiote oropharyngé (nez, bouche, pharynx).

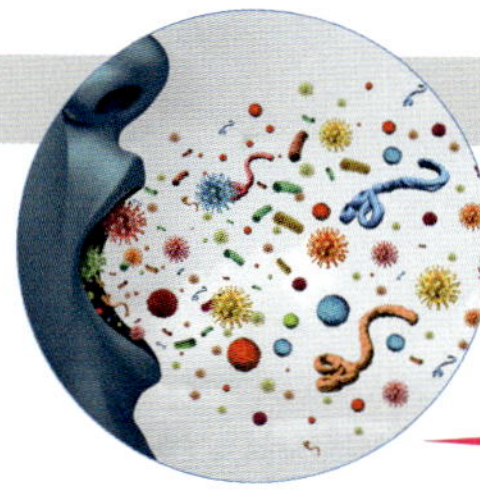

Prévention

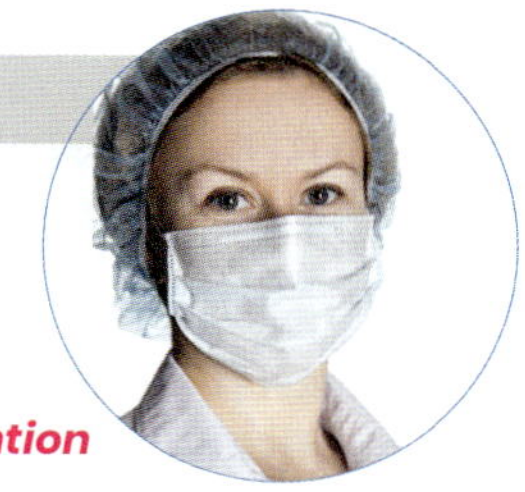

● La voie manuportée

- **Mode de transmission :** peau à peau ou à partir de surfaces contaminées.
- **Provenance :** le microbiote cutané ou intestinal.

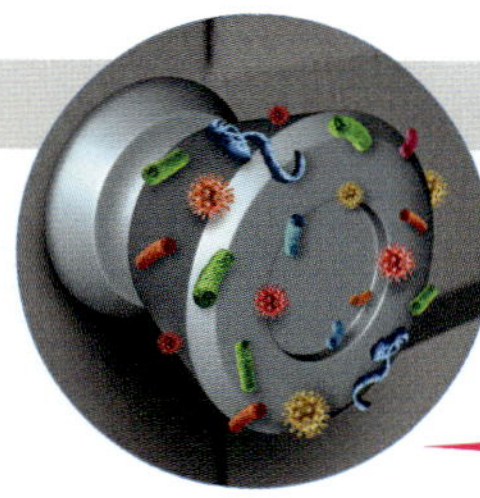

Prévention

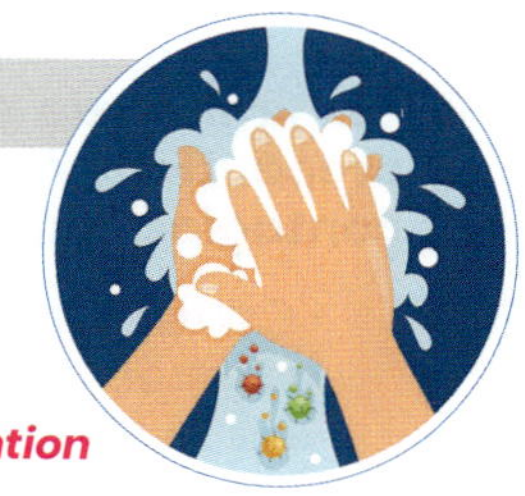

● La voie trichoportée

- **Mode de transmission :** les cheveux non disciplinés.
- **Provenance :** le microbiote de la peau ou de l'intestin.

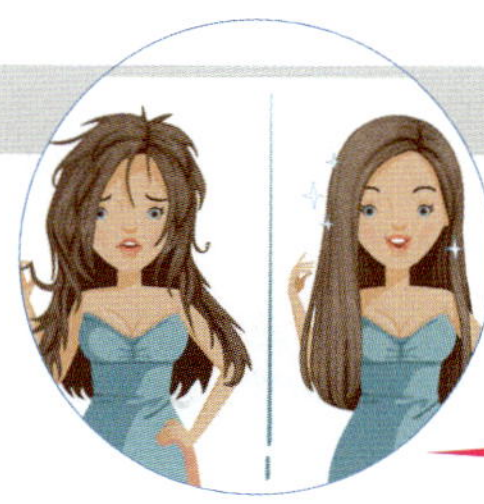

Prévention

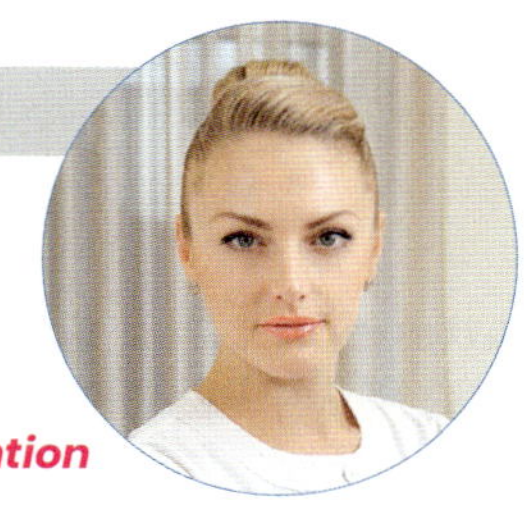

● La voie sanguine

- **Mode de transmission :** sang issu d'une érosion ou d'une blessure cutanée.
- **Provenance :** le microbiote de la peau ou de l'intestin.

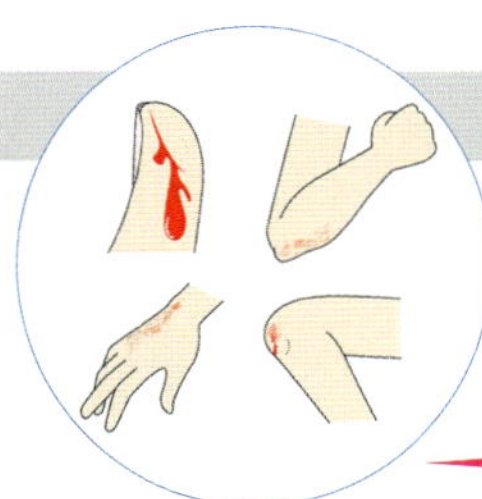

Prévention

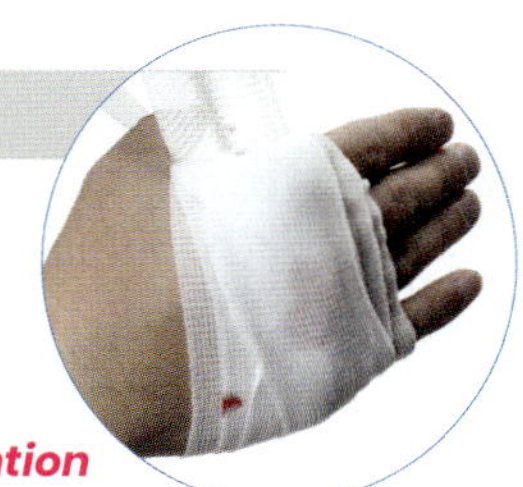

Un petit problème de chiffres pour se détendre.

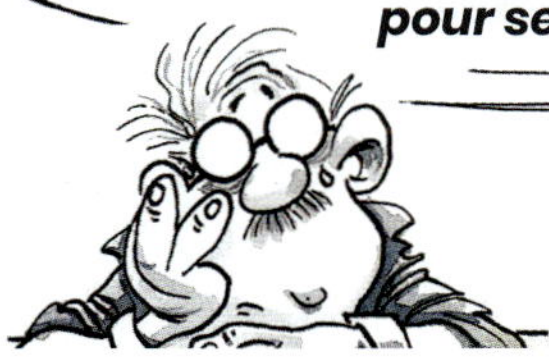

Les bactéries, micro-organismes les plus nombreux, ont un mode de reproduction *asexué* : elles se multiplient en se divisant par scissiparité, c'est-à-dire par *simple division*. Pendant un temps (dit *de génération*), la bactérie croît et se scinde en deux bactéries filles, un temps court : 20 minutes pour *Escherichia coli*, si bien que pour cette bactérie, en une heure, 3 divisions ont eu lieu générant 8 bactéries. Il s'ensuit que, en quelques heures, un nombre faramineux d'*Escherichia coli* pullule : au bout de 2 heures, par exemple, on aura donc 64 bactéries.

Faites maintenant le calcul : avec ce temps de génération de *Escherichia coli*, combien seront présentes sur leur site de vie au bout de 8 heures ?

2. Trois situations à risque pour l'esthéticien(ne) / Conduites à tenir.

- **Situation 1**

Client(e) atteint(e) d'une dermatose infectieuse

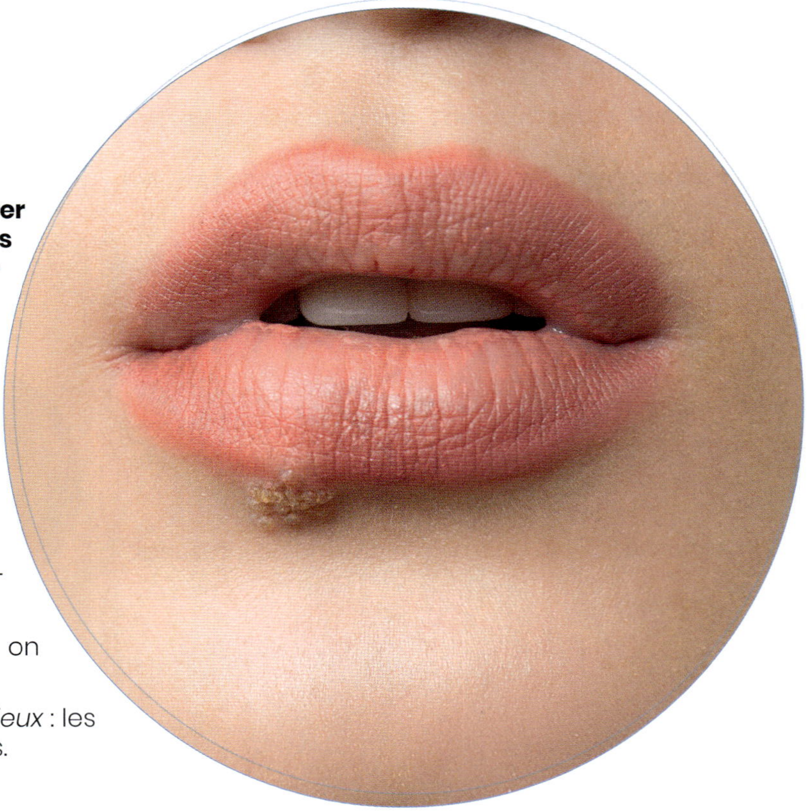

L'esthéticien(ne) est formé(e) pour repérer les principales dermatoses infectieuses et connaître le micro-organisme responsable.
Voir Cahier 3 - Dermatologie.

Les limites de son intervention et les précautions à prendre sont liées à la contagiosité des dermatoses.

- Certaines prestations devront être différées pendant les « poussées » de la maladie (*herpès*), et on attendra la guérison pour intervenir.
- Pour d'autres (*folliculites, furoncles*), on attendra aussi la guérison.
- Pour les *verrues*, les *intertrigos infectieux* : les règles d'hygiène devront être strictes.

Attention ! Pas de problème avec l'acné, qui n'est pas une maladie infectieuse, et donc pas contagieuse.

- **Situation 2**

Client(e) avec des problèmes respiratoires.

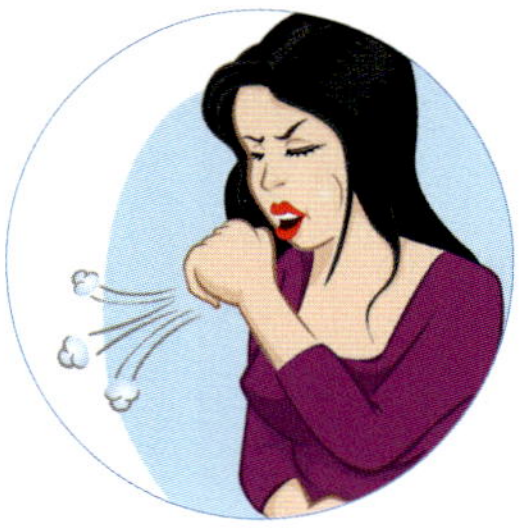

- **Situation 3**

Obligations sanitaires exigées par la loi.

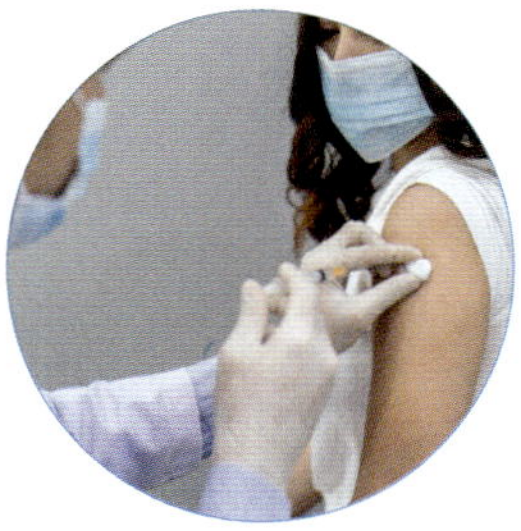

Le médecin sera le décideur.

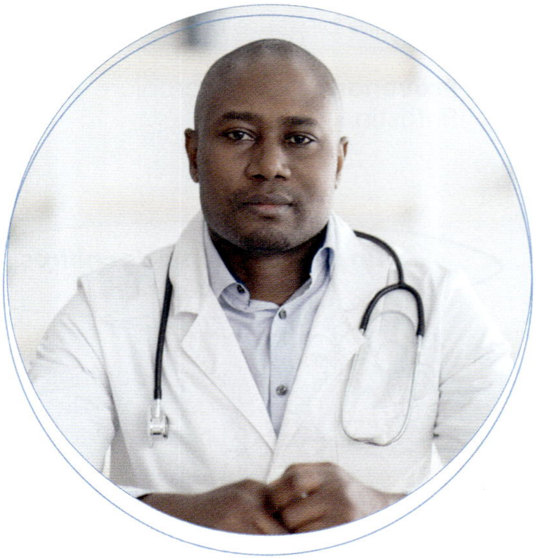

3. Un rappel : la surface cutanée est habitée par d'autres colocataires : un acarien permanent, Demodex folliculorum, et des parasites de passage !

Demodex follicularum : un acarien compagnon de toute la vie pour les humains

Tout être humain, partout dans le monde, partage sa vie avec Demodex folliculorum, un acarien en forme de ver. Que l'on soit une star planétaire ou le plus humble des terriens, que l'on soit un homme ou une femme de 7 à 77 ans, et indépendamment des comportements d'hygiène, ce minuscule arachnide peu ragoûtant parasite notre peau

- *Lieu de vie :* les *sillons du réseau microdépressionnaire de surface (RmD).* Mais pas n'importe où : *Demodex* a choisi *l'épiderme de nos visages*, où il crapahute tout en se rassasiant de la riche nourriture qui le tapisse, le *sébum.* Durée de vie : 15 jours environ.
- *Que peut-on reprocher à Demodex ?* Rien : il est inoffensif s'il forme des colonies peu nombreuses. Par contre, en cas de pullulation pour diverses causes, ses excréments pourraient déclencher des réactions inflammatoires responsables notamment des lésions de la *rosacée*, ou encore une *inflammation du bord des paupières.*

Les parasites

- **Un parasite est un être vivant installé sur ou dans un autre être vivant, et qui se nourrit aux dépens de son hôte.**
- **Les parasites qui colonisent la peau vivent sur ou dans la peau qu'ils sont alors obligés de perforer pour accéder aux nutriments dont ils ont besoin.**
- **Les principaux sont les *poux*, responsables des *pédiculoses*, et le *sarcopte de la gale*.**

● La pédiculose du cuir chevelu

- *Présentation du responsable : le pou de la tête (Pediculus capitis)*
  C'est un insecte parasite qui s'accroche solidement aux cheveux.
  La *lente* est l'œuf du pou, blanchâtre et de forme ovoïde.
  Elle est aussi solidement fixée sur les cheveux.
- *Les symptômes*
  Des démangeaisons, des lésions du cuir chevelu ressemblant à des morsures de petite taille, peuvent attirer l'attention.
  Le plus souvent, le parasite est débusqué. Les poux se voient bien dans les cheveux blonds alors que les lentes sont plus difficilement repérables. Inversement, dans les cheveux noirs ou bruns, les lentes sont facilement mises en évidence alors que les poux sont souvent invisibles.

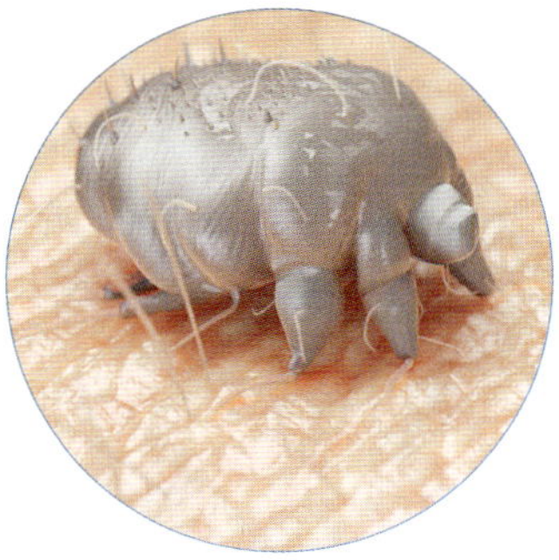

Pediculus capitis.

La transmission : par *contact direct*, de cheveux à cheveux, et aussi par *contact indirect* (peigne, brosse, bonnets, écharpes, literie), en sachant que le pou survit 24 à 48 heures en dehors des cheveux.

● La gale

- *Présentation du responsable : le sarcopte de la gale*

La gale est provoquée par l'infestation de la peau par le *sarcopte de la gale.*
La femelle adulte mesure un tiers de mm de longueur et possède 4 paires de pattes. Elle démarre son voyage dans l'épiderme peu après la fécondation, à une vitesse de croisière de 1 mm / jour (à la surface cutanée, elle se déplace rapidement : 2,5 cm / minute…). Elle pond ses œufs, à raison de deux à trois fois par jour pendant le mois que dure sa vie. Le mâle, quant à lui, est un être errant à la surface cutanée.
Son espérance de vie est très courte après la fécondation.

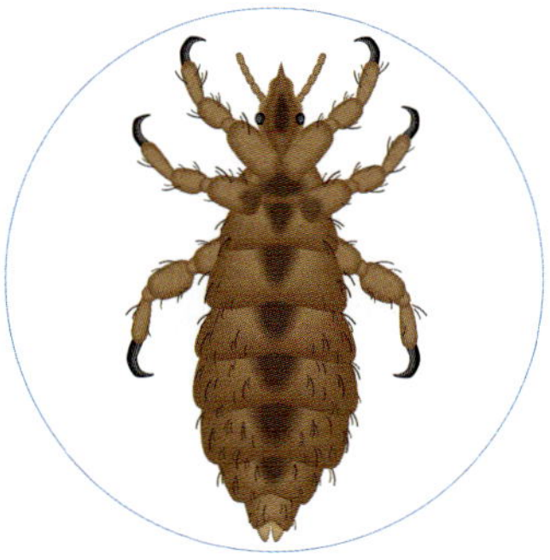

Sarcopte de la gale.

- *Les symptômes*
  - Les démangeaisons, d'intensité variable, s'accentuent le soir et peuvent perturber le sommeil.
  - Le ***sillon*** doit être recherché attentivement. Il s'agit d'un trajet sinueux correspondant à des galeries creusées dans l'épiderme par la femelle du sarcopte. Sur le trajet de ce sillon, on reconnaît des petits points noirs et, à l'extrémité, une surélévation blanchâtre de la taille d'une tête d'épingle qui contient le sarcopte.
  - *Localisations principales* : les aisselles, la face d'extension des coudes, les seins chez la femme, les plis de flexion des poignets, les organes génitaux externes chez l'homme, les fesses.

L'hygiène des matériels : des agents chimiques et physiques

Les agents chimiques : pour la désinfection des matériels et de l'environnement de travail

- **Désinfection des outils après chaque utilisation**
- **Utilisation de matériels à usage unique le plus souvent possible.**

- **Désinfection de l'environnement de travail (surfaces de travail, lavabos, poignées, sols)**
- **Parmi les désinfectants, on utilisera :**
  - l'*alcool 70 %* (présence d'eau nécessaire à l'activité) ;
  - les *ammoniums quaternaires* (Ex. : Benzalkonium) pour la désinfection par trempage de tout matériel immersible ;
  - l'*eau de Javel®* ;
  - et *divers produits hydroalcooliques.*

Attention à tout !

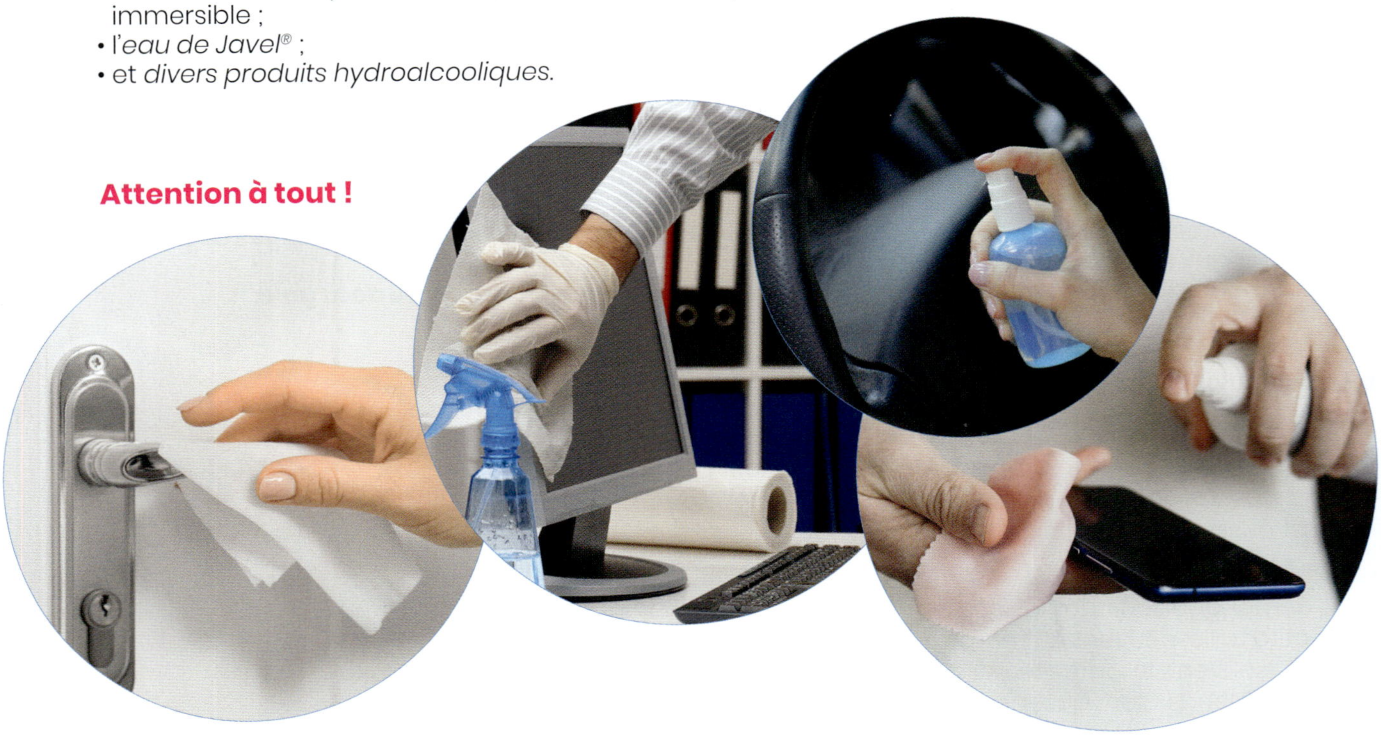

Les agents physiques : pour la stérilisation des matériels

Les appareils de stérilisation sont indispensables dans tous les centres de beauté pour assurer une bonne hygiène des instruments, des accessoires d'appareils, du linge.

REMEMBER

Définitions préliminaires (norme Afnor NF T 72 101) : antisepsie et désinfection.

- En fonction du type de matériel à traiter, de sa dimension, de son volume, de sa nature chimique, on choisira le type d'appareil le plus à même de donner satisfaction : *stérilisateur à chaleur humide, stérilisateur à cassette, stérilisateur à chaleur sèche, stérilisateur à rayonnement, stérilisateur à froid.*
  En général, les micro-organismes sont détruits par la chaleur humide à 100°C (eau à l'ébullition à la pression atmosphérique), mais certaines formes résistantes ne le sont pas. Il est alors nécessaire d'utiliser de la vapeur sous pression ou de la chaleur sèche à des températures supérieures. C'est la vapeur sous pression qui fournit les meilleurs résultats.

- *Une stérilisation ne peut être efficace que si les objets à stériliser sont propres.*
  Le taux de destruction est en effet proportionnel à la concentration initiale en micro-organismes.
  Une stérilisation ou décontamination doit donc toujours être précédée par :
  - un nettoyage sérieux à l'aide d'une solution détergente contenant un antiseptique accompagné d'un brossage avec une brosse en nylon. Il est possible aussi d'utiliser un bain à ultrasons (*mais attention : les ultrasons ne stérilisent pas, ils nettoient seulement*) ;
  - un séchage pour éviter la détérioration des instruments métalliques.

- *Le terme de « stérilisé » ne s'applique normalement qu'à des objets emballés.*
  Lorsque les objets sont nus, il s'agit seulement d'une décontamination puisque ces objets ne pourront pas demeurer stériles après manipulation.

- *Le matériel utilisé pour tous les soins doit être impérativement nettoyé et décontaminé entre chaque client(e)* quel que soit le moyen utilisé : chaleur humide, UV, solution antiseptique, lingettes antiseptiques, etc. pour éviter toute propagation de micro-organismes pathogènes.

• Le stérilisateur à chaleur humide

Fonction

Ce sont des appareils très anciens mais toujours utilisés, connus sous le nom d'autoclaves. Ils génèrent de la vapeur sous pression et la température à l'intérieur du corps de l'appareil atteint 120°C sous une pression de 1 bar et 134°C sous une pression de 2 bars.

Il est nécessaire de maintenir ces températures pendant 20 à 30 minutes dans le premier cas, 18 minutes dans le second pour obtenir une stérilisation complète. Les autoclaves sont particulièrement utilisés en milieu hospitalier. *Ce sont les seuls appareils capables d'assurer une stérilisation parfaite.*

Description

L'appareil comprend :
- *un corps cylindrique à parois épaisses* (1) en acier inoxydable rempli au 1/3 d'eau adoucie ;
- *des résistances chauffantes* qui permettent d'obtenir la vapeur ;
- *des plateaux* (2) posés à l'intérieur du cylindre qui reçoivent les éléments à stériliser.

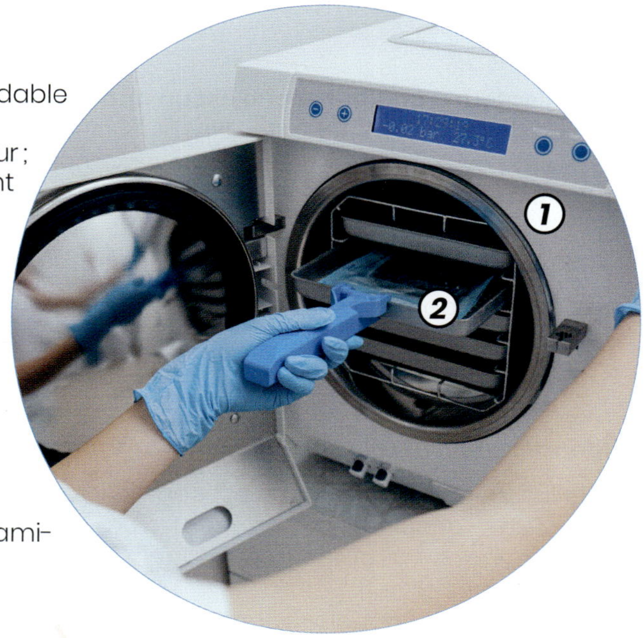

Éléments de commande :
- un *manomètre* et une ou deux *soupapes* (le manomètre permet de mesurer la pression, les soupapes de la régler) ;
- en façade de l'appareil : un *thermostat* destiné à régler la température ;
- un *thermomètre* pour contrôler la température.

Autres constituants :
- un *cordon secteur* avec prise de terre ;
- un *filtre à air* à très haute efficacité pour éviter une contamination lors de la casse du vide.

• Le stérilisateur à cassette

Fonction / Description

Les stérilisateurs à cassette sont en réalité des autoclaves de petite taille dans lesquels les plateaux sont remplacés par un tiroir (cassette) où l'on place les objets à stériliser. La vapeur est injectée automatiquement à la pression convenable.
L'appareil, conçu pour l'usage en cabinet médical et pour la dentisterie, a son intérêt en esthétique par sa taille réduite, sa simplicité d'utilisation et son efficacité.

Mode d'emploi

(1) Insérer la cassette contenant les instruments à stériliser.

(2) Choisir au tableau de commande un de trois cycles de stérilisation proposés (infos données par le constructeur)

(3) Appuyer sur le bouton de démarrage. Une quantité d'eau bien définie est pompée, chauffée et transformée en vapeur. La vapeur est injectée dans la chambre de pression et dans la cassette. L'air est évacué sous l'action de la vapeur sous pression.

(4) Le cycle de stérilisation dure 6 à 9 minutes. Lorsque le cycle est terminé, le compresseur démarre pour refroidir et sécher les instruments rapidement.

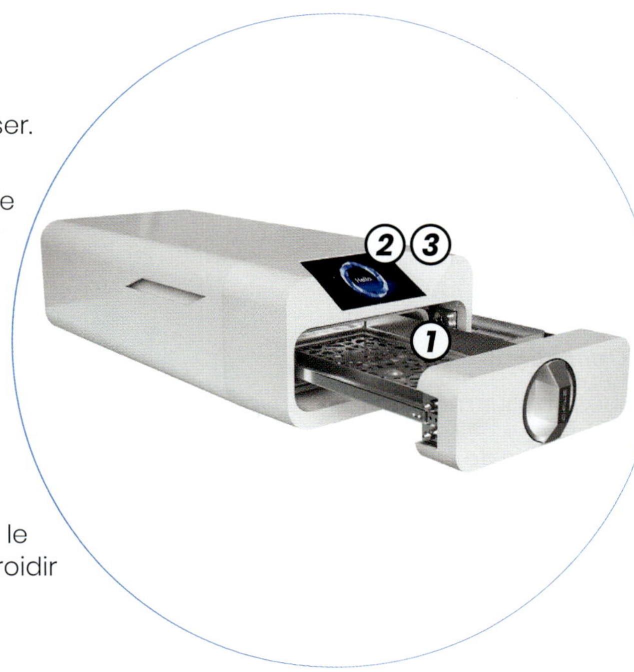

SIGNES DE DYSFONCTIONNEMENT	CONDUITE À TENIR
Tiroir coincé	À changer
Mauvaise arrivée d'eau	Pompe abîmée ou tuyau bouché
Absence de vapeur	Prise de courant à vérifier

- **Le stérilisateur à chaleur sèche**

Fonction

Le stérilisateur à chaleur sèche est un appareil à chauffage électrique capable d'atteindre au moins 180°C.

La durée du cycle de stérilisation est inversement proportionnelle à la température. Le modèle de référence est le ***« Poupinel »***. Si l'on utilise une comparaison culinaire, c'est un four !

Justification de son utilisation en esthétique

Stérilisation du petit matériel métallique propre et sans traces de matière plastique, de flacons en verre / Grande simplicité d'utilisation.

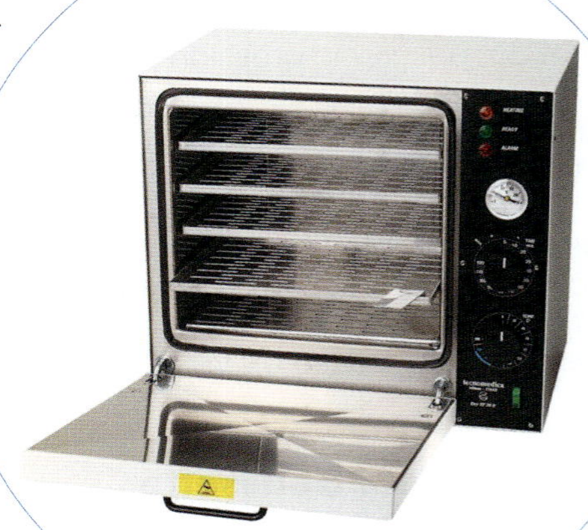

Aspect d'un Poupinel.

Identification et rôle des différents organes

Le stérilisateur à chaleur sèche est composé de :

- une enceinte métallique (avec porte en façade, comme un coffre), calorifugée contenant des résistances chauffantes ;
- un ventilateur qui répartit les calories dans le four ;
- des plateaux sur lesquels sont disposés les objets à stériliser ;
- en façade : un *thermostat* qui permet de régler la température, un *bouton de réglage de la température* relié au thermostat, un *voyant d'affichage* de la température, une minuterie qui contrôle le temps de chauffe ;
- un *cordon secteur* avec prise de terre.

Mode d'emploi

1. Le matériel propre est conditionné dans des boites métalliques et placé sur les plateaux.
2. On affiche la température et le temps de chauffe.
3. Lorsque le chauffage est engagé, il est nécessaire d'attendre que la température de stérilisation soit atteinte, de maintenir le plateau de température pendant le temps requis puis d'attendre le refroidissement de telle sorte que pour 30 minutes de stérilisation à 180°C, le cycle complet peut avoir une durée de 3 heures.
4. Le temps de stérilisation est inversement proportionnel à la température. Il est de 4h à 140°C, 2h à 160°C, 30 minutes à 180°C.

Opérations d'entretien

Celui d'un four ménager : nettoyage éventuellement par pyrolyse.

Repérage de signes de dysfonctionnement et conduite à tenir

SIGNES DE DYSFONCTIONNEMENT	CONDUITE À TENIR
Mauvais fonctionnement du thermostat, du ventilateur, de la minuterie, des voyants	Voir le service après vente du fournisseur
Défaut d'allumage	Vérifier le bon raccordement au secteur

• Le stérilisateur à UV

Fonction

Les stérilisateurs à UV C sont des enceintes de petite dimension, contenant un tube ou une lampe germicides, dans lesquelles on peut placer du matériel ou des objets à stériliser.

Justification de son utilisation en esthétique

La stérilisation par UV C est rapide, simple et particulièrement pratique dans les instituts. Elle ne nécessite pas de temps de refroidissement comme pour la stérilisation par la chaleur.

Le rayonnement UV C est accompagné de quelques radiations dans le domaine du visible et donc perceptible par la clientèle ce qui constitue une preuve des précautions de sécurité prises par les manipulateurs.

Les appareils sont de petites dimensions : 45 x 27 x 20 cm ou 50 x 28 x 20 cm.

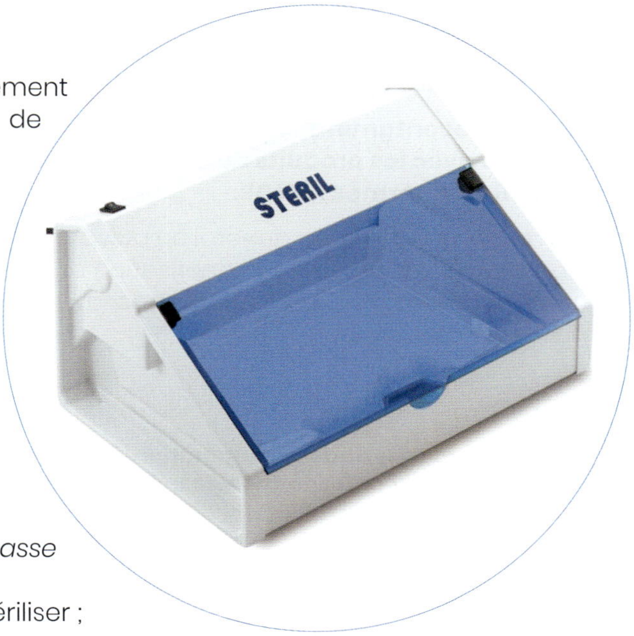

Aspect d'un stérilisateur à UV (Beauty Tech).

Identification et rôle des différents organes

Le stérilisateur à chaleur sèche est composé de :

- *une enceinte en métal plastifié* ;
- *un ou plusieurs tubes UV-C à vapeur de mercure basse pression* de 8 ou 15 W à enveloppe de quartz ;
- *un ou deux plateaux* pour supporter les objets à stériliser ;
- un *bouton marche / arrêt* ;
- une *minuterie* pour régler le temps de stérilisation.
- un *cordon secteur* avec prise de terre ;

L'ouverture de l'enceinte est frontale ou horizontale.

Mode d'emploi

1. Disposer les objets propres sur le(s) plateau(x).
2. Mettre en marche l'appareil par le bouton on/off.
3. Pour obtenir une destruction convenable des micro-organismes, le temps d'irradiation doit être au moins de *15 minutes* pour la surface exposée. On peut alors passer d'une contamination à 10 millions de germes à 10 germes en utilisant une irradiation de 1,5 mW / cm^2.
4. Les ultraviolets exercent une action directe et ont une pénétration faible. Il est indispensable que toute la surface de l'objet se trouve en contact avec le rayonnement. La décontamination peut être incomplète si l'on omet de placer les objets sous toutes leurs faces.
5. L'efficacité est fonction de la puissance du rayonnement qui diminue parallèlement au vieillissement du tube.

Opérations d'entretien

Nettoyage de l'enceinte.
Changement des tubes si nécessaire. Les tubes UV ont une durée de vie limitée, à faire préciser par le fabricant.
Veiller à débrancher l'appareil avant de procéder à son nettoyage.

Repérage de signes de dysfonctionnement et conduite à tenir

Il est préférable de ne pas faire fonctionner l'appareil en continu pour éviter l'usure des tubes et l'exposition au rayonnement nocif en particulier pour les yeux.

SIGNES DE DYSFONCTIONNEMENT	CONDUITE À TENIR
Refus d'allumage	Vérifier la prise secteur, vérifier l'âge des tubes

• Le stérilisateur à froid (bac de décontamination)

Fonction

Le bac à décontamination a pour but d'éliminer ou d'atténuer les effets d'une contamination par des micro-organismes sur les objets et matériels utilisés en milieu professionnel.

Description de l'appareil

Le bac de décontamination est un appareil en matériau compatible avec les produits de décontamination utilisés, répondant aux normes AFNOR.

Le *bac de trempage* est en général en polypropylène (matière plastique obtenue par polymérisation du propylène), de contenance moyenne de deux litres, avec *panier de trempage* et couvercle.

À NOTER

Les produits de décontamination (*Ammoniums quaternaires, Phénol*) sont des désinfectants, c'est-à-dire des produits qui inhibent la croissance ou tuent les micro-organismes de façon rapide, sur les matériels (instruments de travail).

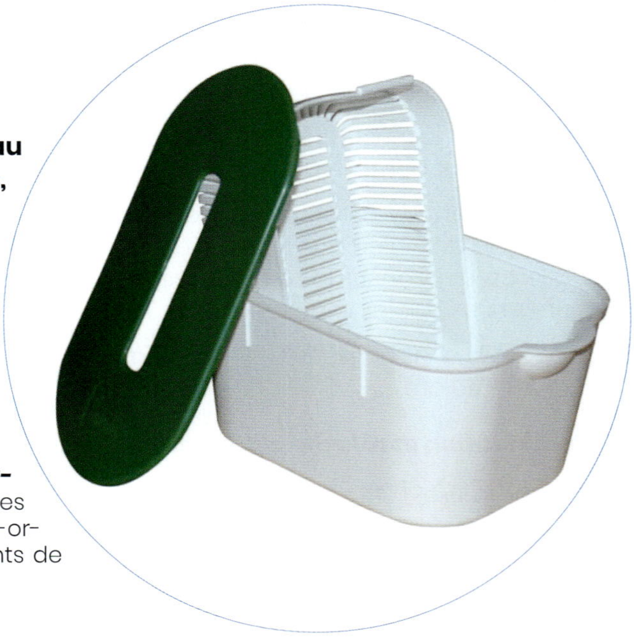

Aspect d'un bac de décontamination (Beauty Tech).

Mode d'emploi

- Mélanger le produit décontaminant avec de l'eau tiède en respectant la dilution recommandée par le fabricant.
- Ne jamais mélanger deux produits différents.
- Changer le bain tous les jours sauf si le matériel est particulièrement souillé (dans ce cas, changer le bain chaque fois).
- Nettoyer le matériel par brossage à l'aide d'une brosse souple et d'un produit détergent pour éliminer les souillures résiduelles.
- Mettre à tremper le matériel après l'avoir nettoyé à l'eau claire (faire tremper le matériel en se référant au mode d'emploi du produit).
- Retirer le panier contenant le matériel du bac de décontamination avec des gants, qui seront ensuite jetés.
- Rincer le matériel à l'eau du robinet.

À NOTER

La *stérilisation* peut être réalisée à l'issue de ce protocole.

Opérations d'entretien

- Le bac de décontamination doit être rincé et nettoyé chaque jour avec le ou les produits adaptés et séché soigneusement.
- Le port de gants est obligatoire.
- Le port de lunettes est recommandé pour éviter toute projection dans les yeux du produit décontaminant (en cas de projections, rincer immédiatement abondamment à l'eau, avant de consulter un médecin).

L'hygiène du linge : le protocole de 1 à 4

- Changer le linge entre chaque client.
- Utiliser du linge à usage unique le plus souvent possible.

1 Stockage du linge sale : dans un panier (fermé !) à désinfecter tous les jours.

2 Lavage du linge
- Porter des gants pour le déposer dans la machine.
- Programmer à 60°C.
- Laver le blanc avec le blanc, avec une lessive blanche.

3 Séchage dans sèche-linge

4 Stockage du linge propre
- Plié dans les règles de l'art.
- Rangé dans un endroit convenable.

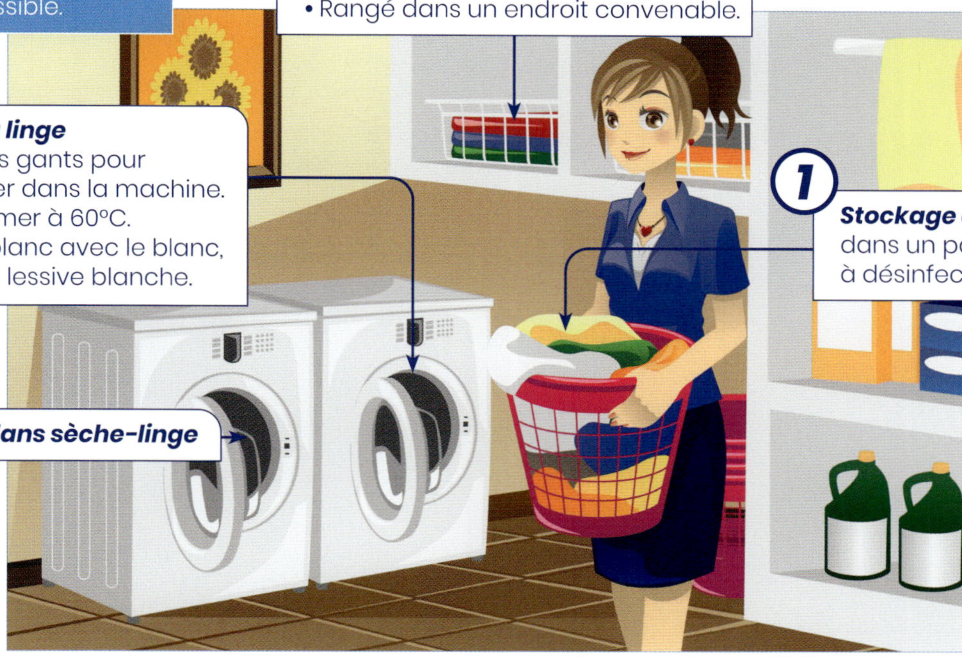

L'hygiène des produits cosmétiques

- ***Il faut les stocker dans un endroit sec, tempéré, etc.***
- ***Deux règles :***
  - le prélèvement ne doit jamais être fait avec les doigts, mais avec une spatule désinfectée (qui sera re-désinfectée après utilisation...) ;
  - le contenant sera immédiatement refermé après le prélèvement, surtout s'il s'agit d'un pot, à grande surface de contact avec l'extérieur.

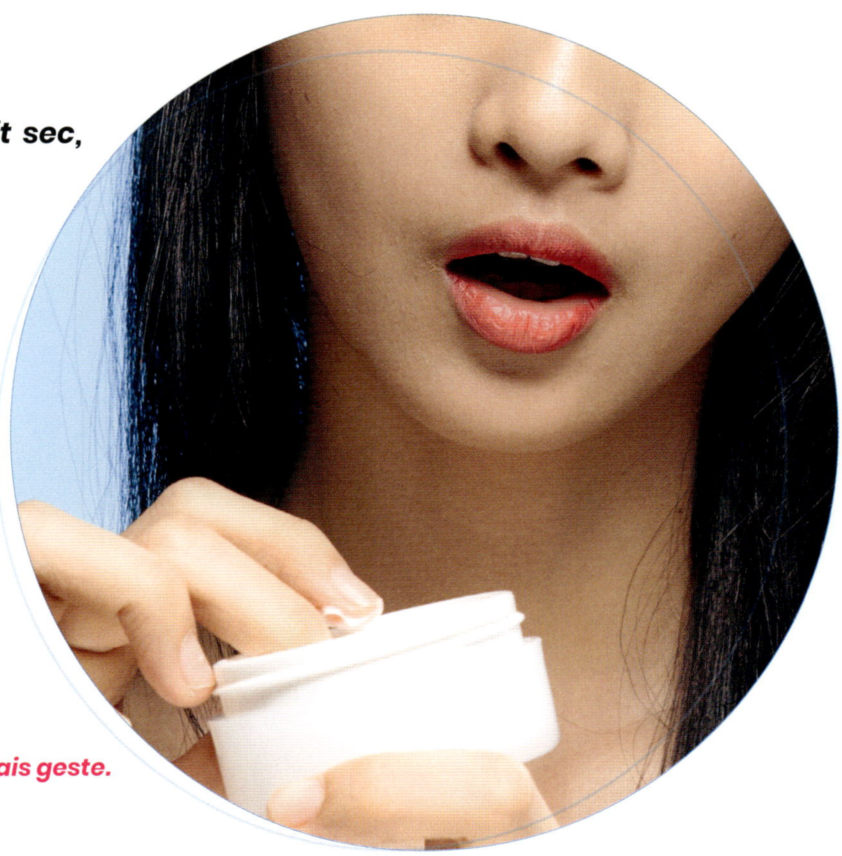

Le mauvais geste.

« Une vie réussie est un rêve d'enfant réalisé à l'âge mûr. »

Proverbe marocain.

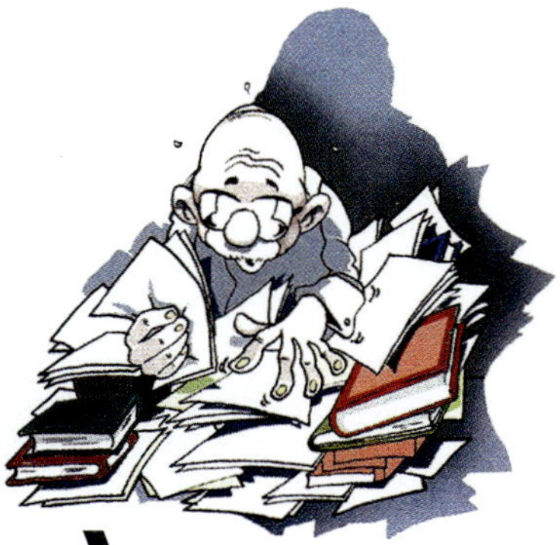

INDEX

S

T

V

Elsevier Masson S.A.S
65, rue Camille-Desmoulins
92442 Issy-les-Moulineaux Cedex
Dépôt Légal : avril 2024

Imprimé en Pologne par Dimograf